护理职业教育"互联网+"融合式教材

总 主 编 唐红梅 汤 磊
执行总主编 徐 敏

唐庆蓉　李 珺◎主编

护理人文修养

Humanistic
Accomplishment

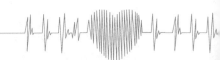

数字资源

彭幼清　余海萍　**主 编**

马丽莉　周如女　**副主编**

U0295195

使用说明:

1. 刮开封底二维码涂层,扫描后下载"交我学"APP
2. 注册并登录,再次扫描二维码,激活本书配套数字教材
3. 如所在学校有教学管理要求,请学生向老师领取"班级二维码",
   使用APP扫描加入在线班级
4. 点击激活后的数字教材,即可查看、学习各类多媒体内容
5. 激活后有效期:1年
6. 内容问题可咨询:021-61675196
7. 技术问题可咨询:029-68518879

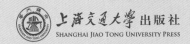

上海交通大学出版社
SHANGHAI JIAO TONG UNIVERSITY PRESS

内容提要

本教材是由长三角护理贯通职业教育联盟组织编写的五年一贯制护理专业"互联网＋"融合式教材之一。全书共十四章,分别介绍了护士职业礼仪、护士的人际沟通实践、求职礼仪与沟通、护理实践中的伦理修养、临终关怀中的护理伦理等内容。以纸质教材和数字资源相结合的方式呈现,囊括在线课程、在线案例、拓展阅读、实践活动方案、PPT课件、复习与思考等内容。本教材适用于五年一贯制护理专业学生使用,也可供中、高职护理专业学生使用。

图书在版编目(CIP)数据

护理人文修养/唐庆蓉,李珺主编. —上海:上
海交通大学出版社,2022.6
护理职业教育"互联网＋"融合式教材
ISBN 978 - 7 - 313 - 26569 - 2

Ⅰ.①护… Ⅱ.①唐…②李… Ⅲ.①护士-修养-
高等职业教育-教材 Ⅳ.①R192.6

中国版本图书馆 CIP 数据核字(2022)第 004242 号

护理人文修养
HULI RENWEN XIUYANG

主　　编：唐庆蓉　李　珺
出版发行：上海交通大学出版社　　　　　　　地　　址：上海市番禺路 951 号
邮政编码：200030　　　　　　　　　　　　　电　　话：021 - 64071208
印　　制：上海万卷印刷股份有限公司　　　　经　　销：全国新华书店
开　　本：787mm×1092mm　1/16　　　　　　印　　张：15.25
字　　数：322 千字
版　　次：2022 年 6 月第 1 版　　　　　　　　印　　次：2022 年 6 月第 1 次印刷
书　　号：ISBN 978 - 7 - 313 - 26569 - 2　　　电子书号：978 - 7 - 89424 - 286 - 0
定　　价：68.00 元

本 书 编 委 会

主　编

唐庆蓉　上海健康医学院

李　珺　上海健康医学院附属卫生学校

副主编

瞿晓萍　上海健康医学院

高　川　上海健康医学院附属卫生学校

曹文婷　上海健康医学院

编委会名单（按姓氏汉语拼音排序）

丁　超　上海市建筑工程学校

樊菁怡　上海城建职业学院

马丽莉　同济大学附属东方医院

彭幼清　同济大学附属东方医院

陶凤燕　江苏省南通卫生高等职业技术学校

邢世波　山东省莱阳卫生学校

俞海萍　同济大学附属东方医院

俞科平　浙江省绍兴护士学校

周如女　同济大学附属东方医院

数字教材编委会

主　编

彭幼清　同济大学附属东方医院
俞海萍　同济大学附属东方医院

副主编

马丽莉　同济大学附属东方医院
周如女　同济大学附属东方医院

编委会名单（按姓氏汉语拼音排序）

巢　黔　同济大学附属东方医院
陈丽萍　同济大学附属东方医院
冯芳茗　同济大学附属东方医院
郭海燕　同济大学附属东方医院
韩丽君　同济大学附属东方医院
何慧莉　同济大学附属东方医院
季永华　同济大学附属东方医院
李　丹　同济大学附属东方医院
李　琰　同济大学附属东方医院
李陵君　同济大学附属东方医院
李诗嘉　同济大学医学院
吕　颖　同济大学附属东方医院
孙　婕　同济大学附属东方医院
王文静　同济大学附属东方医院
徐　励　同济大学附属东方医院
徐文妹　同济大学附属东方医院
尤咏梅　同济大学附属东方医院
张梅英　同济大学附属东方医院

护理职业教育"互联网＋"融合式教材

出版说明

护理学是一门面向全生命周期，以维护、促进、恢复健康，提高生命质量为目标，集自然科学、社会科学和护理理论、知识、技能的综合性应用科学，是医学科学的重要组成部分。随着经济社会的快速发展、人类疾病谱改变以及人口结构的变化，公众对健康的追求不断提高，随之而来是对护理服务的需求和质量提出了新的要求，亟需卫生类院校培养更多的具有扎实的护理专业理论与技能、一定的国际视野和知识迁移能力，适应职业岗位需求的实用型、发展型人才。

2010年，护理专业中职与高职的贯通式教育培养试点在上海率先启动。随后，聚合高校和中职力量，以长学制培养护理技能型人才的贯通式教育在各地陆续实施。经过近十年的探索与实践，贯通式教育在为学生开辟一体化专业成长通道的同时，从护理职业教育的新生力量逐渐成长为重要的培养模式。

为贯彻落实《国家职业教育改革实施方案》关于"进一步办好新时代职业教育""适应'互联网＋职业教育'发展需求"的精神，根据《国务院办公厅关于深化医教协同进一步推进医学教育改革与发展的意见》中提出的"调整优化护理职业教育结构""积极推进卫生职业教育教学改革"的要求,在"健康中国 2030"战略和长三角地区一体化发展的背景下,我们整合了沪、苏、浙、皖三省一市的护理职业教育优质资源以及临床专家、技术骨干,策划并编写了本套教材。本套教材旨在适应现代职业教育发展的要求,符合护理专业高水平技能型人才培养的需要,体现学校教育与临床实践的紧密对接,发挥学生自主学习能力,为护理专业贯通式职业教育教学改革提供可选择、可使用的教材支持。

整套教材主要体现以下五个特点:

(1)整合性:打破学科界限,以"器官－系统"为主线,按"形态－功能－病理－药理－诊断－护理"整合医学基础课程和临床护理课程,实现基础与临床的纵向融合,注重培养学生解决实际问题的能力,也可满足 PBL 等的教学应用。

(2)适用性:突出能力培养导向,注重专业教育与岗位需求的对接、课程教学与临床实践的对接,理论知识以"必须、够用"为基本原则,教材内容兼顾执业资格考试要求。

(3)一体化:编写团队中包括高校、中职校的教师以及护理行业专家、一线技术骨干,充分体现了贯通式培养的培养模式一体化、课程设置一体化、教学内容一体化,也体现了护理职业教育的产学一体化。

(4)实用性:以传统纸质教材为基础,配套数字教学资源,在保持科学性的前提下,为书包减负,让课堂翻转,达到既可教学又可自学,既能学深也能浅斟的目的,数字化教学资源可让教材变为学材,促进学生自主学习、主动学习。

本套教材共20册,包括"器官－系统"整合式教材9册、专业基础和技能类教材11册,主要适用于护理专业贯通式教育教学,也可供护理专业中、高职教学参考。

在本套教材即将出版之际,特别感谢编委会全体成员的辛勤付出,感谢编者所在单位对教材编写过程给予的大力支持!限于编写时间和编写者的学识水平,教材中难免存在疏漏和不妥之处,恳请广大师生和读者提出宝贵意见,以便在修订过程中予以完善。

前　言

医护为业，人文为魂。随着社会的进步和护理学科的发展，护理已成为一门由科技和人文有机结合和相融的专业。为了满足人民日益增长的美好生活需要及健康需求，护理人员不仅要有扎实的专业理论知识和娴熟的护理操作技能，还应有丰富的人文知识和较高的人文修养与人文关怀能力；护士执业考试大纲也纳入了更多的人文学科知识，尤其是人文关怀、护理礼仪、护理沟通及护理伦理学知识。因为这些人文学科知识和技能在护理工作中越来越显现出不可或缺的作用和地位。因此，加强人文教育势在必行。

专业画龙，人文点睛。本教材以护士岗位需求为基础，以人文精神为导向，以人文知识技能为底蕴，以培养具有"仁爱情怀"的护士为目标，将护士应具备的语言文字修养、文化传统修养、人际关系修养、美学艺术修养及伦理道德修养融合构建为提升护士人文修养的教学框架。教材内容编排由公共人文到专业人文，从通识能力到专业能力，从提升人文素养到实施人文关怀。将书本知识逐渐转化为学生的行为惯性，逐渐提升学生的人文修养和综合能力。用护理科学技术为患者的康复提供保障，以护理人文精神为护理的发展指明方向。

线上线下，混合教学。本教材是由纸质版和数字版教材相互融合的"互联网＋"融合式教材。纸质版教材以思维导图形式,将全书及各章节的知识点罗列,便于学生梳理并掌握,以链接的形式("交我学"APP)与数字版教材内的在线课程、在线案例、拓展阅读、实践活动方案、PPT课件、试题库等相关联。充分利用信息化的教学环境,将传统的纸质教材模式过渡到了如今的"互联网＋"时代模式。除了以纸质文字的方式传播知识外,依托互联网教学模式的数字传播,增加互动学习,激发学生学习的兴趣。纸质版教材与数字版教材有机融合为一个整体,内容丰富,贴近生活和护理工作,富有时代特色和文化艺术气息,旨在通过学习,帮助学生了解护理专业对从业人员人文素养的要求,具备从事护理工作所必需的人文素养知识及人文关怀能力,将学生培养成为身心健康、个性完善的人,进而在工作中应用规范礼仪,建立良好和谐的护患关系,为患者提供全面的优质服务。

在本书的编写过程中,编者参阅了大量的有关书籍和文献资料,在此对这些书籍和文献的作者谨表衷心的感谢!本书虽经反复修改和审阅,但依然可能存在疏漏和不足之处,敬请各位专家、护理界同仁、广大师生和读者谅察并给予指正,以期日臻完善。

编　者

2022.01.20

目　录

第 一 篇

提高人文修养
实施人文关怀

第一章 总 论

章前引言

　　护理,一个与人类相伴相行的职业;护理学,一门突飞猛进的学科。21世纪以来,随着社会经济的不断发展和人民群众生活水平的不断提高,人们对健康概念的理解已不再局限于生理方面,对心、身全方位需求的满足更加重视。护理工作也从简单的"照顾、照料"转向科学化、专业化护理,护理范围从患者扩展到健康和亚健康群体,护理的中心不单纯是疾病而是整个社会的"人",护理的目标不只是着眼于生理上的变异,还要致力于人的心理状态的完好与平衡。为了适应时代的变化和护理学科的发展,护士既要有扎实的专业知识,还要有丰富的社会科学知识和人文科学知识,具备广博的知识结构和文化内涵。因而,提升人文素养、弘扬人文精神、进行人文护理、体现人文关怀,是现代护理学科发展对护士的必然要求。

·学习目标·

(1) 解释什么是人文? 什么是人文修养? 什么是人文关怀?

(2) 说出人文关怀的内容及护士必备的人文素养。

(3) 简述护理人文的内涵及提升人文修养的方法。

(4) 阐述人文关怀的一般原则。

(5) 明确提高护士人文修养的重要意义。

(6) 理解给予患者人文关怀的作用和目的。

(7) 具有提高自身人文修养和人文关怀能力的意愿。

(8) 能制订提升自身人文修养的计划。

(9) 能初步运用人文关怀的方法关心和照顾他人。

(10) 能初步在实训和见习中给予服务对象人文关怀。

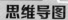 思维导图

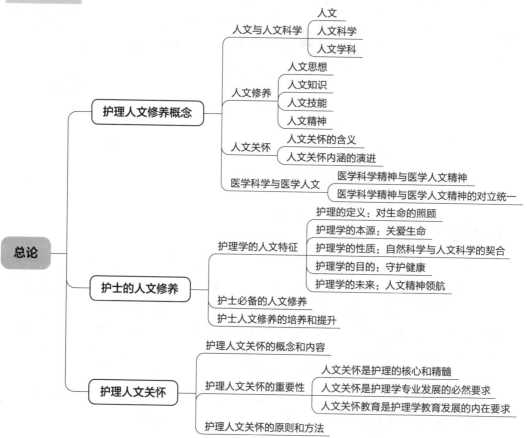

案例导入

　　乳腺专科病房收治了一位乳腺癌患者。该患者心情郁闷,情绪不稳。责任护士耐心向她讲解了这个疾病的治疗和愈后情况,又一次次做心理疏导,帮助患者慢慢平静下来。在患者以较好的状态接受了乳腺改良根治术后,责任护士细心照料、无微不至地关怀和鼓励,同时按科学的时间节点帮助患者功能锻炼和康复训练,从屈肘、前臂伸屈到摸同侧耳、同侧肩、抬手臂、抬肩,过渡到"爬墙"运动,再按摩肌肉,一次次手抬起、放下,鼓励、支持……就在这点点滴滴的护理和康复训练之中,患者的脸上慢慢露出了笑容,自信心又重新找了回来。出院时,这位患者拉着护士的手激动地说:"感谢你又让我重新找回了生活。"

　　问题:

　　(1)护理人员应具备哪些人文修养才能履行护理职责?

　　(2)责任护士的工作为什么能获得患者感谢?体现了哪些人文关怀?

第一节 护理人文修养概念

一、人文与人文科学

（一）人文

人文（humanity）一词的中文，出自我国的《易·贲卦·象传》："刚柔交错，天文也；文明以止，人文也。观乎天文，以察时变；观乎人文，以化成天下"。此处，"天文"与"人文"相对应，"天文"指的是日月星辰等在天体中的分布、运行及规律，"人文"指的是社会活动中的人伦秩序、精神文化现象及规律。由此可见，在中国古代，"人文"一词指的是人间的活动，具有礼仪化、道德化及文明化的特征。

将"人文"对译西方的词语，有两种观点：一种观点认为"人文"等同于"人性"，来源于拉丁语 humanitas，承继了希腊语 paideia 的含义，意指理想人性的培育及优雅艺术的教育和训练等；另一种观点则认为，"人文"一词与人文精神、人文主义接近。"人文主义"是近代欧洲文艺复兴时期的一种文化思潮，肯定人的价值、主张人的个性解放与自由平等，代表了新兴市民阶级反对中世纪神学和封建主义的新文化运动。

由于近代科技与人文没有实现同步发展，20世纪大科学时代的到来，使得科技与人文的矛盾和冲突加深加剧。"人文"与象征着理性、秩序和规律的科技相对应。其含义演变为对人内心世界的关怀，人性的完整、和谐、全面是它的目标，自由、平等、公正是它的最高理想。

综上，可以认为，人文是指人类文化中的先进部分和核心部分，即先进的价值观及其规范。"人文"一词在古代主要是指通过锻炼人性而发扬最高的人性；近代"人文"指摆脱神权和封建主义的束缚，自由自在地做人。今天我们重提人文，是强调重视人、尊重人、关心人和爱护人，尊重人的生命和自由选择、坚持个体独特的精神操守，以防堕入物质主义、消费主义及技术主义的泥坑。

（二）人文科学

拓展阅读1-1 人文科学

（三）人文学科

拓展阅读1-2 人文学科

二、人文修养

修养通常是指一个人在理论、知识、艺术及思想等方面的综合能力与素质的体现。人文修养（humanity cultivation）是指一个人在人文思想、人文知识、人文技能和人文精神等方面的综合水平,是一个人成为人和发展为人才的内在品质。如果说生理机制是一个生命体成为人的物质条件,那么人文修养则是决定这个生命体是人还是非人,或是人才还是非人才的主要内在因素。

(一) 人文思想

人文首先是一种思想,是一种观念。人文思想是相对于宗教神学、君权思想的学术范畴,特指人文科学领域中所内含的思想精髓,主要以人对于生命意义与人生方向的看法为核心。现代人文思想的核心是"人",即"人本观念"或"人本位"。本位就是标准,所以人是衡量一切的标准。现代人文思想强调以人为本,关心人、爱护人、尊重人,对于人性、人伦、人道、人格、人之文化及其价值充分尊重。

(二) 人文知识

人文修养不是空中楼阁,其基础是人文知识底蕴。知识就是力量,知识有助于提升人文修养。一个具有人文修养的人应该具有一定的人文知识底蕴。人文知识是与自然知识和社会知识相对应的一类知识,是以语言(符号)和行为模式对人文世界的把握、体验、解释和表达。人文知识可分为两类:感性的人文知识和理性的人文知识。感性的人文知识主要是通过人们的日常生活获得,是零碎、肤浅、不系统的,主要表现为社会生活习俗的人文知识。理性的人文知识主要是通过学习、实践和反思而获得,是系统化、理论化的人文知识,是一种高水平、高层次的人文知识。理性的人文知识即人文学科知识,它主要包括文学、历史、哲学、艺术、语言、法律、美学、伦理学、心理学及宗教等人文学科知识。

(三) 人文技能

人文技能是指与人共事的一种能力,是在综合掌握人文知识的基础上,学会用人文的方法思考和解决问题。从某种意义上说,人文是人类文饰自己的方式。文饰的方式有很多,技能就是一门很好的文饰方式,是人文的艺术化、可操作化表现。与专业技能强调精确性和普遍适用性不同,人文技能重点在定性,强调体验,且与特定的文化相联系。护士在职场中需要的人文技能主要有思维判断技能、人际交往技能、沟通技能、写作技能、心理支持技能、教育引导技能、观察分析技能及协调整合技能等。

(四) 人文精神

人文精神是人文修养的核心要素,是护士应当领会并付诸实践的精神范式。所谓人文精神,是在历史中形成和发展的由人类优秀文化积淀凝聚而成的精神,一种内在于主体的精神品格。这种精神品格在宏观方面汇聚于作为民族脊梁的民族精神之中,在微观方面体现在人们的气质和价值取向之中。如有崇高的理想和坚定的信念、崇尚优秀道德情操、热爱和追求真理、向往和塑造健全完美的人格、养成和采取科学的思维方式等,都是人文精神的体现。人文精神的教育能使社会充满温暖的人情味与协调的人伦秩序。现代意义上的护理人文精神,应以人类可持续发展的健康生存为价值理想,一切护理活动实践都应是这种价值理想的具体体现。

三、人文关怀

(一)人文关怀的含义

人文关怀(humanistic care)是一个哲学范畴的概念,又称人性关怀,是对人生存状态的关注,对人的尊严与符合人性生活状态的肯定和对人类理解与自由的追求。人文关怀是当今社会发展的一个重要特征,它要求关注人的生存状况,维护人的尊严,促进人的全面发展。

(二)人文关怀内涵的演进

随着时代的发展,人文关怀的内容也相应地发生变化。如现代社会,科技迅速发展,自然生态平衡破坏,人们开始呼唤人性的慈善与崇高,去爱护自然以及那些遭遇不幸的人与动植物,这时人文关怀包括了人与自然的关系;到了后现代社会,由于人自身的非理性因素难以控制,人与人之间关系的冷漠仍然存在,于是人们开始反思自身存在的价值,呼唤人性的自然情感,人文关怀的对象拓展到以"人与人、人与社会关系和谐"为本的发展阶段,体现出人际间具有超越性内涵的人性关怀,其目的是要体现万事万物的相依共生,营造一个充满关爱的整体,在互动中达到和谐相处,促进人的全面发展。

> 📖 拓展阅读1-3 人文关怀内涵的演进

四、医学科学与医学人文

(一)医学科学精神与医学人文精神

1. 医学科学精神

医学科学精神是随着近代实验科学的兴起得以确立而逐步深入人心的,是科学精神在医学领域中的具体体现,它包括实证精神(求真求实的精神)、理性精神、创新精神、质疑批判精神和为科学献身的精神。医学科学精神以求真、求实和推崇理性为特点,强调医学知识和技术在医疗过程中的作用;强调尊重临床客观事实、尊重医学规律、依循实证方法、遵循规范的程序;强调临床发现的客观性、准确性和效用性。医学科学精神的焦点是科学理性揭示的客观规律,它借助于实践的、实验的、逻辑的手段去证伪或证实医学知识的真实性、合理性及科学性。医学科学精神使人类对健康与疾病的认识走出了蒙昧的状态,促使生物医学得以蓬勃发展。

> 📖 拓展阅读1-4 科学与人文的关系

2. 医学人文精神

医学人文精神是人文精神在医学领域中的具体体现,其核心理念是以人为本。医学人文精神以求善、求美和关注情感体验为特点,强调尊重患者的情感世界和意愿,依循整体观念、遵照医疗信念、强调临床感受。追求医学的人性化,就会重视情感因素的注入,重视人的人格尊严和权利,提倡对人的理解、同情及关心,注重人与人、人与自然、人与社会多种关系的和谐。在整个医学过程中，生命的价值和人的感受被置于重要地位。

（二）医学科学精神与医学人文精神的对立统一

在不同的历史条件下，在医学发展的不同阶段，医学科学精神与医学人文精神两者地位不同，凸显程度不同，但从来就不是截然对立的。如当瘟疫流行、传染病肆虐之时，施展医术挽救生命、维系健康，既是医学科学精神的张扬，也是医学人文精神的体现。医学科学和医学人文中的任何一方都不可能单独完成现代医学的完整建构。

1. 医疗科学技术为患者的康复提供保证

如果说医学人文关怀为患者的身心康复提供了精神支持，那么医学科学技术解决的则是患者的躯体痛苦。医学人文关怀将生命的价值赋予患者，医学科学则为患者康复提供了技术保证，将患者从病魔的阴影下挽救出来，将康复的希望带给患者。

2. 医学人文精神为医学的发展指明方向

临床实践证明，在医疗活动中，如果只重视医学的科学精神，忽略医学的人文本质，只注重对躯体疾病的诊治，忽略患者的心理需求与感受，其结果要么是直接影响临床疗效，甚至加重病情，要么引起不必要的医疗纠纷。医学人文精神为医学科学精神的发展指明了方向，担负起生命终极关怀的使命。

如果说科学精神赋予了医学科学创新的生命力，那么，人文精神则赋予了医学发展所必需的文化土壤和道德基础。医学不断走向成熟的标志之一就是医学科学中蕴涵着医学人文的精髓。医学人文中交织着医学科学技术的维度，两者形成张力，弥合分歧，互补共进，在观念层次上相互启发，方法层次上相互借用，科学层次上共同整合，精神层次上相互交融。

第二节　护士的人文修养

▶ 在线课程 1-1　提升人文修养

一、护理学的人文特征

（一）护理的定义：对生命的照顾

中华护理学会（Chinese Nursing Association，CNA）于 2005 年提出适合我国国情的护理定义：护理是综合应用人文、社会和自然科学知识，以个人、家庭及社会群体为服务对象，了解和评估他们的健康状况和需求，对人的整个生命过程提供照顾，以实现减轻痛苦、提高生存质量、恢复和促进健康的目的。该定义对我国护理的属性、实施主体和客体、护理目标进行了界定，明确地将人文科学作为护理工作者必须具备的相关科学知识，顺应了世界医学界人文回归的主旋律，充分体现了护理以"对生命的关怀照顾"为己任的人文精神。人文精神是护理学源远流长的思想基础和理论内涵。

（二）护理学的本源：关爱生命

自从有了人类，就有了护理工作的轨迹，照顾老弱病幼是护理最早的萌芽。可以说，护理贯穿于人的生老病死全过程，追溯护理学的发展史，仁爱与技术从来是并驾齐驱。重视专业技术与人文知识、人文精神的融合贯通，以及关爱生命是护理学的本源本色。

（三）护理学的性质：自然科学与人文科学的契合

护理学是一门关于人的学科，它研究的是护士如何关怀和照顾患者。护理学不仅要在个体、系统、器官、组织、细胞、分子等微观层面上，更要从家庭、社会，生物界乃至地球、宇宙等宏观环境上，去揭示和把握生命、健康、疾病、衰老、死亡等基本现象的本质和相互联系。因此，护理学不可避免地含有心理学、社会学、经济学、法学、伦理学及哲学等人文社会科学的学科内容，并以其作为实现护理目标的学科基础。

（四）护理学的目的：守护健康

就护理学本质属性而言，其核心目的只有一个：守护健康，满足人对健康的需求。而人对健康的需求是多方面、多层次的，不仅包括躯体健康，也包括心理健康和完好的社会适应能力。因此，护理作为与人的生命质量密切相关的专业，特别强调关怀和照顾整体的人。关怀和照顾是护理学不同于其他专业和学科的根本所在。由此可见，护理学是关心他人、守护健康、强调发扬人道主义精神的专业。这是护理学内在的人文特征。

（五）护理学的未来：人文精神领航

近年来，中国的护理事业快速发展，在"以人为本"理念指引下开展的整体护理及优质护理服务效果显著。如果说整体护理、优质护理服务是棵大树，那么人文精神则是其赖以生存的土壤，人文精神是护理内在发展的动力和灵魂。强化护士的人文关怀、完善护理程序、提升护理管理品质等都是护理向纵深发展不可或缺的促进要素，贯穿这些要素的是人文精神这根主线。在护理实践中，人文精神体现在对患者的价值，即对患者的生命与健康、权利和需求、人格和尊严的关心和关注。

由此可见，护理既是高科技、高技术含量的知识密集型行业，又是一项具有人性、富于人情的工作，是科技性和人文性的完美结合和统一。它不仅是门科学，更是一门艺术，是一门关于仁爱的艺术，是人文关怀的最高境界。

二、护士必备的人文修养

护士要适应护理事业发展的需要，有效地实施人文关怀，应具备的人文修养至少包括以下几个方面。

（一）伦理道德修养

良好的人际关系必须以社会认同和遵循的伦理观念和道德行为准则为基础。今天，医学和护理学都面临着前所未有的伦理道德问题的挑战，护士要面对平等、公正、权利、信仰、尊严及需要等伦理问题，要处理患者的健康价值、护理的道德价值及经济价值之间的冲突,提高伦理道德修养迫在眉睫。

(二)社会学修养

人是社会的人,社会是护士的人生舞台,护士要与服务对象交往,要建立团队合作意识。社会学知识不仅有助于护士明晰自身的社会角色,更有助于提升护士扮演社会角色的能力。护士应该了解护理与社会的关系,熟悉社会群体与社会组织的特征,了解社会分层、社会流动对护理领域的影响,并通过社会文化的内化和角色知识的学习,形成良好的社会适应能力。

(三)人际关系修养

关于医学,心理学专家曾指出,人类的心理适应最主要的就是对人际关系的适应。良好的人际关系修养有利于提高人的健康水平,运用人际关系知识能为服务对象提供及时有效的帮助,也有利于提高工作效率和完成工作目标,使自己在人际互动过程中逐渐养成健全的人格。

(四)语言文字修养

语言文字可以进行信息传递和人际交往。语言文字修养包括了基本的口语交际能力、阅读能力和写作能力。在信息时代,它是我们生存的重要工具。因此,语言文字修养是护理工作者最基本的修养之一。

(五)文化传统修养

优秀的文化传统是人类文明的瑰宝。护士通过提高文化传统修养,可以了解来自社会不同职业、不同阶层、不同地域及不同民族服务对象的社会关系、经济条件、政治文化背景和宗教信仰,以及领会文化背景对其人生观、价值观的影响,更好地为他们服务。

(六)美学艺术修养

美学艺术修养是通过审美活动逐步培养的。护士美学艺术修养的提高,有助于学会欣赏美和创造美,有助于学会观察人、认识人和理解人,有助于陶冶情操、丰富情感、健全人格、提升品位,成为美的化身和美的使者。

(七)科学思维修养

科学思维修养是人文修养中最高层次的修养,主要表现在观察各种现象时善于发现事物间的内在联系,透过现象看本质,找到规律;在思考问题时善于分析综合和推理概括;在解决问题时善于联想和思维发散。护士具有良好的科学思维修养对提出护理问题、进行护理干预和实现护理创新非常重要。

三、护士人文修养的培养和提升

(一)加强人文知识的学习

人文修养的提升离不开人文知识的学习。如只重视学习专业知识,过分专业化,会导致知识结构单一。这不仅是知识的分裂,而且是文化的分裂和人格的分裂;不仅是教育的危机,而且是一种文化危机和社会危机。所以,高等护理院校必须加强通识教育,注重复合型知识和技能的学习,鼓励文理交叉渗透,在专业教育中辅之以一定量的人文教育,培养复合型人才。

(二) 重视人文技能的掌握

对于护士来说,人文技能与专业技能同等重要。例如,在进行护理操作练习时,不但要学技术,同时要学会尊重、关爱患者,学会语言沟通和信息交流;在制订护理方案时,要学会分析判断和科学决策,学会合作学习和互帮互助。这些无疑有利于提高护士的科学思维能力、人际交往能力和语言文字能力。

(三) 注重人文精神的养成

做人的根本不是技巧问题,而在于人文精神的培养。单纯的技巧是初级的,言行仪态只是人文精神的外显反映。内心没有的东西外表就无法显露;内心有了,外在自然而然就能表现出来。人的心灵杰出,行为才可以杰出;人的内心美好,气质才会美好。正如韩愈劝诫后辈所说,青年人应当"无望其速成,无诱于势利,养其根而俟其实,加其膏而希其光。根之茂者其实遂,膏之沃者其光晔。仁义之人,其言蔼如也"。人文精神的培养不同于一般的道德教育和法制教育,它始于人性的自觉,着眼于情感的潜移默化。不是强迫人要怎样,而是启发人从心灵深处自悟应该怎样。护士应注重自我修炼、灵魂陶冶,从根本上领悟做人之道。

第三节　护理人文关怀

▶ 在线课程 1-2　实践人文关怀

🎙 情景与思考 1-1　特鲁多医生的墓志铭

一、护理人文关怀的概念和内容

(一) 护理人文关怀的概念

护理人文关怀是指在护理过程中,护士以人道主义精神对患者的生命与健康、权利与需求、人格与尊严的真诚关怀和照护。即除了为患者提供必需的诊疗技术服务之外,还要为患者提供精神的、文化的、情感的服务,以满足患者的身心健康需求,体现对人的生命与身心健康的关爱。护理人文关怀是实践人类人文精神信仰的具体过程。其基本要素包括两个层面,即护理人文精神的观念意识层和护理人文关怀的主体实践层。

📖 拓展阅读 1-5　护理人文关怀的发展

(二) 护理人文关怀的主要内容

1. 尊重患者的生命价值

护理人文关怀的核心是关心患者的健康需求,尊重患者的生命价值、尊严与权利。

护士作为人文关怀的提供者,不论在何种情况下,都应尽最大力量拯救患者的生命;通过与患者的互动,帮助患者在遭受疾病痛苦而心情沮丧时认识到自身生命的存在价值,使其获得心理愉悦与身心整体和谐,从而提高患者的生命质量。这就要求护士有更高的职业本质,除了掌握护理专业知识和技能之外,更需具有人文关怀的价值观,能促进患者建立"坚信自身生命具有存在价值"的精神信念。可见,尊重患者的生命价值是患者从失望走向希望的力量源泉,也是护士专业本质的核心体现,更是护理人文关怀行动的灵魂所在。

2. 理解患者的文化背景

不同文化背景的人有不同的关怀体验,需要不同的关怀表达方式。例如,对一般的高热患者,护士可用触摸其额头的方式来表达关注和关心;但对某些少数民族患者,则绝对不可以碰其头部。可见,护士实施的关怀照护措施,必须考虑到患者的文化背景,建立适合文化现象的护患关系,满足患者的文化需求。对文化背景的理解,是护士提供人文关怀照护的基础。

3. 表达护士的关爱情感

人天生具有同情弱者的善性。护理人文关怀的实质是一种充满爱心的人际互动,是护士将获得的知识经内化后自觉给予患者的情感表达。护士作为护理人文关怀的提供者,必须具备关注、关心与尊重的个性特征,对自己及他人要有关怀敏感性,在临床护理实践中要主动关心并帮助患者。护士的职业情感是护理人文关怀行动的内在动力。

4. 满足患者的个性需求

患者在疾病状态下,对人文关怀的需求会因不同的情境而有所差异。如同样是分娩过程中胎儿死亡,有的产妇希望看看孩子、留下孩子的足印以作留念,有的则不忍见到;有的患者愿意亲友陪伴,多与他们交谈分担悲痛,有的则希望个人独处、默默地消化悲痛。因此,护士在实施关怀行动之前,首先应对患者的需求做出准确评估,然后给予针对性的帮助,让每个服务对象在需要某种帮助的时候,恰到好处地得到应有的支持、鼓励与肯定。

5. 协调护患的人际关系

护士在与病患及家属之间建立一种帮助信赖关系的同时,能促进和接受患者正性和负性情绪的表达,能为患者营造一个维护、改善及支持其健康的环境。例如,护士在接待新入院患者时帮助其尽快熟悉环境,了解治疗护理程序;查房时多了解患者的健康需要,注意患者的感受和信息反馈,同时帮助患者之间建立友好互助关系,令患者感到亲切和踏实,更自觉主动地参与和配合治疗护理活动。由此可见,人际关系的协调是护理人文关怀实践的保证。

二、护理人文关怀的重要性

(一)人文关怀是护理的核心和精髓

20 世纪 70 年代,西方护理学家提出护理的本质是关怀,人文关怀是护理学科的核心和精髓。我国自古就有"仁爱为怀""视病吾亲"等思想,强调了对患者的关怀与抚慰,体现了医学护理人性的关怀照护。现代护理学的奠基人南丁格尔曾说:"护理是一门艺术,也是照顾人生命的艺术,由熟练技术的手、冷静的头脑与温暖的心组成";"护理的工作对象不是冷冰冰的石块、木头或纸片,而是有热血和生命的人,护理工作是精细艺术中最精细者,因为护士具有一颗同情的心和一双愿意工作的手。面对所有对象,用心去感化,用手去呵护,是护理这一职业赋予的神圣职责。"

现代医学模式强调心理和社会支持,肯定精神关怀实质。当前各种先进仪器的监测,使护理工作和处置水平更加准确、快捷,但是仪器再先进也不能代替护患之间的交流和情感的传递。患者是人,需要被尊重与理解;在接受高新技术护理的同时,患者也需要接受人文关怀。美国护理学专家华生(Jean Watson)认为,护理学专业是人文与科学的结合,人文关怀是护理的核心,人文关怀就是要寻求与患者情感上的共鸣,尽可能满足患者生理、心理、社会方面的需求。

良好的关怀照护,可以融洽护患关系,促进患者早日康复,提高对护理工作的满意度。

(二)人文关怀是护理学专业发展的必然要求

护理对象需要人文关怀。人类不同于其他生物通过身体的进化来适应环境而生存,而是以新的适应模式——文化,在恶劣的环境中生存,并与之相适应。护理对象是完整意义的人,所以不仅需要对自然生命的护理,也需要对文化生命的照顾及人文关怀。

关怀照护对人类生存有着重要的作用,可协助满足人们的需求,可以缓解患者的紧张、焦虑、绝望等负面情绪。通过与患者讨论情绪和疾病的关系,使之情绪稳定,精神好则治疗效果就好,恢复也快。对具有绝望情结的患者,通过对人生问题的讨论,使其理解人性尊严、人格力量、人的潜能和代偿功能,可以帮助患者恢复自尊和自强,使其体会到勇敢使人优秀,优秀使人健康,从而促进疾病的痊愈,提高生活质量,为此也可提高患者对护理工作的满意度。护理专业如果只停留在完成治疗任务上,远远不够。关怀照护对疾病的康复起到不可低估的作用,体现了护理工作的价值,对护理学科的发展具有十分重要的意义。由此可知,人文关怀是护理学发展的必然要求。

📖 拓展阅读1-6 护理人文关怀是护理专业发展的要求

(三)人文关怀教育是护理学教育发展的内在要求

《国家中长期教育改革和发展规划纲要(2010—2020年)》中提出了"坚持以人为本、全面实施素质教育是教育改革发展的战略主题"。不难看出,"以人为本"的理念已经深植于社会发展、教育改革发展之中。护理学教育作为教育系统的子系统,在"以人为本"的理念下指导护理学教育的发展;而人文关怀教育是以人本主义教育学思想为指导,贯彻"以人为本"的理念。由此可见,人文关怀教育是护理学教育发展的内在要求,是贯彻落实党的教育方针的具体体现。

党的十六届六中全会审议通过的《中央关于构建社会主义和谐社会若干重大问题的决定》明确指出：注重促进人的心理和谐，加强人文关怀和心理疏导。这样的社会大环境对于护理人文关怀发展来说，既是机遇，也是挑战。护理工作者应在大环境的支持下迅速提高人文修养。

总之，人文关怀不仅是护理学教育的主题，更是现代大学博雅教育与通识教育的必然选择。世界各地不同大学院校所追求的通识教育具体目标和教育理念的确存在个性化差别，但所共同追求的，都是落实在生活与工作中的人文关怀。人文关怀是除专业技术外，决定服务的品质、效果以及价值的重要因素。大学是探讨学问的地方，也是陶冶情操的地方，故而大学护理教育理应在培养学生具备专业修养、关怀情操、宏观见识和优雅气质等方面引领全校通识教育与博雅文化。

三、护理人文关怀的原则和方法

（一）护理人文关怀的一般原则

护理人文关怀的核心原则是"以人为本"。人本主义把人看成完整的个体，具有自然属性和社会属性。在护理领域，人本主义主要表现为敬畏生命和尊重人性。护理是与人的生命密切相关的专业活动。护士只有具备强烈的敬畏生命的意识，才能常怀仁爱之心，认真对待每个生命的痛苦与忧虑，并竭力实践人文关怀。人本主义的另一个重要表现是对人性的尊重。人性是在一定社会制度和历史条件下形成的人的本质，是指人的特点。尊重人性即尊重人的本质，满足人性的需求。护理人文关怀主要通过以下几个方面来体现"以人为本"的原则。

1. 包容

包容是一种非凡的气度，其核心内涵是无条件的认可和包容。土地包容了种子，故而拥有了收获；大海包容了江河，于是拥有了浩瀚；天空包容了云雾，所以拥有了神采；护士包容了患者，因此拥有了和谐，更促进了健康。

认可和包容是指既接纳患者积极的一面，也接纳患者消极、灰暗、错误的一面；既接纳与自己认知相同的一面，也接纳与自己认知完全不同的一面；既接纳自己喜欢、赞同的一面，也接纳自己厌恶、反对的一面；既接纳患者的价值观、生活方式，也接纳患者的认知、行为、情绪及个性等。护士坦诚的态度和对患者的信任，都可能使患者感受到自身的价值。护士站在患者的立场上思考并给予情感回馈，真正切入患者的内心，就能使患者体会到一种感人至深的真情。通过无条件的认可和包容，可使患者与护士的情感联系加强，护患关系不断改善。

认可和包容不是怯懦，也不是忍让，更不是漠视，它和积极关注、关爱患者是一致的，它强调的是尊重患者的所有的感受和任何的表达。

2. 真诚

真诚是指真实、正直而诚实，没有保守和偏见的一种状态。人本主义心理学注重人心理倾向和潜力的挖掘，激励人们去成为自我实现的人。

真诚是一种心灵的开放。旧式的护患关系中缺乏这种心灵开放,少了一点信任和坦诚相待。"以人为本"的护理人文关怀需要护士以"真实的我"和"真正的我"面对患者,表里一致、真实可信地置身于和患者的关系之中。真诚更是一门艺术。真诚并不是随心所欲、口无遮拦,将自己的痛苦或者要求强加于患者,将自己的每一个想法都说出来,而是需加上"善"和"美"。有了"善"的缰绳,"真"才会变得坚韧而富有弹性;有了"美"的润色,"真"才变得精彩。真诚也是一种力量。真诚的眼睛是清澈的,真诚的声音是甜美的,真诚的态度是缓和的,真诚的行动是从容的,真诚的处世是优雅的。真诚地做事,则能成;真诚地做人,则能立。

3. 仁爱

人本主义认为,人有与生俱来同情弱者的善性。"医者仁心,大爱无疆",在护理实践过程中,护士具有同情、怜悯之心,体会患者的痛苦,耐心、细致、深入地了解患者病情,对患者予以足够的重视、安慰和尊重,赢得他们的信任,解除他们的焦虑。此时,护士付出的爱体现出超越于知识、技术之上最美的灵性。同情之心与生俱来,"人之初、性本善"。护士的"善"体现在助人于困难之际,救人于危急之时,它是最具人文关怀和人性温暖的善行,最直接、最生动地体现了护理人文关怀。

4. 专业

护理学的发展必须体现人文关怀的精神,而护理人文关怀更需要科学技术的支撑,这就是护理专业所体现出的科技、人、自然和社会的和谐发展。护理是体现人文关怀的专业,护士在实践人文关怀的时候需要善于表达对患者的尊重、关心、肯定及欣赏。灵活运用沟通技巧、传情的肢体语言,才能体现人文关怀的真谛,促进患者自我愈合,实现护患双方心灵的融合。

作为一个专业,护理学承担着在不同场所给不同人体发展阶段的服务对象提供健康保健的社会重任。为了对这一社会重任负责,除了应用一些来自其他学科(如社会学、心理学和医学科学)的理论外,护理学专业还必须要有知识基础,建立科学的护理理论体系,对护理实践、护理学教育和护理管理起指导作用。

> 拓展阅读 1-7 护理人文关怀的基础理论
> 拓展阅读 1-8 影响护理人文关怀的因素

(二)护理人文关怀的方法

护患沟通交流是护理人文关怀的基本方法,是人文关怀在临床护理中的具体应用。在护患沟通中,护理人员可通过语言沟通、非语言沟通、感同身受及关爱实现护理人文关怀。

1. 语言关怀

语言关怀是指通过语言沟通实施的人文关怀,是以语词符号为载体实现的护患沟通关怀,主要包括口头沟通、书面沟通和电子信息沟通等。口头沟通是指借助语言进行的信息传递与交流。书面沟通是指借助文字进行的信息传递与交流。书面沟通的方式有很多,如通知、文件、通信、公告、报刊、备忘录、书面总结、汇报等。

2. 非语言关怀

非语言关怀是指借助非语言方式实施的人文关怀,是指在信息传递过程时通过肢体动作、体态、空间距离等方式交流信息进行沟通的过程。非语言沟通的方式与语言沟通一样重要,也有自己的"语音"和"语调",能传递所要表达的信息。在沟通过程中,信息的内容部分往往通过语言来表达;而非语言则作为提供解释内容的框架,来表达信息的相关部分。非语言关怀主要通过护士的眼睛、语音语调、面部表情、肢体语言、抚摸、仪表及与患者的身体距离等方式展现。

3. 感同身受

"感同身受"意味着非常彻底地进入他人的私人感知世界,敏感地感受他人的恐惧、狂怒、柔情,甚至是他人所经历的一切,心理学上也称共情、移情、同理心或者同感心。人本主义心理学家罗杰斯(Carl Ransom Rogers)认为,共情是个体如同体验自身精神世界一样体验他人精神世界的能力。研究显示,护士对患者的这种理解很自然地表露出来,并且这种理解被患者感受到,就会增强护士与患者之间的感情联系,这种积极的归属感可以减轻患者的孤独感,给他们信心和希望。有时"感同身受"甚至可以帮助患者提高洞察力,帮助他们处理问题、解决问题。同样,护士对患者的"感同身受"也有利于护士自身,最明显的是当护士帮助了患者,使患者感到被理解和接受时,护士也会感到很温暖。

4. 爱

爱是构建护理人文关怀的基石。关怀在字典里的解释是关心、关爱他人。关怀的核心是爱,而爱需要能力和智慧。一名拥有爱的能力和智慧、懂得如何去爱与被爱的护士会更幸福、更快乐、更有力量。护士对患者的关爱,不是为了通过付出关爱而换回某种爱。爱是平等的,护士不是高高在上的帮助者,也不是卑微的服从者。护士对患者的关爱不卑不亢,也不虚假。给予爱并不是为了获得爱,爱没有条件。

爱自己是爱别人的前提条件。爱自己的护士才能真正爱患者、爱家人、爱世界。有能力爱自己的护士才有能力爱患者、爱家人、爱世界。爱就像一条河,如果源头是干涸的,就不会有清水滋润两岸。

5. 叙事护理

📖 拓展阅读 1-9　叙事护理的概述

叙事即叙述自己的故事或经历,是人们叙述自己如何体验世界以及如何解释自己某一经历的活动。将叙事用在医学护理中就是倾听患者或医护叙述他们有关疾病的境遇和疾苦体验的故事,从患者的叙述中倾听出其"身、心、灵"等多层次的需求,并给予人文关怀和护理干预,从而改善患者的情感体验。

当前,我国学者给叙事护理的定义是:叙事护理是护理人员通过对患者的故事倾听、吸收,帮助患者实现生活、疾病故事意义重构,并发现护理要点,继而对患者实施人文关怀及护理干预的护理实践活动。临床叙事护理步骤如下。

（1）准备：收集患者的资料，充分掌握患者的病情，预估可能出现的心理问题，并与患者建立良好的护患关系。

（2）制订计划：结合患者的病情和治疗情况，制订叙事护理计划，确定叙事护理时间，并与患者或家属预约见面时间。一般每周可以开展 2 次，每次 10～20 分钟。

（3）外化：引导患者叙事，让患者尽情诉说并给予陪伴、支持和尊重，帮助患者外化出心理问题。

（4）解构：引导患者回忆以往相似经历以及最终是如何走出困境，找寻能够帮助解决问题的体验，同时做好记录。

（5）改写：根据患者叙事记录，绘制行动蓝图和意义蓝图，用积极事件建立的支线来改写当前的消极主线，帮助患者重整自我，为新生活事件腾出心理空间。

（6）见证：在患者愿意的情况下，可请家属或其他倾听者旁观整个过程，然后围绕患者讲述内容进行叙事，给患者信心和鼓励。

（7）干预：给予患者正向回馈，即护士从患者的故事中找寻出有意义之处并给予肯定，引导患者树立正确积极的疾病观、生活观；总结患者现存的问题并分析原因，制订针对性的护理方案进行干预，帮助患者改变不利于健康的认知和行为；使用传统的治疗文件包括奖状、证书、信件或现在的微信、短信、电子邮件等方式进行干预。

> 情景与思考 1-2　爱在左，同情在右

> PPT 课件 1

> 复习与思考 1

（唐庆蓉）

第 二 篇

护士的礼仪修养

第二章 护理礼仪修养基础

章前引言

几千年的灿烂中华文明造就了我国礼仪之邦的美誉。礼仪文化饱含高尚的道德准则和完整的礼仪规范,是中华民族丰富的文化遗产和宝贵的精神财富。礼仪是人类社会的一种行为规范,是一个民族道德修养、文明程度的外在表现,是一个国家精神文明和社会进步的重要标志,在中华文化的历史演进过程中起着积极的推动作用。在实施"健康中国2030"战略的今天,医疗卫生服务行业不仅需要医务人员高超的专业技能,更需要为患者提供充满人文关怀的职业礼仪服务。礼仪被赋予了鲜明的时代内涵。

在社会上人与人的交际过程中,公共礼仪与日常交往礼仪是应当遵守的行为规范与准则。护士在护理工作中不可避免地要与患者、患者家属、医生等人员进行交往,掌握礼仪知识,不仅有助于个人的日常生活交往,更有助于护理人员在工作中塑造良好的职业形象,建立融洽的护患关系。

· 学习目标 ·

(1) 阐述礼仪的基本概念、特征,以及护理礼仪的概念和意义。

(2) 辨析礼仪的作用、原则、护理礼仪的特征。

(3) 明确提高护士礼仪的重要意义。

(4) 能在遵守公共礼仪的过程中提高自身礼仪修养。

(5) 能在运用日常交往礼仪的过程中明确礼仪的作用。

(6) 塑造新时代良好的护士形象。

(7) 能正确称呼服务对象。

(8) 能设计位次礼仪顺序。

（9）能自觉遵守交通礼仪、用餐礼仪、网络礼仪。

（10）能初步在实训和见习中正确运用介绍礼仪、行礼礼仪、迎送礼仪、电话礼仪、呼叫器礼仪。

思维导图

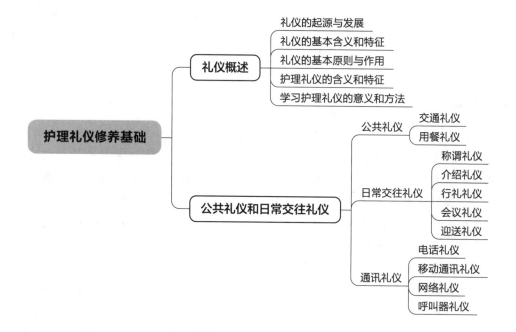

案例导入

护士张芳刚从急诊转到普外科工作。在到新科室之前，她先向其他同事了解普外科的工作情况。第一天上班，她穿戴整齐，提前15分钟到岗，见到科室的人员，不论是医生、护工还是患者，她都礼貌地打招呼。虽然在内科有多年的工作经验，她还是虚心地学习外科护理常规，巡视病房时主动询问患者有什么需求和帮助，获得了主任、护士长和同事们的好评。

问题：

张芳为什么会获得主任、护士长和同事们的好评？

第一节　礼仪概述

在线课程 2-1　礼仪概述

一、礼仪的起源与发展

（一）礼仪的起源

关于礼仪（etiquette）的起源，人们做过种种探讨，归纳起来大致有三类起源说。

1. 祭天敬神说

礼仪产生于原始宗教的祭祀活动。蒙昧时代的人类把威力无比、令人生畏的大自然奉为"天"和"神"，对之顶礼膜拜，这些祭祀活动就是最早、最简单的"礼"。伴随着历史发展的进程，这些祭祀活动又被逐步完善为相应的规范和制度，正式成为祭祀礼仪。随着对自然与各种社会关系认识的逐步深入，人们将敬神祈福活动中的一系列行为扩展到了各种人际交往活动，从最初的祭祀之礼扩展到社会各个领域的礼仪。

2. 交往安全说

人类为了生存和发展，必须与大自然抗争，不得不以群居的方式相互依存。人类的群居性使得人与人之间相互依赖又相互制约。群体生活中，人类在处理各种内部关系的过程中逐步积累和自然约定出一系列被所有成员共同认定、以保证维护社会稳定的秩序，这就是最初的礼仪。

3. 禁忌避害说

人类对自然界一些现象之间的本质关系无法理解，会把某些与自然力量、自然灾害相关的事物看成是神圣的、不洁的或是危险的，并逐渐把对某些事物的态度固定成为某种禁忌。原始先民们认为，严格遵守禁忌可以带给人们保护作用，否则将受到严厉的惩罚。为此，他们通过某种"仪式"规定人们的言行，这就形成了最初意义上的礼仪。

（二）礼仪的发展

1. 原始社会的礼仪

礼仪在原始社会萌芽，然后逐渐出现了较为简单、虔诚、没有阶级性的礼仪。原始社会的礼仪内容包括：明确血缘关系的婚嫁礼仪；区别部族内部尊卑等级的礼制；为祭天敬神而确定的祭典仪式；人们在相互交往中表示礼节和恭敬的动作、举止等。

2. 奴隶社会的礼仪

人类社会进入奴隶社会，礼仪就被打上了阶级统治的烙印，发展成为一整套的伦理道德观念与政治体制，就是刑典法律。正所谓"礼，国之大柄也"，在一定时期维护了夏、商、西周的稳定。西周时代是我国古代历史的礼制时代，形成了我国奴隶社会最早的礼制《周礼》。到了东周时期，王室衰落，诸侯纷起争霸，出现了"礼坏乐崩"的局面。

3. 春秋战国时期的礼仪

在春秋战国时期,诸侯纷争,奴隶社会向封建社会过渡。在此期间,相继出现了孔子、孟子、荀子等重要的思想家,他们发展和变革了礼仪理论。孔子主张"克己复礼",认为"不学礼,无以立",强调"非礼勿视,非礼勿听,非礼勿言,非礼勿动",倡导"仁者爱人"。孟子继承和发展了孔子"仁学",把"礼"看成人的善性发端之一。荀子主张"隆礼"和"重法",礼法并重。这些礼仪思想奠定了古代礼仪文化的基础。

📖 拓展阅读2-1 儒家思想

4. 封建社会的礼仪

在封建社会,礼仪为统治阶级利用,其政治文化色彩得到了加强,主要作用是维护封建社会的等级秩序。对制定封建礼仪影响最大的是秦汉时期叔孙通和汉代董仲舒。

5. 现代礼仪

辛亥革命以后,受西方资产阶级"自由、平等、民主、博爱"等思想的影响,中国的传统礼仪规范、制度受到强烈冲击。五四新文化运动对腐朽、落后的礼教进行了清算,逐渐抛弃了那些繁文缛节,同时接受了一些国际上通用的礼仪形式。新的礼仪标准、价值观念得到推广和传播。

6. 当代礼仪

1949年中华人民共和国成立后,我国的礼仪建设进入了一个崭新的历史时期。人们在"弘扬中国古代优良道德传统和革命道德传统,吸取人类一切优秀道德成就,努力创建人类先进的精神文明"的指导下,学习世界各国人民的礼仪精华,构建当代的社会主义精神文明,礼仪以崭新的姿态维持着社会秩序与和谐。现阶段"构建社会主义和谐社会"、实现"中国梦"和"两个一百年"的奋斗目标又掀起了礼仪建设的新高潮。"礼序乾坤,乐和天地",优秀礼仪文化具有夯实中国文明与温润中国文化的重要作用,同时也是促进新时代文明实践的重要文化基础。

二、礼仪的基本含义和特征

(一)礼仪的基本含义

礼仪是人们在社会交往中约定俗成的行为规范与准则,既为人们所认同,又为人们所遵守。礼仪是对礼貌、礼节、仪表、仪式等具体体现形式的统称。

📖 拓展阅读2-2 礼貌、礼节、仪表和仪式

(二)礼仪的特征

1. 规范性

礼仪是对交往过程中人们行为的规范,是人们活动的行为准则,是人们思想、道德等内在品质和外在行为的标准。

2. 传承性

礼仪是人类在长期生活及交往中形成的习惯与准则。任何民族的礼仪都是在本民

族传统文化基础上延续、发展而来的。礼仪一经形成，便会有一个相对的沿袭过程，被世世代代传承下去，这就是礼仪的传承性。

3. 共同性

礼仪跨越了国家和民族的界限，不分国家、种族、性别、年龄及阶层，只要存在着交往活动，人们就需要通过礼仪来表达彼此的情感和尊重。

4. 差异性

不同国家、民族、区域的文化背景不同，决定了产生的礼仪文化也不同。例如，面对他人的夸奖，中国人常常会说"过奖了""我还差得很远"等字眼，表示谦虚；而西方人往往会用"谢谢"感谢对方的夸奖。

5. 通俗性

礼仪是由风俗习惯演变而成的。因此，它简单明了、通俗易懂，人们可以通过耳闻目染就能掌握和运用，简单易学，用之有效。

6. 限定性

不同的区域有不同的礼仪规范。在特定范围内，礼仪是行之有效的；离开了这个范围，礼仪未必适用，这就是礼仪的限定性。

7. 发展性

礼仪文化不是一成不变的，它随着社会的发展而不断发展；在实践中不断完善，并被赋予新的内容。随着人们交往领域的拓展，礼仪也在与时俱进、推陈出新，形成具有时代特色的礼仪规范。

三、礼仪的基本原则与作用

（一）礼仪的基本原则

礼仪的原则，是对礼仪实践的高度概括，是学习礼仪、运用礼仪的关键。因此，必须掌握以下基本原则：

1. 遵守原则

人们在日常生活中，要自觉遵守社会、职业、区域的礼仪，按照礼仪的要求去规范自己的言行举止。

2. 自律原则

学习、使用礼仪最重要的是自律：严格要求自己，有约束、克制自己的能力；自觉按礼仪规范去做，严于律己，以礼待人。

📖 拓展阅读 2-3 慎独

3. 宽容原则

"水至清则无鱼，人至察则无徒"。在与人交往时，待人要丰、责人要薄，要体谅他人、理解他人，而不是求全责备，吹毛求疵。

4. 敬人原则

敬人是礼仪要表达的核心思想。古人云:"敬人者,人恒敬之"。只有尊敬他人,才能换得他人的尊敬。只有与他人相互尊重,才能保持和谐的人际关系。

　　📖 在线案例 2-1　关于"吸烟"的小故事

5. 真诚原则

真诚是人际交往中外在行为与内在道德的统一。与人交往要做到待人真诚,表里如一,言行一致,建立起来的人际关系才能永恒。言必行、行必果、重承诺,才能获得他人的信任,维系良好的人际关系。

6. 平等原则

"人人生而平等"。因此,运用礼仪时,对所有的人都必须一视同仁,不因交往对象的身份、地位、财富不同以及与自己关系的亲疏远近而不同。同时,交往双方也是平等的。

7. 从俗原则

在现实生活中,由于国情、民族、文化背景及宗教信仰的不同,相应的风俗习惯也不尽相同,即"十里不同风,百里不同俗"。因此,在人际交往过程中,礼仪要随着环境的变化而变化,做到入乡随俗,因时制宜,因地制宜,因人制宜;切勿自以为是,否定他人的风俗习惯。

8. 适度原则

在实施礼仪过程中,注意把握分寸、合乎规范、适度得体,避免防止过犹不及。既不显得冷漠无礼,又不阿谀奉承。

(二) 礼仪的作用

1. 塑造良好形象,提高自身修养

对个人来说,礼仪是一个人思想、文化修养的外在展现。学习和利用礼仪,可以规范设计和维护个人形象,不仅对自身起着美化的作用,更充分展示个人的良好修养和优雅风度。

2. 加强交流沟通,改善人际关系

在人际交往过程中,热情的问候、善意的目光、亲切的微笑、文雅的谈吐、合体的服饰、得体的举止等,可以促使人们成功地交流和沟通,进而协调各种人际关系,营造和谐的社会氛围。

3. 美化教育作用,创建精神文明

礼仪规范讲究内在美与外在美的有机整合,人们学习、运用礼仪,注意塑造自身良好形象,展示美好风采,进而美化生活。它蕴涵的丰富文化内涵潜移默化地影响着人们的心灵,用礼仪规范影响、教育他人,通过评价、劝阻、示范等教育形式纠正人们不良的行为习惯,进而有助于净化社会风气,推进社会主义精神文明建设。

四、护理礼仪的含义和特征

(一) 护理礼仪的含义

护理礼仪(nursing etiquette)是护理工作者所应遵循的行为规范和准则。它既具有一般礼仪的特点，又具有护理专业的职业特征。护理礼仪是护理工作者素质、修养、行为及气质的综合反映，也是护理工作者职业道德的具体表现。学习护理礼仪不仅可以塑造良好的护士职业形象，也能提高护理服务质量，进而增进护患关系，促进护患双方身心健康。

（二）护理礼仪的特征

1. 规范性

护理礼仪是护理人员必须遵守的行为规范与准则；是在公共礼仪的基础上，对护理人员待人接物、行为举止等方面所规定的模式或标准。其细节制订更加严格、规范，如护士工作时有规范的着装要求。

2. 强制性

护理礼仪的规范要求是基于法律、规章制度、护理伦理等基础上的，对护理人员具有一定的约束力和强制性，一旦不遵守必将受到惩处。如对护士发型有规范要求。

3. 综合性

护理礼仪作为一种专业文化，体现的是护理人员的综合素质。它既是护理服务科学性与艺术性的统一，又是人文与专业的结合，还是伦理学与美学的结合，不仅体现护士的科学态度，又体现护士的人文精神和文化修养。

4. 适应性

护士在护理工作中，具有应对不同信仰、风俗、文化的服务对象的适应能力。

5. 可行性

护理礼仪要运用于护理实践的行为规范与准则。在制订过程中，既要注重礼仪规范，又要切实可行，如各项护理操作常规的制订。

五、学习护理礼仪的意义和方法

拓展阅读2-4 学习护理礼仪的意义和方法

第二节 公共礼仪和日常交往礼仪

在线课程2-2 公共礼仪和日常交往礼仪

一、公共礼仪

公共礼仪（public etiquette）是指人们在公共场所应遵循的礼仪。公共礼仪体现着社会公德，体现着人们的素质。良好的公共礼仪可以使人际之间的交往更加和谐，使人们的生活环境更加美好。公共礼仪总的原则是：仪表整洁、讲究卫生、遵守秩序、尊老爱幼。

（一）交通礼仪

1. 行路礼仪

上班、上学、购物、散心……每个人都离不开行路，因此行路礼节是最常用的礼节。行路过程中要注意靠右边行走，礼让他人；路遇熟人，主动招呼；寻找方向，礼貌问路；留神碰撞，礼貌致歉。不多人并排前行方便他人，不停步围观妨碍交通。在特殊场合走路要轻，以维护严肃、安静的环境，不影响他人的休息与学习，如在医院、会议室、教室等场所走路。

2. 行车、乘车礼仪

人们在来去匆匆、争分夺秒的现代生活中，往往需要驾驶或乘坐各种车辆，以求方便。驾驶或乘坐车辆，具有节省体力、方便舒适、快速省时、安全等多种优点，因而在可能的情况下可以优先考虑。下面主要介绍有关驾驶和乘坐车辆的礼仪规范。

1）行车礼仪　在现代社会生活中，越来越多的人钟情于汽车，驾驶汽车已经成为提高生活质量与工作效率的辅助手段。

（1）驾驶汽车前：必须进行系统的驾驶知识学习、技术培训并通过正规考试，获取驾驶资格。

（2）驾驶汽车时：要严格遵守《中华人民共和国道路交通管理条例》规定，保证自己和他人的安全，维护交通的畅通无阻；对车辆要进行定期保养、检查与维护；时时刻刻都要记住安全第一。

2）乘坐礼仪　乘坐公共汽车或地铁时，应当注意以下几方面的问题。首先，上下车要依次排队，自觉地以先来后到为顺序，排队候车，排队上车。上车时，要礼让他人，对行动不便的老人、孕妇、儿童或患者等，要加以帮助。下车时，要提前准备，方便大家。其次，在座位选择上，乘坐长途汽车要对号入座，乘坐城市公共汽车要遵循先来后到的就座顺序，切勿与他人争抢座位，更不要对他人恶语相加，甚至大打出手。最后，在乘车的过程中要注意自己的言行举止，不勾肩搭背，不碰撞他人，不设置路障，不影响驾驶安全。

> 拓展阅读 2-5　乘机礼仪
> 拓展阅读 2-6　乘坐电梯礼仪
> 拓展阅读 2-7　乘车礼仪

（二）用餐礼仪

1. 基本用餐礼仪

用餐时，要注意餐前洗手讲卫生；长辈先坐，再入座；坐姿端正，不喧闹；口内含饭不交谈；细嚼慢咽，无声响；合理饮食，不要乱翻动菜肴；餐具轻拿再轻放，量需添饭不浪费。

2. 聚会用餐礼仪

（1）适度修饰：外出用餐，应适度地进行个人修饰。要求：整洁、优雅、个性化，男士可着正装并剃须;女士根据场合着装并化淡妆。

(2)准时到场:应邀赴宴,应准时到场。抵达过早或过晚,均为失礼。过早,主人往往还未做好准备,因而措手不及;过晚,则可能打乱整个原定计划。此外,如无特殊原因,切勿早退。

(3)各就各位:在较正式的用餐活动中,一定要按照指定的桌次、位次就座。倘无明确排定,应遵从主人安排,或与其他人彼此谦让。一般而言,在入座时,应于主人、主宾之后就座,或与大家一同就座。

(4)入座守礼:从椅子左侧入座,就座后坐姿端正,与餐桌距离适宜,脚放在自己座位下,不可任意伸直;手肘不得靠在桌子边缘或将手放到邻座椅背上。

(5)提前离席:因特殊原因需要离席,需跟同桌人员致歉后起身从左侧离桌。

二、日常交往礼仪

(一)称谓礼仪

称谓是指人们在日常交往中彼此之间所采用的称呼性语言。交往过程中得体的称谓可表现出对对方的尊敬和亲切,能很好地传达情感,缩短心理距离,增进双方感情。在称呼对方的时候应注意礼貌原则、尊敬原则、适当原则。称谓有以下几种分类方式:

1. 通称

在国际上,成年男子通常称为先生,已婚女子称为夫人或女士,未婚女子称为女士或小姐。我国在正规场合的称谓也逐渐与国际接轨。

2. 姓名称谓

用姓名称呼对方,一般用于日常交往中朋友、熟人、同事及长辈对晚辈等。

3. 职业称谓

以对方的姓氏后加职业名称称呼对方。如"王医生""张护士""刘老师"等,以示尊重。

4. 职称称谓

对具有职称者,尤其是高级职称者,在工作和交往中直接以其职称相称。如"王教授"等。

5. 职务称谓

对有明确职务者,常以其职务作称谓,表示对他的尊重。如"刘经理""李主任""张护士长"等。

6. 亲属称谓

在交往中,以自己亲属的称谓称呼非亲属人员,以拉近人际关系。如"李奶奶""王阿姨"等,给人以亲切、热情之感。

7. 姓氏称谓

用对方的姓氏称呼对方。在与自己非常熟悉或交往多年的同龄人交往时,常在其姓氏之前加"老"字称呼对方,如"老李";在与比自己年轻、身份低的人交往中,则在其姓氏之前加"小"字称呼对方,如"小李"。

8. 敬谦称

交往中为体现对他人的尊重和友好,在称呼对方时常用"您""尊""贵"等词称呼对方,如"贵院""令尊"等,以示谦恭和尊敬。

📖 拓展阅读2-8　称谓礼仪的注意事项

护士在与患者交往中,礼貌、得体、热情的称谓可拉近彼此间的心理距离,和谐护患关系。因此,应特别注意不能用床号称呼患者,不能用疾病名称、身体特征或身体缺陷称呼患者。

(二)介绍礼仪

💻 在线案例2-2　"介绍信"

介绍就是说明情况,使交往对象彼此了解。在社交或商务场合,如能正确地利用介绍,不仅可以扩大自己的交际圈、广交朋友,而且有助于进行必要的自我展示、自我宣传,甚至为自己消除误会、减少麻烦。介绍主要分为自我介绍、他人介绍和集体介绍。

1. 自我介绍

自我介绍是在双方互不认识、又没有中间人情况下的一种介绍方式,即向对方说明自己的情况。从某种意义上说,自我介绍是社会交往的一把钥匙,是推销自身形象和价值的一种方法和手段。

📖 拓展阅读2-9　自我介绍的方式
📖 拓展阅读2-10　自我介绍的注意事项

2. 他人介绍

他人介绍又称第三者介绍,是经第三者为彼此不相识的双方做引见的一种介绍方式。在为他人做介绍时,应遵守"尊者优先了解情况"的规则,介绍时的顺序大致如下:①介绍上级与下级认识时,先介绍下级,后介绍上级;②介绍长辈与晚辈认识时,应先介绍晚辈,后介绍长辈;③介绍女士与男士认识时,应先介绍男士,后介绍女士;④介绍已婚者与未婚者认识时,先介绍未婚者,后介绍已婚者;⑤介绍同事、朋友与家人认识时,先介绍家人,后介绍同事、朋友;⑥介绍来宾与主人认识时,先介绍主人,后介绍来宾;⑦介绍与会先到者与后来者认识时,先介绍后来者,后介绍先到者。

📖 拓展阅读2-11　他人介绍的方式
📖 拓展阅读2-12　他人介绍的注意事项

3. 集体介绍

集体介绍是他人介绍的一种特殊形式,是指被介绍者的一方或双方不止一个人。集体介绍的顺序需要遵循以下原则:①"尊者优先了解情况"的原则:进行集体介绍的顺序可参照他人介绍的顺序,根据年龄、性别、职务等差别,地位、身份为尊的一方后介绍,先介绍另一方人员。②"少数服从多数"的原则：双方地位、身份大致相似或难以确定时,应先介绍人数较少的一方；③单向介绍：在演讲、报告时,往往只需要将主角介绍给广大参加者；④人数较多时各方的介绍：若被介绍者不止两方,此时需要对被介绍的各方进行位次排列。排列的具体方法可以是：以其负责人身份为准；以单位规模为准；以单位名称的英文字母或拼音字母顺序为准；以抵达先后时间为准；以座次顺序为准；以距离介绍者远近为准,等等。进行多方介绍时,应按照"由尊而卑"的顺序。如时间允许,应在介绍各方时按"由尊而卑"的顺序——介绍其各个成员；若时间不允许,则不必介绍其具体成员。

📖 拓展阅读 2-13 集体介绍的注意事项

(三)行礼礼仪

行礼是向他人表达问候、敬意的一种礼仪形式,在人际交往中使用频率较高。它没有十分严格的模式,但有不容忽视的作用。

1. 行礼的原则

(1)行礼的顺序：年轻者应先向年长者行礼；职位低者应先向职位高者行礼；未婚者(年迈德高者除外)应先向已婚者行礼；男士应先向女士行礼。年龄、资历相当者可不分先后顺序相互行礼。

(2)行礼的场合：不方便的场所或紧急场所不必行礼,如厕所、浴室等。

2. 行礼的方式

1)握手礼 握手是全世界公认的最为通行的会面礼之一,也是人们在日常生活中常见的礼节(图 2-1)。

📖 拓展阅读 2-14 握手礼的起源

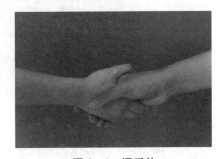

图 2-1 握手礼

(1)握手的场合与时机：办公室及其他一切作为东道主的社交场合,迎接或送别访者,应邀参加活动时都可以握手行礼。

(2)握手的顺序：应按照"尊者决定"的原则,即尊者先伸手。

具体方式：长辈与晚辈握手,长辈先伸手；上级与下级握手,上级先伸手；女士与男士握手,女士先伸手。主人与客人握手,迎接时主人先伸手,表示欢迎；送别时客人先伸手,表示感谢和再见。一人与多人握手时,则可先长辈后晚辈；先上级后下级；先女士后男士。公务场合,握手时伸手的先后次序主要取决于职位、身份。休闲场合,握手时伸手的先后次序则主要取决于年龄、性别、婚否等。

(3)握手的基本规范：起立或行至与对方相距约 1 米处,上身略向前倾,目视对方,伸出右手,四指并拢、拇指微张、手掌与地面垂直,掌心微凹与对方相握,少许用力。上下稍许晃动三四次,时间 3～5 秒,同时可伴有微笑致意并使用"您好""谢谢""非常高兴认识您"等语言,随后松开手,恢复原状。

📖 拓展阅读2-15　握手的禁忌

2）鞠躬礼　在我国主要用于公共场合表示欢迎或感谢，或用于颁奖、演出、婚礼及悼念等活动（图2-2）。鞠躬施礼时应脱帽，在站姿的基础上，目光注视受礼对象，以腰为轴，上身挺直，随轴心运动方向前倾；男士双手应贴放于身体两侧裤线处，女士的双手则应搭握在腹前，目光落在自己前方1～2米处，可以同时说"您好""谢谢大家"等，随即恢复原态。一般问候，前倾15°左右表示致意；迎客、送客表示诚恳，鞠躬30°左右；表示感恩、悔过、谢罪等，可施以90°的大鞠躬。

3）点头礼　用于不宜握手的公共场合。面向受礼者，面带微笑，将头部向下轻轻一点，同时说"您好"等（图2-3）。

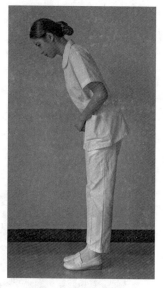

图2-2　鞠躬礼

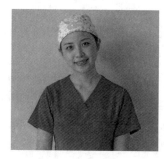

图2-3　点头礼

4）挥手礼　适用场合与行点头礼的场合大致相似，它最适合向远距离的熟人打招呼。行礼时右臂向前上方伸直，手心向着对方，四指并齐，拇指微张，轻轻地向左右摆动一两下（图2-4）。

5）微笑致意　应用范围最广的一种致意方式，目光注视对方，在对方目视自己的时候，微微一笑（图2-5）。

6）注目礼　适用于升国旗、大型庆典等规范场合。行礼时，起身立正，挺胸抬头，双手自然下垂，面容庄重严肃，双目正视受礼对象，并随之缓缓移动，禁止东倒西歪、大声喧哗。

（四）会议礼仪

会议是对某个问题进行讨论、研究、解决的一种公务性活动。入会人员有参会人、主持人、发言人、嘉宾等，每个人都应根据自己的角色保持好自己的礼仪素养，既是尊重

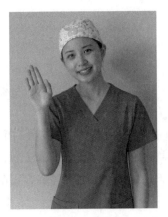

图 2-4　挥手礼

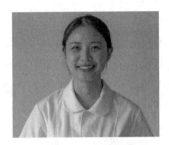

图 2-5　微笑致意

自己，也是尊重他人。

1. 会议组织者

会议组织者须在会前拟订计划、发放通知（包括时间、地点、人物、议题、接待规格、住宿安排）、准备会务（物品的准备、会议座次的安排）；会议中做好登记、记录、服务与安全保障；会议后安排送别、整理会议材料、做好总结、及时传达会议精神。

2. 主持人

会议的主持人一般由具有一定身份、一定职位的人来担任。其主要作用是介绍参会人员，控制会议进程、时间等。主持人要精神饱满、仪容淡雅、着装得体，举止文明、大方庄重，谈吐优雅、主题清晰；主持时腰背要挺直；主持过程中，切忌搔头、揉眼等。

3. 发言人

会议发言有正式发言和非正式发言两种。

（1）正式发言人：提前准备好讲稿，着装整齐，热情自信，准时入会；发言时口齿清晰，时常与听众进行眼神交流；发言完毕，应对听众致谢。

（2）自由发言人：注意发言的顺序和秩序，发言时应内容简短、观点明确，态度平和，服从指挥。

4. 参会者

（1）提前准备，按时抵达。参会者要提前确定好会议的时间、地点、议题，全面收集、了解会议的相关信息，并明确自己的参会身份，提前了解会议的日程安排，按时抵达。如需发言应提前准备发言内容；如有事不能出席，应及时通知有关人员。

（2）举止文明，做好记录。入会后尽快找到自己的座位，遵守会场纪律，不得随意走动、喧哗、鼓倒掌、吹口哨；关闭通信设备或将其调至静音状态；认真倾听，做好记录；不中途退场，如有特殊原因应向有关人员说明情况，征得同意后方可离席；如需提问可举手示意，在主持人允许的情况下礼貌发言。

（3）仔细检查，及时返程。会议结束后，仔细检查入会任务是否完成，无误后携带相关材料安全返程。

（五）迎送礼仪

1. 日常迎送礼仪

1）迎接礼仪

（1）提前沟通，事先准备。主办方应提前告知来客日程安排；安排与客人身份、职务相当的迎接人员；提前了解来宾的车次、航班及抵达时间。

（2）尽早到站，主动接客。迎接人员提前到达约定地点，主动问候，向客人做自我介绍；若某种原因，相应身份的主人无法接待，应向客人作出礼貌解释；如客人带有行李，应主动帮忙提携，回程途中向客人介绍此次活动的安排情况，了解客人的活动意向，以便做好后面的接待工作。

（3）态度端正，热情接待。接待人员着装应符合礼仪要求，面着淡妆，热情接待。

（4）安顿客人，礼貌告别。将客人送到住处后，主人应陪客人稍做停留交谈，约好下次联系的时间、地点、方式后可以离去，让客人尽早休息，缓解疲劳。

2）接待礼仪

（1）环境适宜，迎接有礼。若在办公室接待他人，办公室应干净利落、空气清新，冬季温暖、夏季凉爽。若来客较多，或客人规格较高，来访的目的又比较严肃，也可以在专门的会议室（会客室）接待。在办公室接待来访嘉宾时，应起身问候，面带微笑，态度诚恳，用语文明，表达得体，不要东张西望，自我介绍要自信。

（2）引导有序，进门有礼。接待人员在客人左侧二三步之前（约 1.5 米处）进行引领，配合步调，指引手势规范，提醒拐弯、灯光暗淡、台阶处；进行交谈时，头部及上身应转向对方。上楼时，应该让客人走在前面；下楼时，让客人走在后面，注意客人的安全。并排引导时，两人并行，内侧尊于外侧；三人同行时，中间尊于两边；宾主单行时，接待者在前，客人在后。

3）送客礼仪　当活动结束时，客人告辞，主人应婉言相留。应等客人起身告辞时，主人再站起来相送。若是非常熟识的好友，要亲自送其出门外或楼下，亲切道别，并邀请客人有时间再来。道别时，要待客人先伸出手相握，切不可抢先"出手"，以免有厌客之嫌。

若是送远道而来的客人，应提前安排交通工具，为来宾预定返程票，以解决来宾的后顾之忧，并随同客人一起前往车站、机场；若客人带有行李，应帮忙提携。送客时，应与客人握手道别，但应待火车、轮船起动后或客人进入安检后挥手告别，直至看不见客人时再离去。若有事不能等候很长时间，应向客人解释原因，并表示歉意。

2. 护理工作中的迎送礼仪

（1）门诊的迎送礼仪：门诊护士应着装整齐、面带微笑、热情迎接每一位进入门诊大厅的患者。在服务过程中应选择恰当的称谓，耐心地指导方向，热情地提供服务。

（2）急诊科的迎送礼仪：急诊科的患者往往因病情危重，常感到恐慌、焦虑、无助。因此，护士应快速地检伤接待，冷静、沉着、果断、快速地配合救护，做到急不失礼，忙不失仪。

（3）病房护士的迎送礼仪：当患者入病区时，护士应立即起身迎接，亲切问候，自我介绍，尽快安置。当患者痊愈出院时，护士在给予相应指导后，应将患者送到科室门口或电梯口，并说"请慢走"等告别语，挥手告别。

三、通讯礼仪

（一）电话礼仪

电话被认为是现代最便利的通信工具，具有传递迅速、使用方便、效率高速等特点，虽然不是面对面的交流，但一个人的"形象"仍可通过电话中的声音、语气、语调、内容体现出来。因此，在通话过程中应注意表现文明（图2-6）。

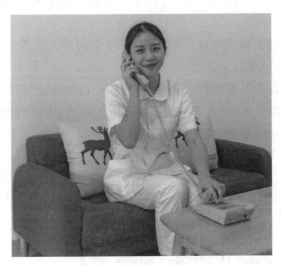

图2-6 电 话 礼 仪

1. 拨打电话礼仪

（1）提前准备：发话人应提前整理电话内容，内容言简意赅，自觉控制通话长度，事情讲完，终止通话。如需记录，提前准备好纸、笔、文件等。

（2）时间适宜：拨打电话应选择双方方便的时间。如非重要事情，尽量不在对方休息时间拨打电话，如上午7时以前、晚上10时以后、用餐时间、节假日等。若拨打国际电话则要先考虑时差。拨打电话时间长短应适宜，发话人应当有意识地将每次通话时间限定在3分钟内，宁短勿长，尽量遵守"3分钟原则"。

（3）开门见山：通话后，应先问候对方"您好"，再做自我介绍，不要让对方猜。

（4）文明礼貌：语言文明、态度友好、行为文明。嘴和话筒保持3厘米左右的距离，等待的过程中切忌叼着香烟、嚼着口香糖、发出异响等。

（5）灵活应对：若拨错电话，应跟对方表示歉意；通话过程中，如遇电话突然中断，应立即再拨电话并解释原因。

（6）礼貌道别：通话结束后应礼貌道别，一般由主动打电话的一方先挂电话，或恭候领导、长辈先挂机；若彼此都在等对方先挂机，这时通话结束 3 秒后可以挂电话。

2. 接听电话礼仪

（1）接听及时：接听电话要及时，应遵循"铃响不过三"的原则，即在铃响三声内接起电话。

（2）礼貌应对：在工作场合接听电话时，应停止一切不必要的动作；面带微笑，音调上升，让对方在电话中能感受到你的热情。先问候，再自报家门。办公电话应报自己单位的名称，或自己部门的名称。不宜接听电话时，应向对方解释，表示歉意，并另约时间；听不见对方的声音时，礼貌表示，"不好意思，我听不到您的声音"。

（3）适时反馈：通话中要及时给予对方反馈，以便通话继续进行。特别是"120"急救电话，应快速引导对方以获得其姓名、手机号码，以及患者的基本信息、发病原因和地理位置等。

（4）规范终止：通话结束时应礼貌道别，可以询问对方是否还有其他问题，然后请对方先放下电话再轻轻挂机。

（5）代接电话：若来电者要找的人在附近时，可礼貌地说"请稍候"。然后用手掩住话筒，轻声地请同事接听电话；若来电者要找的人不在时，应明确告之，由对方决定下一步的处理方式，必要时可做记录，及时转达信息的时间、地点、人物及事件等相关信息，尊重并保护好他人隐私。

📖 在线案例 2-3 "您好，微软公司！"

（二）移动通讯礼仪

在信息化时代发展的今天，手机给现代人带来了很多便利，除了打电话，还有 QQ、微信等在线视频通话的功能，使用时应注意安全、文明。

1. 文明使用

遵守公共秩序，在聚会、开会等地方应关机、或将手机调至静音，避免影响他人；手机铃声、彩铃声设置宜小，选择要慎重，禁忌选择稀奇古怪的铃声；必要时迅速离场接听，公众场合低声接听，切忌我行我素。

2. 注意安全

手机应放置在适当处，如公文包或衣服口袋，不要拿在手里或随意放在桌上。禁止在加油站、医院的急重症病房和手术室等场合使用手机；乘坐飞机时，必须自觉关闭手机或调至飞行模式；驾驶途中，不能边开车，边接打电话或查看信息；行走途中不要看手机，否则会引发安全事故。

3. 尊重隐私

手机号码属于个人专有，不应随便公布或打探他人的手机号码；不宜随意将手机借给他人，防止他人盗机、盗号。切忌用手机偷拍他人照片，以免造成侵权。

4. 短信礼仪

手机短信要及时处理，编辑短信内容语言要文明。

（三）网络礼仪

互联网已成为信息社会的基本沟通工具，它大大扩大了我们交往的领域和对象，改变了以往的交往方式，丰富了我们的人生经验，提高了传递信息和搜索信息的效率，但随之也带来了泄密、诈骗及人身攻击等许多新的问题。为了营造健康文明的互联网环境，每个人都必须遵守网络礼仪。

网络礼仪内容范围较广，包括尊重他人、不透露他人隐私、杜绝网上犯罪、礼貌用语、不滥用权利及保障信息传输畅通等。

1. 公私分明

如果因公上网，必须明确自己上网的目的，做到公私分明，不占用办公电脑和上网时间收发私人信件、玩网络游戏或聊天约会、购物。

2. 确保安全

1）保护个人信息　保护好个人的 QQ、微信、支付宝等账号，禁止以任何方式出借给他人，以免引起法律纠纷。设置密码最好是多种符号组合，如有信息提示 QQ 或微信在其他电脑登录，应立即检查，及时更换密码。

2）避免受骗　如收到亲朋好友以各种理由借钱时，不要直接汇款，应打电话核对，无误后根据能力进行帮助。若有意外之喜，如中奖、红包或其他少付出多收入的工作招聘，切忌接受，以免受骗。

3）严守机密　网络聊天的记录应该是个人隐私的一部分，未经同意不得随意散播。他人的真实姓名，未经同意也不应随意公开。因工作需要掌握着单位的机密信息时，切忌将自己所掌握的信息传播或泄密，给国家或单位造成严重损害。平时必须对自己电脑中存有的机密内容或重要资料予以妥善保管或采取严格的加密措施。

4）文明守法

（1）讲文明：网络为虚拟世界，人们面对电脑交流时，往往不会使用自己的真实身份。网上与人交流，应与平时一样遵守礼仪规范和文明，现实生活中当面不能说的话在网上也不能说。不在网上发布不文明的视频和图片；不在网上恶意争论，不人身攻击。

（2）守规则：不同的网站或论坛可能有不同的要求，应先熟悉了解规则再参与讨论。

（3）守法律：互联网上的道德和法律与现实生活是相同的，不应因为面对电脑就违反法律或降低道德标准。

（4）不造谣：不在网上散布和转发不实传言。

拓展阅读 2-16　电子邮件礼仪

在线案例 2-4　盗窃虚拟财物是犯罪吗？

（四）呼叫器礼仪

呼叫器为患者住院期间与护士联系的通讯工具。它的摆放和接听都要遵守一定的礼仪规则，既要保护患者安全，又要维护护士形象。

1. 摆放位置准确

呼叫器应放置在患者伸手可及的地方,临床上大多选用带有延长线的呼叫器。当患者卧床无法大幅度活动的时候,护士应该将呼叫器放到患者伸手可及的地方,并教会患者如何使用,增加患者的安全感(图2-7)。

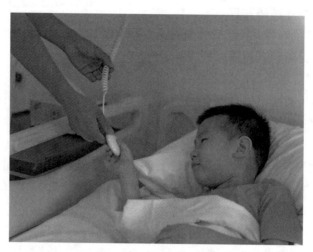

图2-7 呼叫器位置

2. 接听及时有礼

呼叫器铃响后要及时接听,不可拖拉或视而不见。回答患者呼叫时,态度应和蔼、语言应文明、声音应温柔,应说:"好的,我马上就来",不能说:"等会儿"或"我等会儿过去。"

3. 不可替代查房

不可用呼叫器联系患者替代护士巡视病房。

实践活动方案2-1 礼仪实训

PPT课件2

复习与思考2

(邢世波,曹文婷,唐庆蓉)

第三章　护士职业礼仪

章前引言

　　护士职业礼仪是指护理工作者在进行护理和健康服务过程中形成的,或被人们公认的需要自觉遵守的行为规范和准则。护士职业礼仪在护理工作中有着举足轻重的作用,是护理工作对护士的要求,系统化规范了护士的仪容、仪态、服饰和体态礼仪等。"诚于中而形于外",护士的思想、情操、素质等美的特质都是通过仪表、行为和语言等外在因素表现出来的。规范的护理礼仪可塑造护士形象,协调护患关系,提高护理质量。同时,护士良好的形象不仅使医院给公众留下深刻的印象,也是决定医院整体形象的关键因素。因此,护理礼仪是护士群体形象的需要,是护士自尊、自爱、自重、自信的需要,也是得到患者及社会尊重的前提。

·学习目标·

　　(1)熟悉护士职业礼仪的基本内涵。

　　(2)掌握护士仪容服饰修饰、仪态表情、体态姿势的原则和要求。

　　(3)积极参与,认真练习护士职业礼仪。

　　(4)明确护理礼仪规范在护理工作中的重要意义。

　　(5)学会化日常工作淡妆。

　　(6)正确、规范着护士装。

　　(7)反复练习友好、亲切的眼神和笑容。

　　(8)按标准正确站、行、坐、蹲,以及端治疗盘、推治疗车、持病历夹、传递物品等。

思维导图

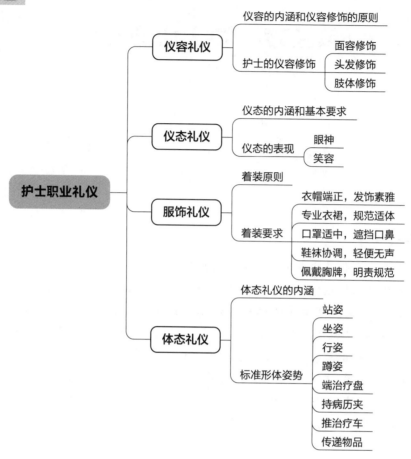

案例导入

某晚8点，一位三十岁左右的男子匆匆忙忙来到某医院消化内科病房，探望今天因突发疾病刚收治入院的母亲。因他从外地出差刚赶回，不知母亲住在哪间病房，随即到护士站去询问。当他走到护士站，看见一位身着护士服的女孩跷着二郎腿，正低头斜坐在凳子上玩手机。这位护士听到他的询问后，头没抬、身未动，用嚼着口香糖的嘴轻声且模糊地说："10床。"因没听清楚，这位先生只能再次追问，然后得到的就是狮吼般"告诉你在10床，你耳朵呢?"的回答。

第二天，这位先生带着母亲强烈要求出院，而后转去了另一家医院。留下的话是："你们医院让我们没有安全感!"

问题：

（1）案例中的患者和家属为什么对这家医院没有安全感呢?

（2）你认为护士应该有什么样的职业形象?

第一节 护士的仪容礼仪

> 在线课程 3-1 仪容礼仪和仪态礼仪

一、仪容的内涵和仪容修饰的原则

(一)仪容的内涵

1. 仪容的概念

仪容(appearance)通常是指人的外观和外貌,主要包括头部和面部,其中的重点是指人的容貌。在人际交往中,仪容是最先摄入对方视野的重要信息,是形成最初印象的关键因素。

2. 仪容美的含义

仪容美是指美好的或健康的外貌和气质。通常包含三层含义:仪容的自然美、仪容的修饰美和内在美的外显。

(1)仪容的自然美:即一个人先天的相貌和外观,通常取决于遗传基因。先天美好端庄的仪容相貌不仅令人赏心悦目,更令人记忆深刻。

(2)仪容的修饰美:即依据个人形象、个性和工作需要加以设计、修饰、塑造的仪容美。修饰仪容应遵循美观、整洁、得体及适度的基本规则。依照个人条件,扬长避短,并根据时间、地点、场合的变化,设计并塑造出得体的个人形象。

(3)内在美的外显:即一个人内在的素质、情感、知识、文化的外在表现,是内在美通过仪容而呈现的外在气质。外貌先天的缺憾可以通过修饰和提高个人文化、艺术素养及思想情操来加以弥补。

真正意义上的仪容美,应当是上述三个方面的高度统一。内在美的外显是这三者中的最高境界。仪容的自然美是人们的普遍心愿,而仪容的修饰美则是护士仪容礼仪中不可缺少的一部分。

(二)仪容修饰的原则

人们按照自身的审美情趣、审美理想对自己的仪容加以修饰、美化,进行美的创造,即为仪容的修饰。仪容修饰是仪容美不可或缺的重要组成因素,适当的仪容修饰应遵循以下原则。

1. 自然美与修饰美的浑然一体

完美修饰贵在"雕而无痕"。日常仪容修饰既包括面部器官的局部修饰(如面部化妆),也包括整体形象的设计塑造(如发型、服装搭配、首饰搭配等)。在日常仪容修饰中,无论是修饰用品的使用挑选,还是修饰程度、技巧的把握,都需遵从美学的自然规律,在保留事物自然形态特征的基础上加以美化,使仪容原有的魅力益增其美,从而达到虽刻意雕琢却了无痕迹,自然美与修饰美完美融合的效果。

🔲 **拓展阅读3-1　修饰技巧**

2. 局部美与整体美的和谐统一

一般来说,当人们评价仪容美的时候,总是先着眼于人的整体而做出的评价。一方面,人的仪表、容貌不能离开生命整体、内在心灵而单独存在;另一方面,仪容的各个组成部分也不能彼此隔绝而具有独立的自有价值。成功的仪容修饰,既讲究局部的精雕细琢,更注重各局部相互协调统一后在整体上呈现出的视觉效果。一方面,着眼于个体本身,如仪容修饰需考虑的因素有:全身服饰、配饰、鞋袜等整体搭配以及个体自身年龄、职业、身份、个性、气质等。另一方面,还要考虑外部客观因素,如季节、时间、出席场合及地理环境等。

🔲 **拓展阅读3-2　仪容修饰适宜性**

3. 内在美和外在美的有机结合

真正意义上的仪容修饰,离不开内心世界和精神蕴含的塑造。人们常说,相由心生。比大海、比星空更广阔的是人的心灵。仪表、容貌等外在表现,是心灵世界的感性形态。夸赞一个人的仪容美,不仅要注重容貌上呈现的光鲜靓丽;同时,深刻的内在精神和丰富的心灵世界所带来的人格魅力则有利于一段人际关系长时间的稳定与推移。外在形象美是心灵美的表象流露,内在美是外在形象的本质依托。内在美包括品性、学识、修养、气度、情操及道德等方面,需要在日常生活中悉心观察、思考学习,需要日积月累的长期修炼。一个外表靓丽却言语粗俗的女孩使人生厌,一个不修边幅、面容憔悴的工作者即使在本职岗位上工作数十年却也不易使他人产生敬重感。真正的仪容美应是内在美和外在美的同时塑造。只有将内在美与外在形象的修饰结合起来,才能完整地表达仪容美的含义。

护士被誉为人间的"白衣天使",寄托着人们对生命的尊重、美好的希望。恰到好处的职业形象,应是自然美与修饰美的浑然一体,局部美与整体美的和谐统一,内在美与外在美的有机结合。年轻的护士应带给患者健康和朝气,使患者虽身处病痛,却感受到青春的朝气,美丽和健康的生命力量,重新树立对生命的渴望和恢复健康的信心,使护理工作在美好的仪容中更具感召力。

二、护士的仪容修饰

美丽的护士形象既反映了一名合格的护理工作者爱岗敬业的工作态度、自尊敬人的个人涵养,又体现了一家医疗机构规范细节、严谨完善的组织管理理念,给患者信任感和尊重感,为患者创造欣赏美、享受美的温暖、舒心的心理氛围。护士的仪容修饰包括面容修饰、头发修饰和肢体修饰。

(一)面容修饰

面容指面部容貌,是人体头部的前面,上至额头,下到下巴,包含眼、耳、鼻、口、眉等人体五官。护理工作中的面容修饰主要包括面部日常养护、面部局部修饰以及面部化妆三部分。

1. 面部日常养护

好的皮肤需要内外结合、坚持不懈地常年调理,方能达到良好的状态。要注意面部皮肤的清洁和保养,避免紫外线伤害以及辛辣刺激性食物的刺激。

> 拓展阅读3-3　面部养护方法小窍门

2. 面部局部修饰

清洁、干净的面部仪容是护士职业最基本的礼仪要求。护士应该养成良好的个人卫生习惯,重视眉、眼、耳、鼻、口、颈部位的卫生,塑造良好的护士职业形象。

> 拓展阅读3-4　面部修饰技巧

3. 面部化妆

从职业礼仪规范角度来讲,护理人员应化淡妆上岗。淡雅自然、协调得体的妆容不仅维护了护士美丽的职业形象,也展现了护理人员尊重患者、爱岗敬业的职业风貌。

(1)基本要求:自然得体,协调美观。护士在工作岗位上的妆容一定是清新淡雅,才能显示与身份、场合、职业环境相符合的气质素养。不可任意发挥,浓妆艳抹。

(2)基本技巧:日常工作妆的基本步骤可大致分为以下几个部分,即洁面、护肤、底妆、眉妆、眼妆、唇妆、面颊彩妆及整体定妆。

(3)护士化妆六大禁忌:①不可带妆过夜;②不可残妆示人;③不可浓妆上岗;④不可当众化妆;⑤不可使用过期产品;⑥不可使用他人化妆用品。

> 拓展阅读3-5　化妆步骤

(二)头发修饰

蓬松健康的头发,不仅可以增加美感,更可以起到保护头脑的重要作用。护理工作中的头发修饰包括头发日常养护、选择合适发型以及规范工作发式三部分。

1. 头发日常养护

干净整齐、自然蓬松、富有光泽和弹性的健康秀发是规范工作发式、树立良好形象的前提。要想拥有乌黑亮丽的秀发,必须从清洁护理、每日梳理等细节做起,配以按摩、饮食等辅助手段,做好全方位的保养护理。

> 拓展阅读3-6　头发护理

2. 选择合适发型

在日常生活中,人们按照美的规律对自身头发进行制作和设计,塑造美丽的外形,使头发的视觉效果符合美的本质和规律,即发型设计。在发型设计制作中,需考虑脸型、体型、发质、年龄、职业及身份等多重因素,符合人们的审美需求,制造和谐的整体视觉美。

> 拓展阅读3-7　发型搭配

3. 规范工作发式

护士的头发应前不过眉、后不过领、侧不掩耳。以整洁、明快、方便、自然为基本要求,方便护理人员进行各种护理操作。不佩戴夸张配饰,不标新立异,不盲从潮流前卫。目前,大部分国内医院根据科室的不同佩戴燕帽、圆帽两种护士帽,根据护士帽款式的不同,护士的发型要求也随之做出相应调整。

（1）佩戴燕帽时的工作发式:护士在工作岗位上佩戴燕帽时,长发护士应将头发盘起、固定稳妥,并同时用网罩收起发髻。前额及两边刘海用黑色或白色发夹固定牢固,切忌前额头发高于燕帽。护士帽要戴正、戴稳,前帽檐距离发际线4～5厘米,发夹固定于帽后,不能露于帽的正面(图3－1)。

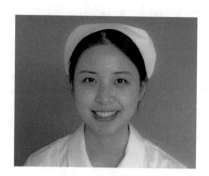

图3－1　燕帽发式

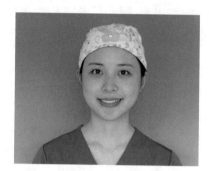

图3－2　圆帽发式

（2）佩戴圆帽时的工作发式:在手术室、隔离病房,以及进行无菌操作时护士需要佩戴圆帽。佩戴圆帽时,要将头发全部收在帽子里,不露发际,前不遮眉,后不外露,不戴多余头饰。长发护士可先将头发盘成发髻收于圆帽内(图3－2)。男护士一律佩戴圆帽。

（三）肢体修饰

护士的肢体修饰主要是指针对上肢即手臂、手掌和下肢(即腿脚部位)的修饰。

1. 手部清洁保养

护士在工作中应勤洗手,洗净手。护士在进入病房、离开病房、护理操作前、护理操作后、接触污染用品后、接触清洁用品前,都应当养成随时做好手部清洁卫生的好习惯。同时,在洗手过程中按照"七步"洗手法规范洗手过程,达到彻底清洁的目的。由于医用洗手液对双手的皮肤油脂存在一定的伤害,长期频繁地使用会引起手部皮肤干燥、脱皮等现象,因此,在洗手后可适当涂抹护手霜保持手部滋润。护士在工作中不可留指甲,涂甲油。此外,护士还应避免在操作进行过程中用污染的双手接触其他清洁用品或其他人群,造成交叉感染,引起疾病传播。

2. 手臂修饰

护士在工作时间应按照规定穿带袖的职业服装。夏天由于出汗较多,应注意随时保持手臂的清洁、干燥。另外,在正式的社交场所,不提倡穿裸露肩部、过度暴露的服装。穿无袖或袖管较短的服装时,应剔除腋毛,忌讳发生将腋毛等暴露在外的不雅行为。

3. 下肢修饰

（1）下肢清洁：人的双脚不仅易出汗，更容易产生异味。要保持双脚的整洁、干燥、美观，需要做到以下"四勤"：勤洗脚、勤修趾甲、勤换鞋袜及勤晾晒。洗脚时，注意对脚趾、脚缝、脚踝等部位仔细清洗，有脚气者更要养成良好的卫生习惯，定期更换、清洗、晾晒自己的鞋袜，避免与他人交换穿着鞋袜。在鞋袜材质的选择上，避免选择透气性差、不具备吸汗功能、易产生异味的材质。皮肤瘙痒、脱皮严重者应及时就医，从源头上根治脚气，防止复发。另外，对趾甲要做到勤于修剪，使其长度适中，过长的趾甲容易引起细菌、污垢滋生。

（2）下肢遮掩：在正式社交场合，女士不宜穿过短的热裤、短裙，男士短裤以及膝或过膝为宜，不过分暴露腿部。在工作岗位中，更应对下肢部位进行适度地遮掩和修饰，做到不光腿、不露脚趾、不露脚跟。护士职业服装多为裙装，在日常工作中，应着肉色连裤袜或白色长裤，避免光脚穿护士鞋，袜口不能露于裙摆或者裤脚之外。

第二节　护士的仪态礼仪

一、仪态的内涵和基本要求

（一）仪态的内涵

1. 仪态的概念

仪态也称为姿态。从广义的角度上理解，泛指身体各个器官所呈现出的各种姿态，是人际交往活动中人们的表情、姿势和动作等综合表现，包括举止谈吐、神态表情、体态变化等。仪态也称为"身体语言"或"第二语言"，作为人类的辅助语言传达了丰富的情感信息。

2. 护士的仪态美

美国心理学家柏拉比安曾提出，人类全部信息的表达＝7%语言＋38%语调＋55%表情。护理工作者的仪态美一般从狭义的角度理解，主要指人物的面部表情，由人的眼神和笑容构成，是护理活动中重要的沟通方式之一。面带笑容、温文尔雅的目光给患者以尊重、友好的亲切感和安全感，使患者信任。护理工作中美好的表情应该是友善、真诚、自然、热情、充满关爱的，为患者树立战胜疾病的信心和重新生活的希望。

（二）仪态美的基本要求

在人与人的沟通中，眼神、表情是最清楚、最正确的信号。护士在与服务对象交流时，眼睛应多采用正视，以表示尊重、理性、平等；不要斜视、扫视、窥视，因为这样表示轻浮或鄙夷，让患者产生被瞧不起而受辱的感觉。笑容是指人含笑时的面容。在护理工作中，护士应以微笑的表情面对患者。微笑属于肯定性情绪，是礼貌的表示，是爱心的表现，是优质服务的重要内容。一个美好的微笑胜过十剂良药。对新住院的患者报以微笑,可以消除患者的紧张感和陌生感;对手术患者报以微笑,可以增强他的安全感;对复健患者报以微笑,可以鼓励他更加坚强。

📖 拓展阅读3-8　微笑的内涵

二、仪态的表现

(一)眼神

眼神即眼睛的神态。眼睛是人类心灵的窗户。透过人们的目光,可以看到内心世界所传达出的丰富情感。很多时候,用眼神所传递出的情感交流甚至远远超越了言语的交流。一个清澈、洁净的眼神可以让人们感受到生命的阳光与美好,而鼓励和肯定的眼神则可以给人们坚定的信念和力量。反之,游离、涣散、黯淡的眼神则给人以悲苦、愁怨、烦闷的不愉悦感。作为面部表情最重要的情感表达方式,护士应学会合理地表达与运用正确的眼神,使之成为与患者进行情感交流的有效方式。

训练眼神的方法多种多样。平日里,可有选择地进行不同方法的训练,使目光变得更加生动有神,常见的练习方法有定眼、转眼及扫眼等。

(1)定眼法:在眼睛前方2～3米明亮处标记一个点,高度与眼睛或眉持平,双眼正视,目光集中,注视20秒后微闭双眼,休息后立即睁开盯住目标,如此反复练习。

(2)转眼法:眼球由正前方开始,按照顺时针方向移动,每个角度稍作定格停留,然后逆时针方向重复此动作;或眼球由正前方开始,移到上、回到前,移到左、回到前,移到下、回到前,移到右、回到前,反复练习。具体转眼的方向、速度可以在练习中适当调整。

(3)扫眼法:在距离眼睛2～3米处放一幅画或者具有一定体积、面积的其他用品,头不动眼睑抬起,做放射状横扫,快慢速度可调整,要求视线所及之处全部看清并在到达边界时做适当定格,在练习中不断增加视角长度。

📖 拓展阅读3-9　眼神的运用

(二)笑容

笑容指人们笑时面部所呈现的神情状态,是最常见、最基本的面部表情。健康的笑容体现了人们积极乐观的心态,是心情愉悦的表现。在婴儿时期,笑容的变化时常被用作判断宝宝健康的指征。根据嘴角弧度的不同,健康的微笑一般分为微笑、浅笑、含笑及大笑等;病理性微笑则常见于隐匿或患有疾病的人们,如:苦笑、痴笑及阵发性笑等。在工作岗位上,护士的微笑是充满爱心的表现,是最基本的面部表情。面带微笑,更是优质护理、全心全意为患者服务不可或缺的重要组成部分(图3-3)。

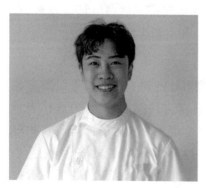

图3-3　笑　容

1. 微笑的作用

(1)表现真诚友善:护士真诚的微笑容易使患

者感受到善良友好,尤其在与新患者交往时可以帮助其自然放松,在谈笑间不知不觉地缩短了心理距离,取得患者信任。

(2)调节患者情绪:面带平和欢愉的微笑,可以让患者感受到充实满足、乐观向上的人生态度。在患者饱受病痛折磨的时候,情绪低落、烦闷、焦躁时,护士温暖的微笑往往能产生巨大的力量,给患者送去战胜病魔的勇气。

(3)传达心理暗示:在沟通和交流时,护士微笑的表情可以给予患者积极的心理暗示,久而久之便产生不可忽视的心理效应,使患者的身心感受到积极的反馈,取得精神上的愉悦,有助于保持积极的心态主动配合各项治疗。

2. 微笑的特征

微笑的基本方法是放松面部肌肉,使嘴角微微上扬,嘴唇整体呈现弧形。在不牵动鼻子、不发出笑声、不露出牙齿和牙龈的前提下微微一笑。

> 📖 拓展阅读 3-10 微笑的特征
> 拓展阅读 3-11 咬筷子训练微笑

3. 微笑的注意事项

(1)微笑与整体仪态的配合:眼到、口到,笑眼传神;入神、入情,含笑自然;声情并茂,谈笑风生。微笑虽然仅是面部表情很小的部分,要做到传神、传意,应要考虑与身体各个部位的完美结合。

(2)微笑应与内心世界一致:真正发自内心的微笑,交织着内心丰富的情感,具有丰富而充满力量的内涵。护士只有发自内心地对患者表示关心、友爱、同情,才能真正感染患者,让患者感受到力量和温暖,才能真正地展现出完美的"职业微笑",衬托出美好的"职业形象"。

(3)对患者微笑应人人平等:生命无贵贱之分,护士应怀着宽容的胸怀和对每一个生命的敬畏之心,做到一视同仁,公平对待,将微笑服务传递到每一位患者中间。

(4)微笑应切合时宜:虽然微笑服务总体上是护理岗位上提倡的,但在实际工作中应结合患者的情绪变化以及面临的实际环境及氛围等做出恰当的表情调整。例如:在抢救急危重症、生命垂危的患者时,在凝重紧张的环境和气氛下,如果笑意丛生,便是十分不合时宜的。

第三节 护士的服饰礼仪

> ▶ 在线课程 3-2 服饰礼仪和体态礼仪

在人际交往中,服装被视为人的"第二肌肤",既可以遮风挡雨、防暑御寒、蔽体掩羞,发挥多重实用功能;又可以美化人体、扬长避短、展示个性,发挥多种装饰性功能,体现生活的情趣。不仅如此,服饰还具有反映社会分工,体现地位和身份差异的社会性功能。正如美国心理学家彼德罗福所说:"一个人的服饰不只是表露他的情感,而且还显示着他的智慧。一个人的衣着习惯,往往透露出他的人生哲学和价值观。"

📖 **拓展阅读 3－12　着装的基本原则**

护理工作独特的艺术美是通过护士良好的职业形象来实现的。护士的仪表举止、言语服饰等都能引发患者的情感活动,对患者的治疗和康复起到积极的作用。规范的着装能体现护士良好的精神风貌和较高的文化修养,还有助于增强护士的自信,提高人际交往能力,和谐护患关系。

一、护士的着装原则

(一)端庄大方

护士工作期间必须穿工作装,即护士服,这是护士职业的基本要求。护士在着装上应做到端庄实用、简约朴素、线条流畅,呈现护士的青春活力美。

(二)干净整齐

干净整齐是护士工作装的基本要求,也是护士职业特殊品质和精神面貌的显示。

(三)搭配协调

穿护士服时,要求大小、长短、型号适宜,腰带平整、松紧适度,同时注意与其他服饰的统一,如护士帽、护士鞋等。

二、护士的着装要求

护士工作装是职业的象征,护士上岗必须自觉穿工作装,既要遵守上述着装原则,还要体现护士特有的形象美。护士工作装包括帽子、衣裤、口罩、袜子、鞋子、饰物等。

📖 **拓展阅读 3－13　护士服的演变**

(一)衣帽端正,发饰素雅

护士帽是护士的职业象征,有燕帽和圆帽两种。

1. 燕帽

燕帽像圣洁的光环,纯真而美丽,是护士职业的象征。燕帽适用于普通工作区,如普通病房和门诊的护士。戴燕帽时,长发者应将头发盘于脑后,用发卡、网套或头花固定。燕帽应轻巧地扣在头顶,戴正、戴稳,距前发际 4～5 厘米,选择与燕帽同色的发卡固定于脑后,以低头或仰头时不脱落为度。短发者应前不遮眉,后不搭肩,侧不掩耳(图3－4)。

2. 圆帽

圆帽适用于无菌操作要求比较严格的科室,如手术室、隔离病区等。戴圆帽时,头发应全部放在圆帽内,帽子接缝置于脑后正中,边缘整齐,帽檐前不遮眉,后不露发际(图3－5)。

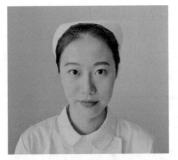
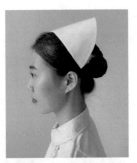

长发燕帽正面　　　　　　　长发燕帽侧面

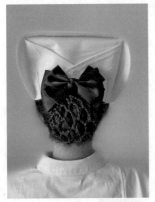
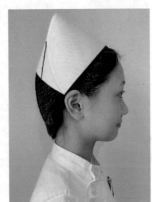

长发燕帽后面　　　　　　　短发燕帽侧面

图 3-4　燕　　帽

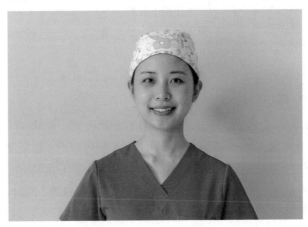

图 3-5　圆　　帽

📖 拓展阅读 3-14　护士帽级别

（二）专业衣裙，规范适体

护士服是护士工作时的专用服装，对穿着既有严格规定又有美学要求。它是白衣天使的象征，是护士职业群体的外在表现形式。护士服一般为白色连衣裙式，根据不同的需要在颜色和款式上也有所不同。穿着护士服要求尺寸合身,以衣长过膝、袖长至腕为宜。腰部用腰带调整,宽松适度。领口、袖口要扣好,内衣的领边、袖口及裙摆不可外露,颜色以浅色为佳。避免口袋装物过满。女护士夏季穿护士裙时需穿浅色长筒袜和文胸,冬季应穿配套白色长裤;护士裤的长度以站立时裤脚前面能碰到鞋面,后面能垂直遮住1厘米鞋帮为宜。男护士服为白大衣或分体式工作服。护士服应经常换洗,保持清洁、平整。不得穿工作服进食堂就餐或出入其他公共场合(图3-6)。

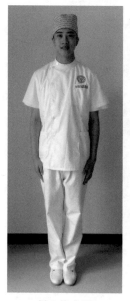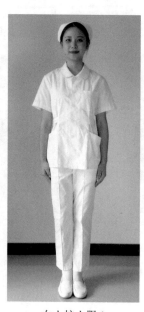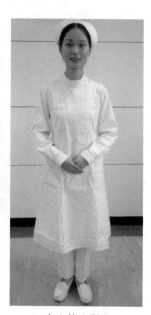

男士护士服　　　　　　　女士护士服1　　　　　　　女士护士服2

图3-6 护 士 服

📖 拓展阅读3-15　护士服的颜色和款式

(三)口罩适中,遮挡口鼻

口罩的佩戴要求大小合适,完全遮盖口鼻,松紧适宜。不戴有污渍或被污染的口罩,不宜将口罩挂于胸前或装入不洁的口袋中。摘下口罩时,如未被污染,应将贴着口鼻的内面向里折好(传染科例外)放在干净的口袋里,以备下次再用(图3-7)。口罩要经常清洗更换,保持清洁。一般情况下,与人讲话要摘下口罩,长时间戴口罩与人讲话是不礼貌的表现,但要注意在操作中或操作后未清理完毕时,不应取下口罩。

(四)鞋袜协调,轻便无声

护士鞋的选择应是软底、低帮、坡跟或平跟,具有防滑功能。鞋的颜色要与护士服装相协调,以白色、乳白色等浅色调为主。护士鞋应经常洗刷,保持干净,不应穿高跟鞋、硬底鞋或走路时发出响声的鞋子。袜子应选择肉色或浅色,袜口不宜露在裙摆或裤脚的外面,不能穿破损的袜子,也不宜当众整理袜子,切忌选用反差很大的黑色或多种颜色的深色袜子(图3-8)。

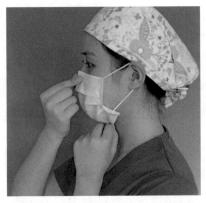 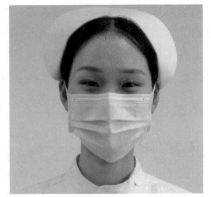

侧面　　　　　　　　　　　　　正面

图 3-7　戴　口　罩

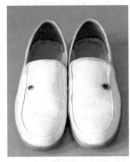 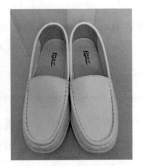

男士护士鞋　　　　　　　　　女士护士鞋

图 3-8　护　士　鞋

（五）佩戴胸牌，明责规范

护士着工作装时要在左胸前佩戴胸卡。胸卡要正面向外，保持整洁、干净，不可吊坠或粘贴他物。护士表佩戴在左胸前。由于表盘倒置，护士低头或用手托起时即可查看。这样既卫生，又便于工作，也可对护士服起到装饰作用。护士的指甲须经常修剪，指甲长度不应长过手指指尖，不宜涂染指甲；不宜佩戴戒指、手镯、手链、耳饰和脚链等，佩戴项链时不宜外露，以免影响护士的整体美和增加交叉感染的机会。

第四节　护士的体态礼仪

体态是一个人精神面貌的外观体现，是人的体与形、静与动的结合物，更是人形象的具体展示。它犹如人们的一种"身体语言"，具有向外界传递一个人的思想、情感和态度的功能。

在人与人交往的过程中，不仅要"听其言"，而且要"观其行"。体态语言学大师伯德惠斯戴尔的研究成果表明：在人与人之间的沟通过程中，有 2/3 的信息是通过体态语言来表达的。体态的信息含载量远大于有声语言，并能表达出有声语言所不能表达的情感。护士在工作中不仅要随时保持良好的体态，给患者以良好的视觉感受，更要善于从患者的体态语言中了解到患者真实的思想轨迹，因势利导，切实做到"因人施护"。

一、体态礼仪的内涵

（一）体态的概念及意义

体态又称举止，是指人的身体姿态和风度，是一个人精神面貌的外在体现。人的一举手、一投足、一弯腰乃至一颦一笑，并非偶然、随意的，这些行为举止自成体系，像有声语言那样具有一定的规律，并具有传情达意的功能。

护士的体态礼仪是指对护理活动中护士的表情、姿势和动作等的规范和要求，是护理礼仪中的重要组成部分。护士的体态作为一种无声语言，传递一定的信息，成为护理活动中的重要沟通方式之一。在护理工作中，正确掌握和运用护士的体态礼仪是非常重要的。

（二）优美的体态，文明的举止

体态与人的风度密切相关，是构成人们特有风度的主要方面。体态是一种不说话的语言，是内涵极为丰富的语言。举止的高雅得体与否，直接反映出人的内在素养；举止的规范到位与否，直接影响他人对你的印象和评价。行为举止是心灵的外衣，它不仅反映一个人的外表，也可以反映一个人的品格和精神气质。

二、护士标准形体姿势

我国古人用"站如松、坐如钟、行如风"来规定站、坐、行的姿态。对护士而言，良好的体态可增加患者对护士的信任感。护士的体态除包括站姿、坐姿、行姿、蹲姿等一般体态以外，还包括常用的工作体态，如端治疗盘、持病历夹、推治疗车及传递物品等。

（一）站姿

站姿，又称立姿或站相，指的是人在站立时所呈现的姿态，是日常生活中一种最基本的体态。人在站立时应注意保持挺拔向上，站姿自然稳重，体现出礼貌又充满自信。由于性别的差异，男女的基本站姿要求有一些不同。对女士的站姿要求是优美，对男士的要求则是稳健。

1. 基本站姿

能体现出人的稳重、端庄、挺拔、礼貌及有教养，显示出一种亭亭玉立的静态美。它是培养优美体态的基础，也是发展体态美的起点和基础（图 3 - 9）。

（1）头部：头正颈直，双目平视，下颌内收，面带微笑，呼吸自然。

（2）躯干：脊柱要尽量与地面保持垂直，收腹挺胸，平肩提臀，身体重心尽量提高。

（3）上肢：双臂自然垂直于身体两侧，手指稍许弯曲。

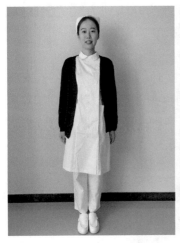
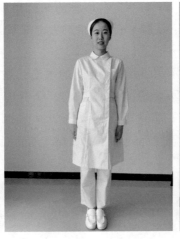
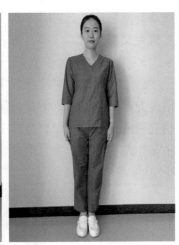

图3-9　基　本　站　姿

（4）下肢：双腿直立紧靠、两脚跟和脚尖并拢（平行脚），身体重心落于两腿正中。

2. 女士站姿

女士站姿要求轻盈典雅、端庄大方（图3-10）。

（1）手的变化：可有3种，即基本式、叠握式及相握式。①基本式：双手自然垂于身体两侧，手指微曲，指尖向下。②叠握式：双臂基本垂直，双手指并拢，一手叠于另一手上，并轻握另一手四指指尖，被握之手指尖不超出上面手指的外侧缘，自然下垂轻放于小腹部。③相握式：双臂略弯曲，双手四指相勾、轻握，置于中腹部。

（2）脚的变化：最常见的变化有4种，即"V"形脚、半"V"形脚、"丁"字形脚及平行脚。①"V"形脚：脚跟靠紧，两脚分开45°～60°。②半"V"形或小"丁字"脚：一脚的脚跟紧靠另一脚的内侧中点，两脚所成角度为45°～60°，双脚可交替变化，身体重心可放

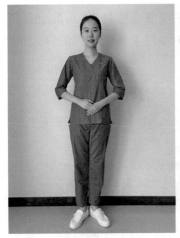
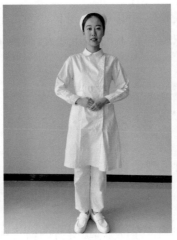
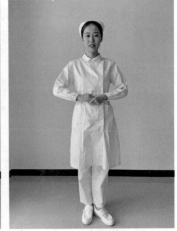

手部叠握式　　　　　　　　V形脚站姿　　　　　　　　小"丁字"形站姿

图3-10　女　士　站　姿

在前脚或后脚。③"丁"字形脚：将半"V"形脚的两脚角度改为 90°，即为"丁"字形脚，双脚可交替变化。④平行脚：双脚平行，脚跟脚尖全部紧靠。

3. 男士站姿

男士在站立时要注意显示男性阳刚、英武的气质。站立时，一般应两腿平行，双脚微分开，与肩同宽（间距最好不要超过一脚之宽）。全身正直，头部抬起，双眼平视，双肩稍向后展并放松。双臂自然下垂伸直，双手贴放于大腿两侧；也可双臂自然下垂，将右手握于左手腕部上方自然贴于腹部或背于身后贴于臀部（图 3-11）。

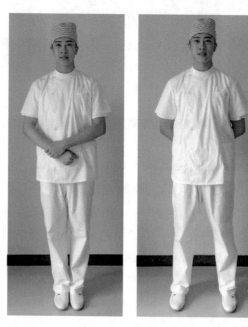

图 3-11 男 士 站 姿

如果站立太久，可以双腿轮流后退一步、身体的重心轮流放在一只脚上，但上身仍需挺直。脚不可伸得太远，双腿间距不可分开过大，变换不可过于频繁，膝部不可出现弯曲。

拓展阅读 3-16 站姿禁忌
拓展阅读 3-17 站姿训练

（二）坐姿

坐姿，即人就座后身体所呈现的姿势。它是一种静态的姿势，相对于站而言，是一种放松，但也不能过于随便。护士的坐姿要体现出护士的谦逊、稳重及诚恳的态度。

1. 就座要点

（1）入座：入座时要走到座椅左前方，距身后的椅子约半步距离，一脚后移，以腿部确认座椅的位置后再轻稳坐下。女士着裙装入座时，应先用双手抚平裙摆后再坐下，以显得端庄娴雅。男士落座时应稳健大方，切不可出现"提裤腿"动作。无论是移动座位，还是落座,调整坐姿时都要不慌不忙,悄无声息,以体现自己良好的教养。

(2)落座:不应坐满座位,一般只坐前2/3座椅,正确的坐姿为上身挺直,头部端正,双目平视,下颌微收,双肩平正放松;双手掌心向下,自然放于大腿上或椅子扶手上;双膝靠拢,男士可略分开,但不可超过肩宽;双腿正放、侧放或叠放;躯干与大腿、大腿与小腿之间均呈直角。

(3)离座时:当有其他人在座时,离开座位前应该用语言或动作向其示意,随后方可起身离座,不要突然起身以免惊扰他人;离座时应该从左边离开,起身离座时动作要轻缓,无声无息。避免出现起身离座动作过快、过猛而发出声音或将物品弄掉落。

2. 坐姿的变化及要求

坐姿的变化主要体现在手的位置和腿脚的姿势上,一般场合下可以在礼仪规范内适当调整坐姿。

(1)手的变化可分为两种。①分放式:双手放松,掌心向下,分别放于两侧大腿上。②叠握式:双手掌心向下,叠握置于一侧大腿上或两腿之上。

(2)腿脚的变化可分为4种。①基本式:上身与大腿、大腿与小腿、小腿与地面之间的角度均呈90°,双膝并拢,双脚呈平行式,基本坐姿如图3-12A、B所示。②后点式(前伸后屈式):双腿后收半步,两脚尖点地,或一脚尖点地一脚平放,双膝并拢,后点式坐姿如图3-12C所示。③侧点式:双腿向左或向右倾斜与地面呈65～70°,重量放于脚掌前部,双膝并拢。注意双腿在倾斜的时候,膝盖朝向患者,如将脚朝向他人,被视为不礼貌的姿势,侧点式坐姿如图3-12D所示。④前伸式:一脚前伸至脚尖不翘起,双脚呈半喇叭形或平行式,或双脚交叉放置,双膝并拢。

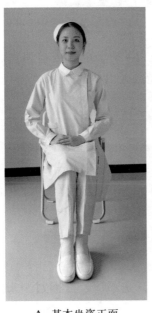 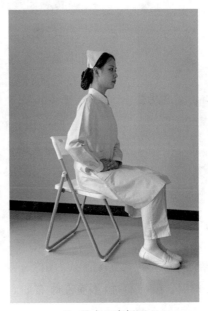

A. 基本坐姿正面　　　　　　　　　　　B. 基本坐姿侧面

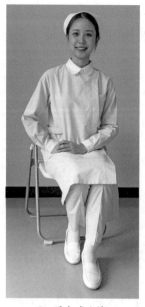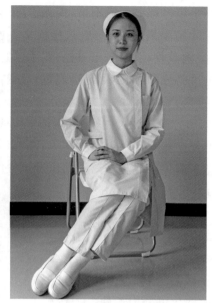

C. 后点式坐姿　　　　　　　　　　D. 侧点式坐姿

图 3-12　女 士 坐 姿

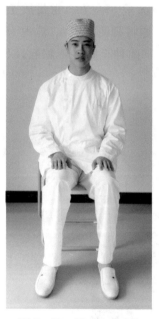

图 3-13　男 士 坐 姿

男士坐姿在各种坐姿的基础上,应更加强调潇洒大方,双膝双脚可适度分开,但不可超过肩宽为宜,男士坐姿如图3-13所示。

📖 拓展阅读 3-18　坐姿禁忌
　拓展阅读 3-19　坐姿训练

(三) 行姿

行姿属于动态之美,护士的行姿应协调、稳健、轻盈及自然。良好的行姿能给人以美的享受。

1. 基本行姿

行走时应以正确的站姿为基础,起步时身体前倾,重心在前;脚尖不要向内或向外(即外八字或内八字),同时还应保持步幅大小适中,男士步速以每分钟 100～110 步为宜,女士步速以每分钟 110～120 步为佳。行走时,脚步轻盈、具有节奏、行进无声、步韵优美。

📖 拓展阅读 3-20　行姿训练

2. 行姿禁忌

(1) 瞻前顾后:在行走时,不应左顾右盼,尤其是不应反复回过头来注视身后。另外还应避免身体过分摇晃。

(2) 八字步态:在行走时,若两脚脚尖向内侧伸构成内八字步,或向外侧伸构成外八字步,都很不雅观。

（3）声响过大：行走时应步态轻稳,如用力过猛,声响过大不仅会妨碍或惊吓他人,还会给人留下粗鲁、没教养的印象。

（4）体不正直：在行走时,应当避免颈部前伸、歪头斜肩、甩动手腕、扭腰摆臀、挺腹含胸等。

（四）蹲姿

蹲姿也是护理人员常用姿势的一种,如拾取地上的物品、为患者整理床头柜等都会用到。

1. 基本蹲姿

（1）高低式：下蹲时,双膝一高一低,左脚在前,右脚稍后。左脚完全着地,小腿基本垂直于地面,右脚跟提起;右膝低于左膝,内侧可靠于左小腿内侧,女士应靠紧两腿,男士则可适度分开;臀部向下,重心落于右腿上（图3-14A）。

（2）交叉式：交叉式的优点是造型优美典雅,适用于女性穿短裙时采用。下蹲时,右脚在前,左脚在后,右小腿垂直于地面,全脚着地;左膝由后下方伸向右侧,左脚跟提起。右脚在上,左脚在下,交叉重叠;上身略前倾,臀部朝下;两腿前后靠近,合力支撑身体（图3-14B）。

（3）半蹲式：属非正式蹲姿,多在行进中应急时采用。下蹲时身体半蹲半立,上身稍弯,臀部朝下,双膝略弯,上身及膝部角度均为钝角。两腿间距不可分开过大,重心落于一条腿上。

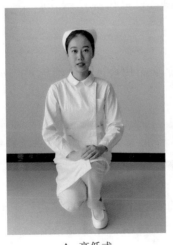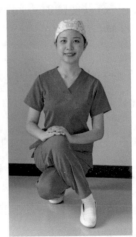

A. 高低式　　　　B. 交叉式

图3-14 基本蹲姿

2. 蹲姿禁忌

（1）面对他人下蹲,这样会使他人不便。

（2）背对他人下蹲,这样做对他人不够尊重。

（3）下蹲时双脚平行叉开，毫无遮掩，是极不雅观的举止，女性尤应避免。

（4）下蹲时低头、弯腰或弯上身、翘臀等，都应该避免，特别是女性穿短裙时，此种姿势非常不雅观。

📖 拓展阅读 3-21　蹲姿训练

（五）端治疗盘

治疗盘是护理工作中较常用的物品。护士在做一些护理操作时，往往需要端治疗盘前往病房。正确的端盘姿势配以轻盈稳健的步伐，以及得体的护士服和燕帽，会给患者带去一种精神安慰，从中体会到安全感。

1. 正确姿势

身体正直，上臂紧靠躯干，与前臂呈 90°；盘距躯干 5 厘米；双手端盘，拇指卡在盘的边缘，其余四指托住盘底；取放和行进中要注意平稳，治疗盘不触及护士服（图 3-15）。

2. 注意事项

（1）纠正不良体态：治疗盘紧靠身体或一手持盘，将盘的另一侧置于髂骨处。

（2）坚持礼让患者：在端盘行进过程中迎面遇到患者，应向侧方让开一步，请患者先行。

（3）注意动作轻稳：进出房门时可用肩部轻轻推开和关闭，不可用臀部、膝部或脚等身体其他部位将门顶开、踢开或关闭。端盘行进中要保持平衡，治疗盘不可倾斜。

（六）持病历夹

病历夹是把记录患者病情的病历本很好地保存并便于随时书写的夹子。每位入院患者都要建立病程记录，以便随时查阅、讨论。所以病历夹在临床上使用率很高，持病历夹的姿势一般有 3 种（图 3-16）。

1. 方式一

一手持夹，夹下端一角在髂嵴上方，夹平面与身体纵向约呈 45°，另一手臂自然垂于体侧。

2. 方式二

一手臂垂于体侧，另一手握住夹子的中部，放在前臂内侧，垂于体侧，行进时手臂自然摆动。

3. 方式三

一手臂自然垂于体侧，另一手握夹，前臂与上臂呈 90°，将夹置于侧胸。

（七）推治疗车

治疗车也是护理工作中最常见的物品。治疗车一般三面有护栏，无护栏的一面一般设有两个抽屉，用于存放备用物品。

1. 基本体态

无论推治疗车、平车或轮椅，护士推车时均应双手扶车把，身体正直，用力适度，动作协调（图 3-17）。

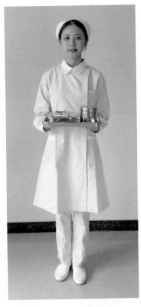
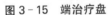

图 3 - 15　端治疗盘

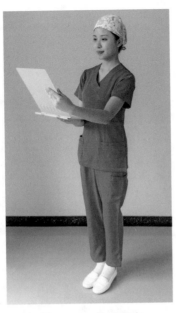

图 3 - 16　持病历夹

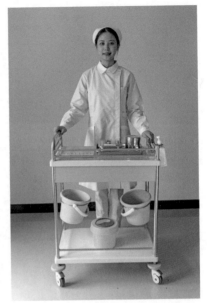

图 3 - 17　推治疗车

2. 注意事项

（1）注意动作轻缓：进出房间时，应先将车停稳，再打开房门，将车推入或推出，随后再轻轻将门关上，切不可用车撞门。

（2）纠正不良体态：身体过度前倾、耸肩；离车太近或太远；一手随意推着车或拉着车走。

（3）坚持礼让患者：如推治疗车在走廊上与对面患者相遇时，应将车推向一侧，请患者先行。

（八）传递物品

递物与接物是常用的一种动作，应当双手递物，双手接物，表现出恭敬尊重的态度。护士在工作中常会递接文件或物品，在递接过程中也应注意表现大方、体现素养。在递交文件时，应双手递交，让文件以正面示对方；递交剪刀等锐利物品时，尖锐一侧不应朝向对方；接物时也应双手接取，并点头示意。在递交物品过程中应面带微笑，并配合礼貌用语，不可一言不发。

　在线案例 3 - 1　修养是第一课

　实践活动方案 3 - 1　护理礼仪实训

　PPT 课件 3

　复习与思考 3

（俞科平，曹文婷，唐庆蓉）

第三篇

护士的文化修养

第四章 文化与多元文化

章前引言

　　随着医学模式的转变,以人的健康为中心的整体护理观已经成为现代护理发展的必然趋势。这种整体护理模式要求在对患者实施护理的过程中,综合考虑患者的生理、心理、社会、精神和文化等方面的因素。因此,护理人员只有掌握有关文化的内容以及文化与护理的关系,才能明确不同文化背景患者的需要,准确地理解患者的各种行为,提供适合患者文化背景的护理,以达到满足患者文化需求的目的。本章我们将走进充满魅力的文化世界,领略文化对护理的影响。

·学习目标·

　　(1) 解释文化的内涵及特征。

　　(2) 说出文化的结构和功能。

　　(3) 说明东方文化和西方文化的主要内容,并比较两者的异同点。

　　(4) 简述东西方文化与护理的关系。

　　(5) 概括护理文化建设的策略。

　　(6) 树立提升职业道德及文化修养的意识。

　　(7) 明确学习多元文化及理论对当代护理工作的重要意义。

　　(8) 能制订通过学习东西方文化提升自己多元文化护理能力的计划。

　　(9) 能初步运用多元文化与护理相关知识,为患者提供与文化背景相一致的护理服务。

思维导图

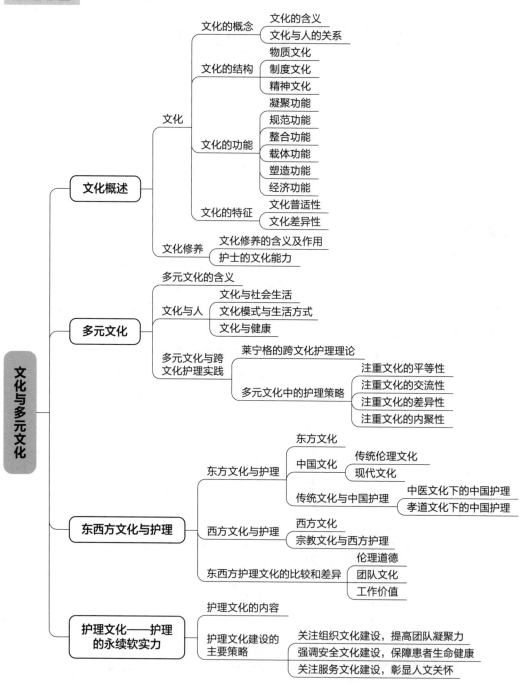

案例导入

有一位服装设计师,主要从事研究我国少数民族的刺绣工艺,宣传和弘扬少数民族的传统手艺和保护我国非物质文化遗产的工作。她曾多次前往少数民族地区寻找民间刺绣高手,并高薪聘请他们到上海工作。这次,她请来了一位西藏阿里地区手艺最好的阿姐。这位阿姐46岁,住在一个几乎与世隔绝的小村庄,从来没有离开过那个村庄,一点都听不懂汉语。来到上海后,她天天睡不着觉,第三天开始不断哭泣,不愿搭理任何人,第五天因高热被送来医院,以急性肺炎收治呼吸内科。

医生诊治后认为患者的健康问题应该与对新环境的文化适应不良有关,建议找一位与患者有同样文化背景的志愿者来协助,以便患者能尽快适应新环境。

问题:

(1) 什么是文化? 文化对健康有什么影响? 护士需具备哪些文化修养?

(2) 这位患者的责任护士应如何帮助和护理患者?

第一节 文 化 概 述

▶ 在线课程4-1 文化与多元文化(上)

一、文化

(一) 文化的概念

文化与人类文明息息相关。在人类历史上,人类用勤劳的双手和丰富多彩的智慧创造了许多不朽的文化。文化渗透于我们的生活,许多学科以文化为主要研究对象,但对文化却难以准确解释。

1. 文化的含义

"文"字在我国的甲骨文中已经存在,指道德、礼乐、典章制度。"化"即指变化、教化、感化。"文""化"连用即"以文教化",就是运用道德、礼乐教化人民。《辞海》(第七版)对文化所下的定义是"从广义来说,指人类社会的生存方式及建立在此基础上的价值体系,是人类在社会历史发展过程中所创造的物质财富和精神财富的总和。从狭义来说,是指人类的精神生产能力和精神创造成果,包括一切社会意识形式:自然科学、技术科学、社会意识形态。"

📖 拓展阅读4-1 "文化"的起源

2. 文化与人的关系

文化与人有着密切的联系。人是文化的载体,而不是文化本身,一切文化创造活动都是在人与自然的统一中展开的,并通过音乐、绘画、故事及雕塑等形式来表现。文化是人类创造的综合体,是人在改造世界的活动中本质力量扩展和实现的最终结果。

(二) 文化的结构

文化结构是指在文化系统中,各种文化要素根据一定规则构成的相对固定的关系。文化是一个内涵丰富、含义广泛的概念,可以从多个角度做出分析。对于文化的层次构成有不同的说法,最常见的是应用同心圆模型的"三层次论",即物质文化、制度文化和精神文化。

1. 物质文化

物质文化是文化系统的最外层,又称显性文化,体现了人们征服自然的能力和水平,反映了一个社会经济科技发展的状况和程度。物质文化最容易被人直观感受到,包括饮食文化、服饰文化及居住文化等。在护理工作中,护士的服饰、病房的布置均属于物质文化的范畴。

2. 制度文化

制度文化是文化在社会组织、组织制度和社会行为方面的体现,是一种人的文化。制度文化包括个人对社会事物固定化的参与方式、程序化的社会经济制度、政治法律制度、礼仪制度及婚姻制度等。各种护理规章制度及条例规范就是护理行业制度文化的表现。

3. 精神文化

精神文化是文化的精髓与核心,是广义文化的本质和灵魂,包括民族性格、思想道德、价值观念、审美情趣、思维方式及宗教情绪等。精神文化是长时期历史积累的结果,因此属于文化系统的最内层,最不容易遭到社会环境的影响。护士的精神文化表现在"以人为本""整体护理""创新发展"的护理理念、"爱业、勤业、敬业、慎独"的工作精神及对多元文化的包容等方面。

> 拓展阅读 4-2 文化层次同心圆模型
> 拓展阅读 4-3 文化的空间结构

(三) 文化的功能

文化功能也称文化价值,指文化对个人、团体和社会等不同层面所起的作用。

1. 凝聚功能

文化具有凝聚力。每个民族都是一个共同的文化体系,长期历史积淀下来的对民族文化的价值认同感把人们紧紧联系在一起,形成一种社会文化环境。例如,中华文化深深植根于所有华人的血液中,中华儿女无论走到哪里都不会忘记自己是炎黄子孙、龙的传人;"中国梦"的提出凝聚了几代中国人的夙愿,可以充分运用社会主义先进文化建设加快民族文化复兴的进程。

2. 规范功能

文化中的制度文化、行为文化本身就具有规范性。文化的价值观提供了人们辨别是非的标准，规范着人们的思想行为，使人类社会在一定秩序中发展。有了文化，人们便有了行为标准，使人们相互间的行为功能协调和相互配合。另外，规范通过文化的传承，使之内化为个人的行为准则，进而将社会成员的行为纳入一定的轨道和模式，以维持一定的社会秩序。护理的组织文化就对护士的行为起到规范作用。

3. 整合功能

（1）价值整合：它是文化整合功能中最基本、最重要的一种功能。文化实质上就是一种价值观，任何社会中人们在价值观念上都会有差异，但经过统一的文化熏陶后，必然会在社会生活的基本方面形成大体一致的观念。

（2）结构整合：社会是一个多元结构的系统，社会的异质性越强，分化的程度就越高；多元结构越复杂，功能整合的作用就越重要。

4. 载体功能

随着"互联网＋"时代的到来，人类交际方式不断丰富，文化作为载体对人类的发展起着越来越重要的作用。如护士通过各种流媒体学习掌握救死扶伤的护理技能，也可以向社会输出弘扬护理的精神。

5. 塑造功能

刚出生的婴儿并不是完整意义上的人，必须通过文化教育及文化熏陶才能成为真正的人。人们对文学及艺术作品的创造和欣赏，可以丰富自己的内涵，培养自己的情操，提升自身的人文素养。

6. 经济功能

文化可以创造财富。在市场经济条件下，文化的经济功能越来越突出。作曲家的钢琴曲、文学家的文艺作品、画家的绘画作品，是文化所表现出的直观的经济功能。另外，文化可作为一种软实力渗透到市场竞争过程中体现其价值。如医院文化建设有助于医院树立良好的形象，带来社会效益和经济效益。

📖 拓展阅读4-4 文化的其他功能

（四）文化的特征

文化的特征包括超自然性、社会性、时间性、空间性、民族性、阶级性、共同性、时代性、继承性及融合性等。本节从文化的普适性和差异性两方面探讨文化的特征。

1. 文化普适性（cultural universal）

文化普适性即人类在不同社会里共享的一些类似或共同文化特质的现象。作为文化创造者及承受者的人类，无论人们的地域、习俗和民族有多大的差异，都无法掩盖人在制造工具、劳动及运用符号等需求上的一致性。

东西方在很早以来都有慈善文化，如儒家的仁爱、佛家的慈悲、基督教的博爱。尽管它们各自在表述和形式上有所不同，但意义和道理是相近的。关于科学技术，无论是中国古代的四大发明,还是工业革命,都是人类追求创新的结果。对于健康和疾病的看法,尽管各民族有一些差异,但健康以及长寿是人类共同的期盼。护士所做的健康维护的工作,是各民族、各地区民众都需要的。

2. 文化差异性(cultural difference)

文化差异性源于人类生存的自然环境、社会环境等的不同。文化是靠社会群体积累传承和推广的,存在于社会群体中的每个人的文化素养受其所处社会环境的影响而有所差异,从而形成不同的文化。

文化差异性的表现丰富多彩。不同文化背景的人在价值观、审美观、健康观及生活方式等方面均有所差异,如"橘生淮南为橘,生在淮北为枳""一方水土养一方人"。人的文化背景也要适应特定的环境条件,包括自然条件和社会条件。因此,不同民族、不同地域民众的生活方式、习俗、语言、思维方式以及作为那个群体特有的宗教、礼仪、制度及艺术风格等,是文化差异的一种集中体现。

任何文化体系都有发生、发展、成熟及衰亡的过程。时代的变迁会使文化在量上形成累积和延续,在质上表现出变异与区分,这些也就产生了不同时代的文化。就护理文化而言,在其演变过程中,护士从早期的母亲、修女等角色,演绎到现代的运用科学技术维护民众健康的多元角色;护理工作也从以前的"以疾病为中心"的护理转变为"以患者为中心"的整体护理。

文化的普适性和差异性之间有着密切的联系,同中有异,异中有同。关于护理工作,世界上的人都希望护士帮助他们维护健康,但由于他们的文化背景不同,希望获得的维护健康的方式也会有所不同,这就是文化的普适性和差异性带给护理工作者的难题和挑战。在护理工作中,护士需要充分理解服务对象文化的普适性,同时考虑到差异性,才能做好个性化的护理服务。

拓展阅读4-5 文化学

二、文化修养

文化的沉淀影响人的素质,文化的取向左右着医学的精神。新时期护理人员必须具备良好的文化修养才能与"白衣天使"的称号相称。

(一)文化修养的含义及作用

1. 文化修养的含义

文化修养是指掌握科学知识和人文知识,崇尚科学、反对迷信和伪科学,对人文文化、科技文化中的部分学科有了解、研究、分析、掌握的技能,可以独立思考、剖析,总结并得出自己的世界观、价值观的一种素养。文化修养是通过参与文化活动、接受文化知识教育以及对社会生活的体验而逐步培养出来的。

2. 护士文化修养的作用

(1)有助于塑造完美的护士群体形象。作为"白衣天使",护士提供的不仅是优质的专业服务,还要内外兼修,不断提升文化修养才能让护士更有爱心、责任心,给患者更全面的照护。

（2）有助于营造和谐的护理人文环境。通过真、善、美的培养,树立修身意识、学习意识、创新意识,提升护理内涵,改善护患关系。

📖 拓展阅读4-6 文化的区分

（二）文化能力

1. 文化能力的含义

文化能力（cultural competence）也称文化理解力、文化敏感性、跨文化效能和多文化性。1989年,美国学者首先对文化能力进行界定。即文化能力是指在多元文化环境中使系统、部门、职业能有效工作的一系列行为、态度、策略。了解文化能力有助于我们理解文化修养的内涵。

2. 护士的文化能力

护士的文化能力指护士在护理工作中显示出的对其服务对象的文化根源所具有的洞悉及理解能力,是护士人文修养的重要组成部分。护士的文化能力主要包括文化自觉、文化知识、文化敏锐度及文化技巧。文化自觉是指护士能深入地自我检视个人和专业的文化背景。文化知识是指护士能寻求、取得关于不同文化及族群的知识。文化敏锐度指护士能欣赏与尊重护理服务对象的信念及价值观,重视他们的文化,理解他们因文化不同而表现出的不同行为。文化技巧则是护士执行文化评估,顺利与服务对象进行沟通,抛弃个人偏见,为服务对象采取适合其文化背景的照护措施。这些文化能力是一种可持续性发展的能力。

第二节 多 元 文 化

随着全球一体化进程的进一步加快,世界人口流动日趋频繁,文化的更新转型也日益加快,各种文化的发展均面临着不同的机遇和挑战。在现代复杂的社会结构下,必然需要各种不同的文化服务于社会的发展。这些文化服务于社会的发展,也造就了文化的多元化。

一、多元文化的含义

多元文化（multiculturalism）指在一个区域、地域、社会、群体和阶层等特定的系统中,同时存在具有独立文化特征而又相互联系的多种文化。

文化的多元性不是现代社会才有的,古代中国、希腊和罗马均存在由于文化的多元性而导致的各种社会矛盾和冲突。对一个多民族国家而言,在其国家范围内如何处理各民族的多元文化与国家统一之间的关系,一直是亟待解决的重要课题。

🔲 拓展阅读 4-7　多元文化主义、文化中心主义与文化相对性
　拓展阅读 4-8　文化交流

二、文化与人

（一）文化与社会生活

文化是人类社会特有的现象，会对社会生活产生重要影响。这种影响可以表现为文化成为社会生活的中介和导向，它教会人们用怎样的方式生活，用怎样的标准评价自己的生活。文化作为一种精神力量，对社会生活的影响无处不在，除了影响个人对工作、生活的选择之外，也会影响到群体的政治、经济、教育等制度的建立，从而影响民众的生活。如中国的高考制度，对孩子的学习及业余生活有着重要的导向作用。

（二）文化模式与生活方式

1. 文化模式（cultaral model）

文化模式是一个社会所有文化内容组合在一起的特殊形式和结构。美国人类学家C.威斯勒尔认为：普遍的文化模式包括符号、物质特质、艺术、科学、习俗、家庭制度、财产占有方式与交易方式、政府及战争九个方面。

2. 生活方式（life style）

生活方式是指人们在一定条件下生活的样式和方法，是生活活动全部特征的总和。包括人们的衣、食、住、行及社会交往等物质生活，也包括价值观、生命观及道德观等精神生活以及相关的内容；可以以个人的行为方式表现，也可以以社会、民族、家庭的方式表现。如中国人春节时阖家团聚是中华民族的一种生活方式。

生活方式包括了社会关系模式、消费模式、娱乐模式和穿着模式等。

🔲 拓展阅读 4-9　生活方式

3. 文化模式与生活方式的关系

文化模式与生活方式相互影响、相互制约。

（1）文化模式在形成过程中受生活方式的影响。以农业为主的人群最大的财产是土地，即使国家有难，也不会弃家而逃，生活更加稳定；海洋国家的人有较多机会见到风俗不同、语言不同的其他民族的人，鼓励新奇、喜欢创新；草原民族依赖采集-狩猎-游牧的物质生产方式、自然-神灵崇拜和伦理-英雄崇拜的精神生活方式，孕育了崇尚自然、践行开放、恪守信义的草原文化核心理念。

（2）文化模式影响人们生活方式的选择。生活方式是一定社会历史条件的产物，其形成和发展受客观的社会因素以及人主观因素的影响，其中作为重要精神活动的文化模式对人的生活方式产生着重要的影响。中国的"孝文化"深刻地影响着人们的养老方式；而美国的多民族文化融合的"熔炉文化"，也使美国人民更为奔放、包容。

🔲 拓展阅读 4-10　文化模式对人们生活方式选择的影响

（三）文化与健康

文化与健康之间关系极为密切。文化不只影响人们的健康观念，也会影响人们追求健康的行为。

1. 文化对健康概念的影响

健康是一种生命状态，同时也是一种社会文化观念。健康的概念随着时代的进步而发生改变。在古代中国，健康是阴阳平衡的结果。在中世纪的欧洲，健康是对上帝忠诚的报答。到了近代，人体被看作是一部机器，健康就是机器零件完整及运行正常。1989 年，联合国世界卫生组织（World Health Organization，WHO）对健康作了新的定义，即"健康不仅是没有疾病，而且包括躯体健康、心理健康、社会适应良好和道德健康"。这个概念对传统的"无病、无残、无伤、长寿就是健康"观念形成冲击，体现了人类社会对健康更高的追求。当今，科学技术发展带来的健康问题也越来越受到人们的关注，网络成瘾、空调病、汽车代步对人健康的损害成为新的健康问题。

2. 文化对疾病问题的影响

多元文化的存在与多种疾病问题有关。

（1）文化对发病原因的影响。文化中的价值观、习俗及生活方式会直接或间接地影响某些疾病的发生。如喜欢豪饮的俄罗斯人因酒精所导致的疾病发生率较高；在非洲等公共卫生及卫生习惯不佳的地区传染病的发生率高。

（2）文化对疾病表现的影响。日本含蓄的文化造就了人们的忍耐精神，他们对于疼痛等临床表现更多采取隐忍的策略；中国有"男儿有泪不轻弹"的说法。比起女性而言，男性对于疾病表现得更加不敏感、不在乎，从而贻误病情。

3. 文化对健康行为的影响

文化会影响民众对待健康问题的态度以及处理的方法，从而影响他们的健康状况。

（1）文化影响民众的就医决策。在古代中国，人们会通过佩玉来养生防病，倒放扫帚的方式"驱鬼"，或相信"念经"和求神拜佛可以治疗疾病。耶和华见证人的信仰教导是禁止使用、保存血，即使在紧急状况下也不应通过输血延续生命。又如，相对于欧美人，主动进行牙齿保健的中国人仅为少数。这些都体现文化对民众就医决策的影响。

（2）文化影响民众对治疗手段的选择。在中国，由于中医文化的博大精深，对民众有重要的影响力，许多人在患病时会选择中医治疗，特别是在养生保健方面中医学深得民众信任。但在西方社会，民众很少选择中医治疗手段。风湿性心脏瓣膜病患者需换瓣膜时，看重未来、注重生活质量的西方人会选择尽早换瓣膜，而在中国则会先选择保守治疗。

（3）文化影响民众对医疗保密措施的选择。在美国，非常强调患者的知情权，所以会将包括癌症在内的病情如实告诉患者，使患者充分计划自己的人生；而中国则比较强调保护医疗制度，以免患者因经不住打击而精神崩溃。

（4）文化影响人们的健康行为。文化会影响人们采取有益或者有害于健康的行为。美国西部犹他州摩门教的教义禁止喝酒，这种文化对摩门教徒的健康是有益的。

中国古代以三寸金莲为美,非洲摩尔西族的女性把下嘴唇拉长透空,并用陶土唇盘扩大唇部,以唇部畸形为美。这些文化习俗使许多女性成为残疾,损害了广大妇女的健康。

(5)文化影响民众获取健康的方式。在中国传统医药文化的影响下,人们会通过家庭疗法、民间疗法等获取健康,如民间用硬币"刮痧"解风寒、橘皮化积食、打太极拳等方式来维护自己的健康。而美国却盛行以跑步来锻炼身体,他们认为这是一种生活方式,代表了对人生的态度。

三、多元文化与跨文化护理实践

文化背景与人的健康维护之间关系如此密切,护士在护理实践中需要重视对服务对象文化背景的评估,才能对服务对象实施有效的护理。

(一)莱宁格的跨文化护理理论

跨文化护理以一个全新的护理研究和实践出现在 20 世纪 60 年代,又称多元文化护理理论,由马德兰·莱宁格(Madeleine Leininger)博士提出。莱宁格认为护士在照顾来自不同文化的患者时,应深入了解护理服务对象的文化背景,充分重视影响健康的文化因素,努力提供与文化相一致的关怀与照顾。

跨文化护理理论由跨文化模式框架组成,这种模式称为日升模式,包括四个层次:世界观、文化和社会结构层,服务对象层,健康系统层,文化照顾决策和实施层。

这一理论主张运用定性或定量研究的方法寻求不同文化间的差异性和共性,从患者的信仰、价值观和实践出发进行护理实践,尊重患者的文化、亚文化,帮助他们维持或恢复健康,从文化层面面对残疾或死亡。这对护士的文化素养提出了较高的要求,若没有广博的文化学知识,很难让护理服务对象感受到有效的人文关怀。

(二)多元文化中的护理策略

1. 注重文化的平等性

多元文化观点认为,社会是由不同民族、不同群体组成的,社会成分的多元化决定了文化的多元化。各种文化都有其独特的价值,并无优劣贵贱之分,因而各种文化都有平等的生存权和发展权。护士在面对其服务对象的时候,需认同他们不同的文化背景,理解他们不同方式的求医行为及对疾病的态度。

2. 注重文化的交流性

文化交流是多元文化形成的必要条件和存在基础。护士与护理服务对象之间同样存在文化交流问题,不是所有的民众都受过良好的医学教育,他们关于健康维护的看法与护士常常会存在文化冲突,耐心了解护理服务对象的文化,与他们进行有效的沟通才符合多元文化的观念。

3. 注重文化的差异性

文化的差异性要求护士根据服务对象的文化特征运用丰富的手段,有针对性地提供护理服务。

4. 注重文化的内聚性

多元文化最本质的目的不是要突出某一种文化,而是提供处理两种以上文化间相互关系的态度和方法。即多元文化不是为了让不同的文化间发生冲突,而是为了不同文化的相互理解及宽容,从而使拥有不同文化背景的人们在保持自我的同时可以和谐相处。护士的工作就是处理护理文化与其他文化的融合,将对护理服务对象有益的文化观念传递给他们,使他们的健康得到维护,并把这些观念变成他们新的文化体系的一部分,完成文化的内聚。

第三节　东西方文化与护理

▶ 在线课程4-2　文化与多元文化(下)

东方文化与西方文化最初是从地理位置上进行区分。在历史上处于不同地理位置的国家,其所指称的东方是不同的。近代以来,东方文化是指欧洲以东地区(主要是亚洲)的文化,而西方文化指的是西欧、北美等地区的文化。护理学是一门以人为中心,研究自然、社会、文化教育等多种因素对人的健康影响的学科,与文化密切相关。由于中西方文化背景有所差异,中西方护理也存在较为鲜明的差异,护士应当了解因东西方文化的不同而产生的护理文化的差异,从而更好地为不同文化背景的患者提供与其文化相匹配的护理措施。

一、东方文化与护理

(一) 东方文化

东方文化是指欧洲以东的地区(主要是亚洲),如中国、日本、朝鲜、印度,以及东南亚、阿拉伯等国家和地区的文化。它是以社会伦理为核心,建立在亚细亚生产方式经济基础上的文化。中国文化是东方文化的代表,传统的中国文化崇尚天人合一,认为人和自然是统一的,提倡自在的生活方式。中国文化以儒家思想为代表,追求伦理,重视经验和血缘,对地处东方的国家和地区的文化均产生了深远的影响。

(二) 中国文化

中国文化是中华民族通过生产实践逐渐积累而形成的文化形态,其核心本质是伦理文化。

1. 传统伦理文化

(1) 崇尚和谐。中国是一个崇尚和谐的多民族国家,对于"天人合一"的精神追求形成了中国人的和谐观念。中国第一次民族融合出现在春秋时期的"华夷之辨"。孔子也提出了以文化的先进和落后来区分华夷,引申出华夷转化的观念,为构建和谐社会奠定了一定的基础。

（2）以人为本。中国的文化是以人为本位，关注人的生存和发展。中国的文化不是靠一个外在的神或造物主，而是靠道德的自觉和自律，强调人的主体性、独立性和能动性。

（3）敬祖孝亲。在中国传统文化中，血缘宗法制度十分重要，形成了长幼有序、尊老爱幼的民族品格。在中国人的观念中，血缘代表的是一个家族、一种特权，中国人最不能割舍的就是家庭，几代人因为血缘关系被紧密地联系在一起。儒家思想中的"孝道思想"是中国传统文化中的重要部分。"百善孝为先"，自汉代以来，儒家的"尊老、养老、爱老"的伦理观念牢固地扎根于家庭和社会中。

（4）保守封闭。中国幅员辽阔，从事的小规模农业经济让中国人日常生活大多处于独立、自给自足的状态。中国人自古以来很重视自身经验和外界经验的区分，人们对于自身经验以外的世界充满了担心和害怕，逐渐形成了中国文化中的保守性。

2. 现代文化

中国的传统文化自鸦片战争开始发生了转型。近代中国的社会变迁和文化转型是在西方外来因素的刺激和作用下启动的，"西学东渐"对近代中国的社会变迁和文化转型的影响很大。20世纪70年代以后，经过改革开放，中国的传统文化进入了向现代文化全面转型的时期，中国传统文化中的皇权思想、家族意识、封闭心理慢慢减弱，取而代之的是商品意识、民主思想、科学精神和自由精神。进入21世纪，出现了文化多样化并存与互相制衡的情景。因此，建立技术理性、人文精神及和谐发展的文化模式，将是中国特色文化建设的基本趋势。

📖 拓展阅读 4-11 西学东渐

（三）传统文化与中国护理

中国护理的发展源于中医文化，而传统文化中的"孝道思想"也影响到中国的护理人文思想。

1. 中医文化下的中国护理

中医学曾经提出过中医护理模式，主要是指在中医学的理论指导下，通过对疾病的预防，患者的保健、保养，以及患者治疗后身体恢复方面进行护理干预。中医护理模式主要操作方法有针灸、拔罐、推拿、饮食调护以及情志护理等。整体护理的理念最早起源于中国。在古代，中医就提出运用整体思考的角度对护理方式进行辨证实施，中医学将人体器官划分为五个主要部分，即心、肝、脾、肺、肾，通过全身的主要器官进行联系并形成有机的整体。同时，情志护理与现代护理中的心理护理相似。虽然中医护理发展历史久远，但是发展速度缓慢，没有形成独立的、完整的理论体系。通过比较西方的整体护理理念，发现两者的共同点是整体观思想。此外，中医学提出治未病、未病先防、既病防变的观点与现代护理中的定期健康教育以预防疾病的观点不谋而合。因此，护理人员可以基于中医文化的视角进行护理创新研究，从而提高我国的护理水平，为患者带来更有针对性的护理。

拓展阅读4-12 中医文化

2. 孝道文化下的中国护理

中国传统文化深受儒家思想的影响,儒家伦理思想基本观念是"仁"。孔子曾说过"仁者,爱人"。儒家"仁者爱人"的思想是以家庭为本位和孝悌为基础的,表现为"亲亲"和"敬长"。首先,要爱亲,就是孝顺双亲。"孝悌也者,其为仁之本与。"其次,是爱君,就是爱国家的君主。"爱之,能勿劳乎?忠焉,能勿诲乎?"第三,要爱众,是指爱国君身边的士大夫。第四,要爱民,指要爱老百姓。这种有差别的仁爱具体表现为亲情之爱,拓展为推己及人,即把对亲人的爱扩展到了对一般人的爱。我们常说"医者仁心",也就是说护理工作者在日常的护理工作中需秉持仁爱之心,这与中国传统文化中的孝道文化不谋而合。因此,护士在护理工作中应当突出中国孝道文化中的仁爱,不仅爱自己的家人和朋友,对待患者也应推己及人,站在患者的角度思考问题,方能更好地理解患者和家属。

二、西方文化与护理

(一)西方文化

西方文化指的是西欧、北美等地区的文化。它作为文化形态的一种范例,本质上是一种理性文化,强调理性思维、科学方法和逻辑推理与分析。西方文化有两个重要的来源,一是古希腊文化精神,另一个是希伯来文化精神和罗马文化精神。以理性精神为主要特征的西方文化,特别强调和注重理性的主导地位和对情感的控制。文艺复兴以后,人日益被理解为自由、平等的个体,人的主体地位展现出来。而理性精神在社会中表现为民主精神,西方社会认为每个人都是独立的个体,每个人都有追求自由的权利。

(二)宗教文化与西方护理

西方的护理工作最早始于宗教医院,由修道院修女担任,宗教的博爱奉献思想提升以人为本的护理质量,宗教之间的斗争推动了护理学的发展。护理最初是人的天性使然。随着基督教的产生,"提供生活照顾、奉献爱心"一度被认为是护理的全部,认为参加照护活动可以赎罪,这是与宗教神学精神密切相关的。

基督教是西方人心目中绝对和永恒的精神向导,西方护理也受到基督教精神的影响。基督教把博爱作为基本道德原则,基督教伦理也被称为爱的伦理。博爱就是最广泛地尽可能地去爱一切人和一切生命,博爱思想就是博爱众生,人无差别等;敬重他人,关爱他人,诚实守信,宽以待人,严以律己。南丁格尔是一名虔诚的基督教徒,早年经历过深刻的宗教体验,立志献身于护理的最初目的就是普遍的人道主义博爱思想。因此,南丁格尔的护理人文思想与基督教教义有着千丝万缕的联系。南丁格尔认为:"护理是单纯的,不为更高的薪水,不沦为一种商业上的交易,在工作上爱人如己,服侍上帝和服侍别人。"在西方护理文化中,护理人员职业心态的最高境界是"宗教的动机",工作是"为着上帝""自己所做的事与上帝同工",这也是人们称护士为"白衣天使"的原因。

三、东西方护理文化的比较和差异

（一）伦理道德

在护理伦理道德上，东西方的差异主要体现在价值观的差异。中国传统文化更注重家庭，强调和谐，认为决定权在家庭或者单位。而西方的生命伦理学建立在个人主义原则上，强调个人权利，主张生命的支配权在本人。因此，在患者的隐私保护和知情权上，中国的护理人员一般不主动告知患者病情，而是告知家属或者单位，但是西方国家主张告知患者实情。

（二）团队文化

中国的传统文化重视主体意识，因此护理团队文化体现出重视平均，轻个性的特征，形成了较好的人际关系和团队协作精神。而西方文化崇尚个人主义价值观，讲究科学和民主，形成了鼓励个人积极进取，勇于竞争的护理团队文化。

（三）工作价值

中国传统孝道文化中的重要元素是"侍疾"，认为护理即照顾，是一种家庭责任，应由子女来做。到近代中国，人们认为看护患者的工作，尤其是涉及照顾患者的工作应由同性别或地位低的人来做。在现代中国，护士由于工作任务重，福利待遇较低等原因，仍不能完全得到社会充分的肯定和理解，因此工作价值感较低。而西方护士对护理工作有较高的认可度，工作价值感处于较高水平，这与西方护理工作与宗教信仰的紧密联系有一定的关系。

第四节　护理文化——护理的永续软实力

护理文化是指护理管理人员以文化为载体，使护理组织形成共同的职业价值观、基本信念、行为准则。护理文化的建设可以提高护士积极性、主动性及创造性，让护士获得更高的职业价值感。

一、护理文化的内容

1. 护理宗旨

护理宗旨是组织认定的，在护理活动中应遵守的基本原则和共同的信念与追求；也是护理组织的目标和基本信念，如"减轻和消除痛苦，维护和增进健康"。

2. 护理理念

理念是组织全体成员在长期的实践活动中形成、内化并通过行动表现出来的共同信仰的一种价值体系，如"以患者为中心"。护理理念是护理宗旨的反映。护理宗旨可能内化为全体成员的意志，也可能没有成为全体成员的意志；而护理理念一定是全体成员内化了的价值体系。因此,两者既有联系也有区别。

3. 护理道德

护理道德指护理人员应当遵守的职业道德。护理工作直接关系到人的生命和健康。因此,对护理人员有很高的道德要求。如"忠于职守,尽职尽责""全心全意为患者服务"等都是护理职业道德的基本准则。

4 护理制度

护理制度是护理人员从事护理工作中应当遵守的管理制度和管理程序,以及正式或非正式形式的标准及程序。它是护理工作者在长期的工作实践中总结出来的,是处理各项护理工作的标准,也是评价护理工作的依据。

5. 护理作风

护理作风是护理人员在达成组织目标时表现出来的行为方式的个性特征,是这一组织区别于其他组织最突出的方面。护理人员在工作中的言谈举止往往能使患者及家属感受到护理工作的独特风尚,如认真负责、勤奋踏实、患者至上、严谨细致等。

6. 护理形象

护理形象指公众对护理人员的感知印象。护理形象首先来源于护理工作者的个人形象,良好的个人形象才会形成良好的护理组织形象。每一个护理人员都应在护理实践中,自觉规范自己的言谈举止,加强自身修养,展现良好的护理形象。

📖 拓展阅读 4-13　护理文化建设的重要性

二、护理文化建设的主要策略

护理文化建设涉及范围较广、内容较多,护理管理者在开展护理文化建设的过程中要及时关注护士的文化价值观倾向,并适时调整护士不正确的价值观,通过引导、教育和组织学习,不断提升护士对于科室护理文化的理解、认同和实践,以下有关护理文化建设的策略可供参考。

(一)关注组织文化建设,提高团队凝聚力

1. 弘扬"集体主义"

具有"集体主义"文化价值观的护士在日常护理工作中发现问题会主动提出建设性建议,这将减少不安全事件的发生。有的护理人员担心提出质疑是对他人的冒犯,进而在发现问题时选择保持沉默。护理管理者应更好地发挥护士的集体主义观念,经常与护士沟通交流,消除他们的顾虑,让他们明白作为集体的一分子,应当具有整体观、大局观;在日常工作中互相帮助,发现问题要及时指出。

2. 推崇"长期导向"

中国是一个推崇"长期导向"的国家,人们做事秉持坚忍不拔、持之以恒的态度,看重长期效果。然而,护士由于工作劳动强度高、翻班压力大,很多人在成家后由于无法兼顾工作和家庭,选择离职,这是护理人才队伍的损失,极不利于我国护理事业的发展。

因此,护理管理者应当关注护士的职业发展规划,鼓励护士进修深造、提升学历,根据自身特点往管理、教学、科研、专科护理等不同方向发展,成长为护理专家,这样既有利于护士实现自我价值,又对护理学科的可持续发展起到至关重要的作用。

情景与思考4-1　文化与护理

(二)强调安全文化建设,保障患者生命健康

患者安全直接关乎人民群众的生命健康,是医疗质量管理的底线和核心内容。国家卫生健康委员会于2018年4月发布了《关于进一步加强患者安全管理工作的通知》,指出保障患者安全,减少可避免的伤害是健康服务的基本要求。因此,安全文化建设是护理文化建设的重要方面。

1. 倡导"团队合作"

随着新知识、新技术层出不穷,医疗安全取决于医务人员的团队合作表现而非个人已是不争的事实。国内外的相关研究显示,医疗不良事件中60%以上是因医务人员团队合作不良导致。因此,高效医疗团队合作在保障患者安全中扮演着非常重要的角色。

2. 强调"慎独精神"

"慎独"是中国传统儒家思想的重要术语,也是自我修养的重要手段。"慎独"在《辞海》中的定义是:"在独处无人注意时,自己的行为也要谨慎不苟"。护理行为多数是在无人监督的情况下进行,护士能否认真负责、一丝不苟地为患者的健康服务,在很大程度上是靠自己的信念。因此,"慎独"成为加强护士安全文化建设的关键内容之一。

拓展阅读4-14　管理者与患者安全文化
拓展阅读4-15　疫情期间远程医疗与患者安全

(三)关注服务文化建设,彰显人文关怀

护理工作的服务对象是"人"。因此,加强具有"人文情怀"的服务文化建设,为老百姓提供满意的护理服务是护理人员必须要关注的重点。

1. 提倡"柔性文化"

护理人员在为患者服务的过程中,除了要提供高质量的护理技能,更要主动建立和维护良好的护患关系。中国文化历来在人际关系处理上就追求"和为贵",但如何在与不同文化背景的患者打交道的过程中维系"和谐护患关系"则不是一件容易的事情。"柔性文化"强调人应当通过自我调整来适应外界变化,"和而不同,美美与共",护理人员应当在实际工作中具有同理心和包容心,灵活机动地处理好各种关系。另外,护理团队以女性为主,应当充分发挥女性天生的"温柔周到""体贴细致"等柔性特质,"以柔克刚""变通平衡",体现护理服务的温度。

2. 鼓励"服务创新文化"

随着时代的发展,护理服务的内涵也在不断变化。在全媒体时代,护理服务的形式不仅仅是面对面,还可以通过不同的载体包括电话、微信、邮件等方式展开;服务的内容还有疾病教育、随访跟踪、健康咨询、个案管理等方面,力求满足不同患者的多元化健康

服务需求,同时扩大护理服务的影响力和作用效果,这对于保障老百姓的身体健康具有非常重要的作用。

习近平总书记在中国共产党第十九次全国代表大会上的报告中提出：要坚定文化自信,推动社会主义文化繁荣兴盛;没有高度的文化自信,没有文化的繁荣兴盛,就没有中华民族伟大复兴。护理文化是护理学科发展的精神力量,可以传承,并随着时代的要求不断发展。护理文化建设源于护士,护士既是文化建设的受益者,更是推进护理文化发展的动力源泉。护理管理者要尊重护士在护理文化建设中的创新精神,充分发挥护士在护理文化建设中的主体作用。因此,护理文化建设是新时代护理管理的重要内涵,也是我国护理学科得以健康发展的永续软实力。

◎ PPT 课件 4

◎ 复习与思考 4

（彭幼清,王文静,俞海萍,高川）

第五章 多元文化护理

章前引言

随着经济的全球化发展,世界人口流动加速,文化交流日益频繁,很多国家和地区形成了多元文化格局。跨文化就医现象已经相当普遍,如何应对及为患者提供多元文化护理服务已成为全球护理界的焦点问题。然而由于文化的多元性和差异性,导致人际沟通中产生"文化休克"等不利于患者照护和康复的现象频频发生。因此,在护理实践工作中如何科学有效地为患者提供多元文化护理也是护理管理者、教育者和科研人员需要不断探索的新领域。

学习目标

(1) 说出多元文化护理、文化休克的概念。

(2) 简述多元文化护理的内涵、特征及对护士的素质要求。

(3) 分析文化休克产生的原因、分期及常见的症状。

(4) 归纳应对患者文化休克的策略。

(5) 说出多元文化护理理论的相关概念。

(6) 阐述多元文化护理理论的框架结构和在护理程序中的应用。

(7) 明确提高多元文化护理照护能力的重要意义。

(8) 具备多元文化护理意识,能在护理工作中自觉关注患者的文化背景。

(9) 能正确评估患者的文化背景及运用相关护理措施,帮助患者应对文化休克。

(10) 能初步运用多元文化护理理论为不同文化背景的患者实施护理。

思维导图

多元文化护理

- 多元文化护理概述
  - 多元文化护理的定义
  - 多元文化护理的特征
    - 护理学科理论体系的多元化
    - 护理职能的多元化
    - 护理对象的多元化
    - 护理方法的多样性
  - 多元文化护理对现代护理的影响
  - 多元文化护理遵循的基本原则
    - 综合性原则
    - 教育原则
    - 调动原则
    - 疏导原则
    - 整体原则
  - 多元文化护理对护士素质的要求

- 文化休克
  - 文化休克的概念
  - 文化休克产生的原因
    - 沟通交流
    - 日常活动差异
    - 孤独
    - 风俗习惯
    - 态度和信仰
  - 文化休克的分期
    - 兴奋期（蜜月阶段）
    - 清醒期（沮丧阶段）
    - 转变期（恢复调整阶段）
    - 接受期（适应阶段）
  - 文化休克的症状
    - 生理上的文化休克
    - 心理上的文化休克
  - 患者文化休克的应对策略
    - 建立以人为本、温馨的就医环境
    - 建立良好的护患关系，做好患者的语言照护
    - 保护患者的隐私，做好患者的饮食照护
    - 尊重患者的宗教信仰，了解患者的风俗习惯
    - 提高护士的业务水平，建立和利用支持系统
    - 进行多手段、多形式的健康宣教活动

- 多元文化护理的理论及应用
  - 多元文化护理理论的相关概念
    - 世界观
    - 环境背景
    - 人种史学
    - 文化和社会结构
    - 文化休克
    - 文化强加
    - 照护
      - 文化照护
      - 照护系统
  - 多元文化护理理论
    - 理论的基本假说
    - 理论的框架结构
      - 世界观、文化和社会结构层
      - 服务对象层
      - 保健系统层
      - 护理照护的决策和行动层
    - 多元文化护理实践
      - 在护理程序中的应用
      - 在临床和社区护理中的应用
      - 在护理教育中的应用
      - 在护理研究中的应用

> **案例导入**
>
> 　　患儿,女,4岁,泰国籍,因肺炎收治入院。床位医生为其进行体格检查时,患儿感觉恐惧,大哭不止。护理人员将其揽入怀中,轻声安慰,使检查得以顺利进行。患儿父母微笑着感谢护士。护士离开病房时,想要用手轻轻抚摸患儿的头部,患儿父母却突然面露不悦,其父连忙上前制止护士。
>
> 　　**问题:**
> 　　(1) 护士引起患儿家属不满的原因是什么?
> 　　(2) 在为不同文化背景患者提供护理服务时,应如何做好患者及家属的文化照护?

第一节　多元文化护理概述

　　▶ 在线课程 5-1　多元文化护理概述

　　1991年,美国护理学会(American Academy of Nursing,AAN)发表了《关于护理实践中的多元文化》的声明,强调所有护理人员、护理场所都应提高对多元文化的认知。加拿大护士协会(Canadian Nurses Association,CNA)认为护士提供最佳服务时,必须提供多元文化护理。2005年,国际护士协会(International Council of Nurses,ICN)修订的《护士伦理法规》强调护士要尊重人的文化权利。

　　1995年7月,我国在广东珠海召开了首届"多元文化护理透视"国际研讨会,正式将"多元文化护理"理论引入国内。随后,多元文化护理在我国逐步推广应用。

　　📖 拓展阅读 5-1　首届多元文化护理透视国际研讨会会议纪要

一、多元文化护理的定义

　　多元文化护理(跨文化护理,transcultural nursing),是20世纪60年代美国护理学专家马德兰·莱宁格(Madeleine Leininger)博士提出的。她认为护士应当按照不同护理对象的世界观、价值观、宗教信仰及生活习惯等采取不同的护理方式,满足不同文化背景下的健康需要。将多种文化渗透到护理工作中,对患者施以全程、全方位的护理有利于患者康复。多元文化护理模式是一种高层次的护理模式,它的本质是满足患者身心、社会、精神及文化的需求,是将民族文化、传统文化及饮食文化等各种文化因素渗透到护理过程中,制订护理计划、实施护理程序,为患者提供符合其文化背景的优质护理服务。

二、多元文化护理的特征

（一）护理学科理论体系的多元化

护理学是自然科学、社会科学、人文科学、伦理学等多学科知识相互渗透的一门综合性应用学科，其理论基础具有多元性。此外，护理的对象是人，人在社会生活中相互不同，彼此又有联系。护理学正是通过研究社会、自然、教育、心理、人文及伦理等多种因素对人及人体健康的影响，从而达到对患者实施整体护理，促进健康的目的。因此，现代护理学理论体系涉及面广，随着社会需求变化和医学体系的不断改变而改变，表现出多元文化的特征。

（二）护理职能的多元化

现代医学模式、现代健康观的形成和多元文化的演变将过去仅限于医疗机构的需求所形成的护士角色，扩大到医院-社区综合服务体系，其职能范围不仅包含治疗、预防，还包括康复和保健，并同时赋予护士教育、管理、护理、协调和研究多种角色。护理工作职能的多样化对护士提出了更高的要求，必须具备护理知识和技能的全面性与多元性。

（三）护理对象的多元化

护理工作的对象来自不同的国家和民族，个体的文化背景、受教育程度、人生经历、宗教信仰、价值观、生活习俗等方面的差异会导致其对健康和生命有不同的认识，对死亡有不同的理解，也会对护理提出不同的需求。

（四）护理方法的多样性

护理职能与护理对象多元化的特点决定了多元文化护理方法的多样性。如：病房家庭化、环境园林化、语言文明化及饮食科学化等。

三、多元文化护理对现代护理的影响

📖 拓展阅读 5-2　多元文化对现代护理的影响

四、多元文化护理遵循的基本原则

（一）综合性原则

在住院患者的护理过程中可以采取多方面的护理措施，如饮食护理、心理护理、支持护理等综合方法，使患者尽快地适应医院的文化环境。

（二）教育原则

患者在住院期间往往有获得有关疾病信息知识的需求，护士应根据患者的文化背景（接受能力、知识水平），有目的、有计划、有步骤地对患者进行健康教育。可以采用个别或集体指导方法，通过讲解、板书、多媒体及宣传册等形式，进行疾病的预防、治疗、护理和康复知识宣传,使患者正确认识疾病,积极参与疾病的治疗和护理过程。

(三)调动原则

文化护理的目的之一就是调动患者的主观能动性和潜在能力,配合患者的文化需求,调动患者的参与意识,使者积极配合疾病治疗和护理,做一些力所能及的自我护理,对疾病的预后充满信心。

(四)疏导原则

在文化护理中,出现文化冲突时应对患者进行疏导,使其领悟并接受新的文化护理。

(五)整体原则

实施护理时,不仅要考虑到患者本人的因素,还应评估其家庭、社会因素,争取得到各方面的合作和支持,帮助患者适应医院的文化环境。

五、多元文化护理对护士素质的要求

拓展阅读5-3 多元文化护理对护士素质的要求

第二节 文 化 休 克

在线课程5-2 文化休克

一、文化休克的概念

文化休克(culture shock)又译为"文化震惊""文化震撼",最早是由美国人类学家奥博格(Kalvero Oberg)于1960年提出的这一概念。它是指生活在某一文化环境中的人初次进入到另一种文化环境时所产生的思想混乱和心理上的精神紧张综合征。文化休克是形容人从熟悉的文化环境来到陌生领域,了解或适应新的文化环境时所产生的一种精神紧张综合征,主要表现在生物学、心理、情绪三方面的反应,常见症状包括焦虑、沮丧、无助、孤独和迷茫等。其持续时间与个人调节和适应能力相关,一般为1~6个月,最长者可达1年甚至更长时间。

二、文化休克产生的原因

引起文化休克的主要因素是突然从一个熟悉的环境到了另一个陌生的环境,从而在以下几个方面产生问题。

(一)沟通交流(communication)

沟通包括语言沟通和非语言沟通,是一个遵循一系列共同规则而互通信息的过程。

沟通常会受到文化背景或某种情景的影响,即使同样的内容在不同的文化背景下也可能会产生不同的含义,而脱离了文化背景来理解沟通的内容往往会产生误解。

(二)日常活动差异(mechanical difference)

当一个人从自己熟悉的文化环境进入另一个陌生的环境时,其日常活动、生活习惯将会发生变化,需要在较短的时间内适应新环境下的文化模式,往往会因各种不顺心而产生挫折感。新环境下的住宿、交通工具、作息制度及工作环境等都需要人们花费时间和精力去适应,容易增加人们的烦恼,从而引起文化休克。

(三)孤独(isolation)

孤独主要是因为失去了原有环境和自己在原文化环境中的社会角色,对新环境感到生疏,又与亲人或熟悉的朋友分离或语言不通,因而感到孤立无援,产生焦虑和对新环境的恐惧。

(四)风俗习惯(customs)

不同文化背景的人都有不同的风俗习惯,一旦改变了文化环境,就必须去适应新环境中的风俗习惯、风土人情。新环境中的饮食、服饰、待客、居住及消费等习俗可能与自身原有的文化环境不同,但又必须去了解和接受,这些文化的差异会使人短时间内难以接受。

(五)态度和信仰(attitudes and beliefs)

态度是人们在长期的生活中通过与他人的相互作用、社会文化环境的不断影响而逐步形成的对事物的评价和倾向。信仰是对某种主张或主义的极度信任,并以此作为自己行动的指南。信仰主要表现在宗教信仰上。态度、信仰、人生的价值观和人的行为在每一个文化群体之间都是不同的,受自身环境文化模式的影响。当一个人身处异乡,异域文化中的一些价值观与其母文化价值观产生冲突时,就会感到无所适从,容易引发文化休克。

三、文化休克的分期

当一个人离开熟悉的环境进入陌生的文化环境时,常常经历以下 4 期的变化历程。

(一)兴奋期(蜜月阶段,honeymoon phase)

当一个人刚进入新的文化环境,对一切事物都充满着兴奋和好奇,被新环境中的人文景观和意识形态所吸引。此时,人们往往渴望了解新环境中的风俗习惯、语言行为等,并希望能够顺利开展活动,进行工作。此期的主要表现是兴奋。这个阶段一般会持续几个星期到几个月的时间。如:一般的旅游者到一个陌生的地方或国家时往往会有此期的表现。

(二)清醒期(沮丧阶段,depressing phase)

清醒期是文化休克综合征中最严重、最难度过的一期。此期个体的好奇、兴奋感已经消失，由于语言、生活方式、思维方式、习俗等方面与母文化的差异，特别是价值观的矛盾和冲突，使个人的信仰、角色、行为、自我形象和自我概念等受到挫伤，尤其是当原定计划无法正常实施、遭遇挫折时，个人会感到孤独、失落及焦虑等，会思念熟悉环境中的亲人、朋友，感觉新环境中的一切都不如自己熟悉的旧环境，会有退缩、发怒和沮丧等表现。

（三）转变期（恢复调整阶段，regression and adjustment phase）

个体通过接触当地的语言、非语言、文化、风俗习惯和价值观等，了解了新环境中的文化差异，逐渐找到适应新环境和对付新文化的方法，开始解决文化冲突问题。这一阶段一般需要较长的时间。

（四）接受期（适应阶段，adaptive phase）

经过一段时间的恢复调整及失败后的多次尝试，个人在此期已完全接受新环境中的文化模式，建立起符合新文化环境要求的行为、习惯、价值观念及审美意识等，能够与当地人和平相处并融入新的环境中。

受不同的教育背景、生活阅历、外部环境以及个人适应能力差异等影响，这4期在不同人的身上所持续的时间长短、具体表现形式和程度深浅都不尽相同（图5-1）。

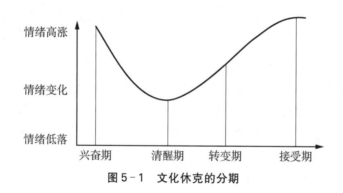

图5-1 文化休克的分期

四、文化休克的症状

（一）生理上的文化休克

生理上的文化休克包括食欲的改变、睡眠习惯的改变以及疲乏、坐立不安、胃痛及头痛等。

（二）心理上的文化休克

心理上的文化休克包括焦虑、孤独、抑郁、不安甚至易怒或哭泣，以及对于健康和安全的担忧，感到对生活无法控制等。

拓展阅读5-4 文化休克的具体表现
拓展阅读5-5 文化休克的种类与影响
拓展阅读5-6 文化休克的预防与应对

五、患者文化休克的应对策略

拓展阅读5-7 引起住院患者文化休克的因素

患者住院面临文化环境的变化、社会角色的变化、思想负担的加重，会产生一系列不习惯、不适应，甚至害怕、恐惧、焦虑的心理，表现出明显的文化休克，不同程度地影响患者身心的康复。护士可以通过实施文化护理在内的整体护理，合理运用正性心理调节的方法和措施，帮助患者减轻或去除文化休克的症状，尽快适应新的环境，能够理性地配合医务人员的治疗与护理，为早日身心康复提供良好的心理条件。

（一）建立以人为本、温馨的就医环境

患者入院后对环境感到陌生和紧张，护理人员要热情接待，并且建立一个以人为本的良好病房文化环境，如将病房布置家庭化，在病区走廊悬挂宣传板，通过多种形式介绍主管医师、责任护士、入院须知、环境设施等，让患者尽快适应新的环境，减少或去除患者的文化休克现象。

（二）建立良好的护患关系，做好患者的语言照护

良好的护患沟通是减轻患者身心痛苦的重要方式，可以增加患者对医护人员的信任，增强战胜疾病的信心。医院可以通过培训和使用翻译工具，让医护人员了解沟通的技巧。同时组建多国语言及多地方语言护理团队，根据患者的语言需求安排能与患者沟通交流的护士实施照护。

（三）保护患者的隐私，做好患者的饮食照护

无论是环境、语言、护士的行为举止，还是医疗的保密原则，都要求保护好患者的隐私，尊重患者的选择。对有特殊饮食需求的患者，护士要做好评估，在不影响疾病康复的前提下，根据患者的口味提供饮食，以满足患者的饮食习惯，提供与患者文化相一致的照护。

（四）尊重患者的宗教信仰，了解患者的风俗习惯

护理人员应该尊重患者的宗教信仰，及时评估患者的宗教照护需求。学习并知晓各地区患者的风俗习惯，做好文化评估，避免触犯禁忌。同时，对于患者的个性化要求要给予理解和支持。

（五）提高护士的业务水平，建立和利用支持系统

加强护理专业技能的学习，给予患者专业的指导。同时评估患者的家庭结构，鼓励患者信任自己的亲人，引导患者家属、朋友或同事对患者进行安慰、疏导和鼓励。

（六）进行多手段、多形式的健康宣教活动

通过演讲、放录像、提供资料及组织讨论等方式提供患者从入院到出院全程的健康宣教，使患者积极参与，从而改变患者的行为，使其积极配合治疗和护理，最大限度地减轻患者因知识缺乏而导致的文化休克。

总之，人们从熟悉的文化环境进入不熟悉的文化环境会出现各种不适应的情况，这是普遍存在的文化休克现象。为了帮助人们在异文化环境中顺利地生活和工作，我们可以采取多种预防措施。护士应根据患者的社会环境和文化背景了解他们的生活方式、宗教信仰、价值观和文化需求等，向患者提供多元化、个性化、全方位的整体护理，帮助患者适应环境和角色的改变，提供科学、合理的护理措施，预防文化休克的发生。

第三节　多元文化护理的理论及应用

在线课程 5-3　多元文化护理的理论及应用
拓展阅读 5-8　多元文化护理的内涵、起源和发展

一、多元文化护理理论的相关概念

多元文化护理理论涉及许多与社会科学相关的跨学科概念，具体如下。

（一）世界观

世界观（worldview）是指人们看待世界或宇宙的方式，以及所形成的对生活或周围世界的图式或价值取向。

（二）环境背景

环境背景（environmental context）是指在特定物理、生态、社会政治和文化环境下，对人类的表达、解释和社会互动赋予意义的所有事件、情景或特殊经历的总和。

（三）人种史学

人种史学（ethnohistory）是指对特定文化背景下的人们长期或短期生活方式及其过去的事实、事件文化以及个体或群体经验的描述、解释和说明的科学。

（四）文化和社会结构

文化和社会结构（cultural and social structure）是指某一特定文化中具有内在联系的结构和组织因素所形成的动态模式和特征，以及这些因素在不同的环境背景下是如何联系和作用以影响人们行为的。这些结构和组织因素包括宗教、亲属关系、政治与法律、经济、教育、技术和文化价值观及人种史学等因素。

（五）文化休克

文化休克（culture shock）是指人们在试图理解和适应不同文化群体时，因固有的文化价值观、信念、信仰、习惯而体验到的不适、无助和茫然的感觉。

（六）文化强加

文化强加（culture imposition）是指人们有意或无意地将自己的文化价值观、信念、

信仰以及生活方式强加于另一文化的个体或群体。

(七) 照护

照护(care)是指有助于改善那些有明确或预期需要的个体和群体的生存状态、健康状况，以及面对死亡有关的帮助、支持、促进性的现象、行为和活动。

1. 文化照护

文化照护(culture care)是指以主观学习和从客观学习得到的以及世代延续下来的价值观、信念和特定的生活方式为基础，来帮助、支持、促进或促使个体或群体维持健康和安适，改善生存状态和生活方式或应对疾病、残疾或死亡。

(1) 文化照护差异性(culture care diversity)：是指在不同文化背景下，人们在对帮助、支持或促进性行为等有关的照护表达方面，在照护的意义、模式、准则、生活方式或象征意义方面具有差异性。

(2) 文化照护共同性(culture care universality)：是指在不同文化背景下，人们对帮助、支持或促进性行为等有关的照护表达方面，在照护的意义、模式、准则、生活方式或象征意义方面具有相同性或相似性。

(3) 文化照护的保存/维持(culture care preservation/maintenance)：是指帮助、支持、促进性的专业行动和决策，能帮助特定文化的服务对象保存或维持其文化价值观，从而使他们能保持和恢复健康，或应对残疾和死亡。

(4) 文化照护的调整/协商(culture care accommodation/negotiation)：是指帮助、支持、促进性的或有创造性的专业行动和决策，能帮助特定文化的服务对象，适应由专业人员所提供的更有益、更满意的照护方式，或与他人协商以获得有益的或满意的健康结果。

(5) 文化照护的重塑/重建(culture care repatterning/restructuring)：是指帮助、支持、促进性的专业行动和决策，能帮助服务对象改变其原有的生活方式，建立新的、不同的、有利于健康照护的生活形态。而在与服务对象共同建立这种照护模式之前，应尊重服务对象的文化价值观和信仰，并且提供给他们的照护模式或生存方式应比目前的更健康、更有益。

(6) 与文化一致的照护(culturally congruent care)：是指实施符合护理对象文化的护理知识和照护行动模式，使他们能保持健康和安适，应对疾病、残疾或死亡。

2. 照护系统

(1) 民间照护系统(folk care system)：是指帮助、支持和促进有明显或预期需要的个体或群体改善生存方式，以提高健康水平或应对残疾和死亡所采取的一系列传统的地方性的民间的知识、技能和实践。

(2) 专业照护系统(professional care system)：是指由专业机构、经过正规培训的专业人员所提供的有关健康、疾病或专业照护方面的知识、技能和实践。

二、多元文化护理理论

(一) 理论的基本假说

莱宁格从其近30年出版的论著中,总结提出了一系列的假设来支持她的理论,这些假设大部分与"文化"和"照护"有关,主要包括:①照护是人类成长、发展、生存和面对死亡时所必需的。②照护是修复和治愈疾病所必需的。没有照护,就没有疾病的痊愈。③世界上所有文化中,照护的方式、表达方法、模式和过程是不同的。④每一种文化中都有民间照护和专业照护两种实践。⑤特定文化的照护价值观、信念以及实践,受该文化的世界观、语言、宗教、亲缘与社会关系、政治、法律、教育、经济、技术、民族史和环境背景等多种因素的影响。⑥只有详细地了解和熟悉护理对象的文化照护价值观、表达方式和实践形式,治疗性的护理照护才能进行。⑦为了提供有益的、满意的和与文化一致的照护,护士需要理解照护者和被照护者期望和需求的不同。⑧与文化一致的、具体的和普遍性的照护模式适用于世界范围内患者的健康和安适需要。⑨护理是一种多元文化照护的专业和学科。

(二) 理论的框架结构

莱宁格用了"日升模式"(sunrise model)来表达、解释和支撑其多元文化护理理论以及理论各部分之间全面的概念框架(图5-2),目的是帮助护士研究和理解不同文化背景下理论的组成部分是如何影响个体、家庭、群体和社会机构的健康及对他们所提供的照护。

莱宁格理论框架即"日升模式"分为以下4个层次。

1. 世界观、文化和社会结构层

该层次涉及的因素是形成具有文化意义的照护价值观、信念和实践的基础,可影响照护的实践形式与表达,进而影响个体和群体的健康。该层的构成因素包括文化价值观和生活方式、亲属关系和社会因素、宗教和哲学因素、政治和法律因素、经济因素、技术因素和教育因素。莱宁格指出世界观、文化和社会结构层将引导人们从三个角度探讨和研究照护的本质、意义和属性。①宏观角度:主要研究多元文化的世界观、社会结构因素和照护现象。②亚宏观角度:研究特定文化下的价值观、社会结构和这一文化人群照护的复杂因素。③微观角度:研究某种文化内特定个体的价值观、社会结构因素和照护方面的特征。

"日升模式"的第一层内容表明,人类照护与他们的背景、信仰、价值观和实践方式息息相关。照护者应当重视患者的观点、经验及主诉,而不是将自己的观点强加于患者,即要注意避免"文化强加"。虽然"日升模式"没有将服饰、外貌、身体状况等特点罗列出来,也没有直接描述性别、民族、年龄、社会地位等人口学因素,但莱宁格认为这些因素均包含在文化和社会结构因素之内。这些因素均可影响照护的表达、照护的信念和照护实践方式。

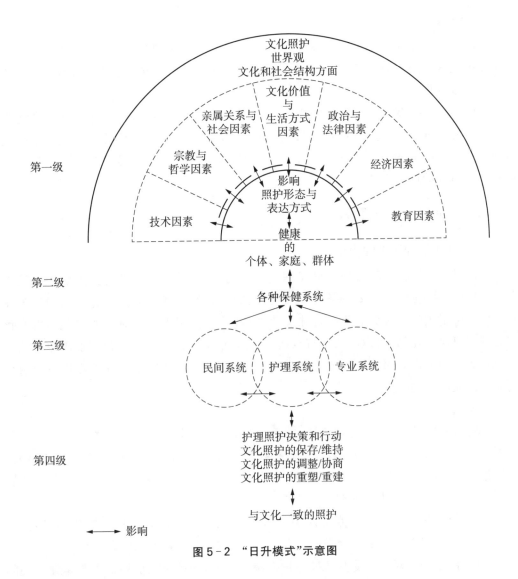

图 5-2 "日升模式"示意图

2. 服务对象层

该层次提供了特定文化的人们（包括各种不同保健系统中的个人、家庭、群体、社区及其机构等）有关照护和健康的形态、特定意义及表达方式。

3. 保健系统层

此层次包括三个保健系统，即民间照护系统、专业照护系统和护理照护系统。该层次的信息包括每一系统的特征以及每一系统独特的照护特色。这些信息有利于鉴别文化护理照护的不同点和共同点。莱宁格认为某些服务对象可能会隐瞒一些文化和社会结构因素的信息，不愿与护士共同分享；而文化照护的观点往往会隐含于民间照护系统中。护士要注意捕捉这些信息并将民间照护系统、专业照护系统和护理照护系统有机地结合起来，才能为服务对象提供高质量的护理。

4. 护理照护的决策和行动层

该层次包括保存/维持、调整/协商和重塑/重建三种照护模式。根据"日升模式"，护理照护在这一层得以实施，基于服务对象的护理行动和决策在此层展开，与文化一致的照护得以发展。

"日升模式"拓宽了护理人员的视野。运用该模式人们可以发现，在不同的文化中许多外显的、内隐的和意想不到的因素影响着照护的含义、类型、象征和模式。该模式指导护理人员准确地观察健康、疾病、伤残或死亡在文化层次上的影响因素，是护理实践和护理研究的理论指南。

三、多元文化护理实践

（一）在护理程序中的应用

"日升模式"和护理程序都是描述解决问题的程序，服务对象都是护理照护的接受者。"日升模式"强调护士要具备有关文化的知识，理解服务对象的文化。因为护士在新环境中接触陌生的服务对象或特殊文化群体时，会由于不了解对方的文化引发文化休克或将自己文化的价值观、信念有意或无意地强加给对方，发生文化强加现象。这些文化现象在西方健康照护实践中尤为明显，将"日升模式"应用于护理程序中可以有效地避免上述问题的发生。

1. 评估

首先，评估"日升模式"的第一层，即患者的世界观、文化和社会结构。具体内容包括语言、环境背景、技术、宗教、哲学、亲属关系、文化价值观和信仰、政治和法律、经济和教育等。了解上述因素对其健康和照护表达形态与实践方式的影响，进而明确能够接受的照护方式、照护表达和照护含义。

其次，第二层评估要了解服务对象的健康状态以及他们对照护的期望，对照护方式、照护含义的理解等。服务对象可以是个体、家庭、群体或社会机构。

最后，由于服务对象要受其所处照护系统的影响，因此第三层评估主要是评估民间照护系统、专业照护系统和护理照护系统的价值观、照护信念和照护实践。为了保证评估的正确性和有效性，莱宁格还制订了护士应用"日升模式"进行文化评估的基本原则及评估的步骤。文化评估的步骤：①记录见到、听到以及观察到的服务对象的情况，包括服饰和外貌、身体状况和语言、行为、习惯、态度等文化特点；②倾听并了解服务对象的文化价值观、信仰，服务对象在环境背景下与照护和健康有关的实践活动；③确认并记录看到、听到和感受到的服务对象重复出现的形态和事件；④分析整合所获信息，确定照护的主题和模式；⑤形成由服务对象和护士共同参与和决定的、与服务对象文化一致的护理照护计划。

📖 **拓展阅读5-9　文化评估的基本原则**

2. 诊断

诊断相当于"日升模式"的第三层,即在评估过程中作出相应的护理诊断。鉴别和找出评估对象所处文化与其他文化在照护方面的共同点和不同点,找出不能达到服务对象文化期望的具体内容,作出相应的护理诊断。

3. 实际计划和实施

实际计划和实施相当于"日升模式"的第四层。在制订护理计划时应考虑服务对象在文化上能否接受,然后采用三种不同的文化照护模式进行护理,即维持、调整、重塑,给予服务对象与其文化一致的照护和护理,最大限度地满足服务对象的要求。

4. 评价

莱宁格在其"日升模式"理论中未提到如何进行评价,在护理实践中按照护理程序的评价进行即可。

> 📖 拓展阅读5-10 "多元文化护理理论在护理程序中的应用"案例

(二)在临床和社区护理中的应用

莱宁格的护理理论从问世到20世纪80年代末期,一直未能应用于临床或社区护理实践。到了20世纪90年代,多元文化护理理论才开始在临床护理领域和社区广泛应用。护士逐渐认识到与文化一致的护理服务能够更好地被患者接受,患者的就诊率和满意率也相应提高,能够最大限度地利用有限的资源以提高整体的健康水平。

> 📖 拓展阅读5-11 多元文化护理实践

(三)在护理教育中的应用

1966年,莱宁格在科罗拉多大学任教时首次将文化与比较性照护纳入护理本科课程设置中。但当时很少有教师具备多元文化护理知识,也难以胜任多元文化护理课程的教学。1972年,莱宁格在华盛顿大学任护理学院院长时,建立了多元文化护理系,开设了多元文化护理的课程,并积极从事多元文化护理的教学工作。1977年,犹他大学建立了世界上第一个多元文化护理的硕士和博士项目,并开始培养多元文化护理的硕士和博士生。

随着医疗费用的增高、人们健康意识的增强、美国外来移民的增多,给予服务对象整体、全面、高质量的护理照护势在必行。了解服务对象的文化知识、进行多元文化护理方面课程的培训已成为社会的需求。20世纪80年代,美国国家护理联盟、美国护士协会、美国护理院校联合会等建议在课程中加入多元文化护理内容。同时,为了满足不同护理学生的需求,护理教师的文化能力也成为关注的重点。许多护理院校开设了多元文化护理课程,教学方法也日渐增多,同时多种培训项目也应运而生。

莱宁格的护理理论引起了世界护理教育界的高度重视。护理教育中应增设更多的多元文化护理课程和培训项目,以满足世界范围内对多元文化护理的需求,尤其是要在多元文化护理专科护士及全科护士中加强多元文化护理培训,更应加大多元文化护理知识的教授比例。

拓展阅读 5-12　多元文化下护理人才的培养现状

(四) 在护理研究中的应用

莱宁格对护理研究方面的重要贡献在于开创了将人种学方法应用于护理研究的先河。人种学研究方法有利于发现照护知识和与文化有关的照护现象。人种学护理研究的方法是一种质性研究方法,即在自然情景下采用多种资料收集方法,对护理现象进行整体性探究,采用归纳法分析资料和形成理论。通过与研究对象互动对其行为及其意义构建获得解释性理解。

莱宁格还制订了"莱宁格人种学护理观察-参与-反思步骤表""莱宁格由陌生人成为信任朋友的方法指导表""莱宁格人种学护理研究方法质性资料分析步骤"以及"莱宁格人种学护理研究方法步骤"等具体的量表及应用方法。

世界各国从事多元文化护理研究的护士,应用人种学护理研究方法对世界上 87 种文化及亚文化进行了比较研究,发现了 187 种西方和非西方文化中照护的组成因素。其中出现频率最高、最重要的因素有以下 11 种:①尊重;②关心;③有意识地参与;④帮助、支持、促进性活动;⑤积极倾听;⑥亲自到场;⑦理解服务对象的文化价值观、信仰和生活方式;⑧建立关联;⑨性别和种族保护;⑩不同方式的触摸;⑪提供舒适的方式。

此外,多元文化护理理论及其相关理念在临床护理研究中同样发挥了巨大的作用,如"美国妇女产前护理""文化与疼痛""多元文化护理研究的趋势"等。一些学者还对文化能力的测评工具进行了研究,如 Weiss-Minskyde 的文化能力自我评价项目,Roizner 文化能力自评问卷表等,极大地丰富了多元文化护理理论的内容。

实践活动方案 5-1　多元文化护理案例模拟演练讨论

PPT 课件 5

复习与思考 5

（俞海萍,徐文姝,冯芳茗著）

第 四 篇

护士的人际关系与沟通修养

第六章　护士的人际关系

章前引言

　　人具有社会属性,不可能独立于社会之外而生活,每个人都会与周围的人发生千丝万缕的关系。这些关系受客观社会关系的制约,反过来又深刻地影响着社会关系。人际关系的好坏反映人们在相互交往中的心理满足状态,以及人与人之间心理上的距离。人际沟通是一门技术,又是一门艺术,必须认真研修、身体力行才能应付自如、精益求精。护士在护理工作中同样也面临着各种人际关系,需要与各类人群建立良好的人际关系以利于信息交流,满足患者需求,保障各项治疗护理活动顺利、有效地进行,强化护理行为效果,增强团体凝聚力。

• 学习目标 •

　　(1) 说出人际关系和角色的概念及特征、沟通的概念及构成要素。

　　(2) 阐述人际认知理论和人际吸引理论。

　　(3) 归纳护士角色功能的内容、护理人际关系的类型与特点。

　　(4) 辨析患者角色适应不良的类型,以及影响人际关系和人际沟通的因素。

　　(5) 归纳人际沟通的类型和层次,以及护患、医护、护际沟通策略。

　　(6) 说出护患关系的概念、性质、特点、基本模式及其建立发展过程。

　　(7) 辨析护患关系、医护关系及护际关系的影响因素。

　　(8) 理解和处理好工作和学习中人际关系的重要性,并在人际交往中能尝试运用人际认知效应及人际吸引理论。

　　(9) 重视礼仪和沟通在护理人际关系中的重要作用,能运用影响护理人际关系的因素克服影响沟通的因素,与同学建立良好的关系。

　　(10) 能在角色体验中运用护理人际关系中的礼仪和沟通策略,与患者和家属建立良好的护患关系。

思维导图

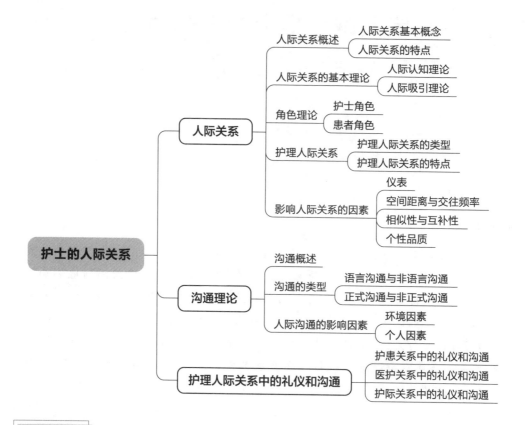

案例导入

李护士来到病室为患者进行晨间护理,闻到病房里有异味,于是她大声地训斥道:"你们房间味道这么大,你们都闻不到吗? 也不开窗透气,臭死了! 赶紧开窗通风。"李护士边说边打开窗户。等她刚离开房间,靠窗的患者马上把窗关上了。

第二天,张护士也来到这个病房,也闻到房间味道有些大。于是,她温和地对大家说:"你们休息了一晚上了,房间空气不新鲜了,我为大家打开窗,通通风,换换新鲜空气,促进身体健康。"张护士一边说一边往窗户边走,还没走到窗口,靠窗户的患者就自觉地打开了窗户。小张笑着说:"谢谢,通风30分钟就可以了,30分钟后我来给您关上。"30分钟后,张护士刚来到病室门口,患者就自动将窗户关上了。张护士致谢后离开病室。

问题:

(1) 张护士和李护士在沟通中的区别在哪里?

(2) 张护士和李护士,谁与患者的关系更融洽一些? 为什么?

第一节 人 际 关 系

在线课程 6-1 人际关系

一、人际关系概述

（一）人际关系基本概念

人际关系（interpersonal relation）是人与人之间的相互联系，是指在社会生活中人们通过相互认知、相互交往和情感互动所形成和发展起来的人与人之间的相互关系。相互认知是建立人际关系的前提，情感互动是人际关系的重要特征，而行为交往则是人际关系的沟通手段。

（二）人际关系的特点

1. 社会性

人是社会的产物，社会性是人的本质属性，这是人际关系的基本特点。建立和发展人际关系是人们参与社会生活的基本方式，也是个体社会化的基本途径。

2. 复杂性

人际关系的复杂性体现在两个方面：一方面，人际关系由多方面因素联系起来，而且这些因素是不断发展变化的，如交往动机、交往方式；另一方面，人际关系还具有高度个性化和以心理活动为基础的特点。

3. 多重性

人际关系的多重性是指由人的角色的多重性决定的，具有多角色和多因素的特点。例如，一名女士在父母面前是子女，在丈夫面前是妻子，在孩子面前是母亲。她在扮演各种角色的同时，又会因物质利益因素或精神因素导致角色的强化或减弱。这种集多角色多因素的状态，使人际关系具有多重性。

4. 多变性

人际关系是不断发展变化的。随着年龄、环境、条件的不断变化，人际关系也会随之发生微妙的变化。

5. 目的性

人与人之间的关系是因不同的目的而建立和发展的。随着市场经济的推进，人际关系的目的性更为突出。

二、人际关系的基本理论

（一）人际认知理论

1. 人际认知

人际认知指个体通过他人的外在表现推测与判断其心理状态、动机或意向的过程，包括对他人思想、性格、心理状态、人际关系方面的认知。例如,通过观察他人的外在表情、行为等特征,推测其心理状态等。

2. 认知效应

在人际认知方面具有一定规律性的相互作用称为人际认知效应。

(1)首因效应:也称第一印象,指在与他人首次接触时,根据对方的仪表、言谈举止等所做出的综合性判断。

(2)近因效应:在人际交往中,人们常常会比较重视新出现的信息,而相对忽略旧的信息。它主要产生于熟人之间,影响着人与人之间交往的发展。

(3)社会固定印象:也称刻板印象,指人们对社会中某个群体或事物所形成的固定而概括的看法。如女性温柔、知识分子文质彬彬等。

(4)晕轮效应:也称月晕效应或光环效应,是指在人际交往过程中对一个人的某种人格特征形成固有印象后,以此来推测这个人其他方面的特征,从而高估(正晕轮)或低估对方(负晕轮)。

(5)先礼效应:在人际交往中,先用礼貌的语言向对方提出批评意见或某种要求,以便对方容易接受。

(6)免疫效应:指当一个人已经接受并深信某种观点时,形成定势思维,便会对相反的观点具有一定的"免疫力",产生抵抗。

📖 拓展阅读6-1　人际认知效应的运用策略

(二)人际吸引理论

1. 人际吸引

人际吸引指一个人对其他人所持有的积极态度,是人与人之间在情感方面相互接纳、喜欢、亲和的现象。

2. 人际吸引的规律

(1)相近吸引:是指人们由于时间和空间上的接近而产生的吸引,如远亲不如近邻。

(2)相似吸引:是指人们彼此之间因某些相似或一致的特征而相互吸引,如相似的爱好、相同的职业等。

(3)相补吸引:是指当交往的双方可以满足对方的需要或弥补对方的不足时所产生的吸引。

(4)相悦吸引:是指因情感上、心理上的相互肯定、赞同、愉悦而引起接触上的频繁与接近,相悦是彼此建立良好人际关系的基础。

(5)仪表吸引:是指被对方的外在形象所吸引,在一定程度上反映个体的内心世界。

(6)敬仰性吸引:是指单方面对某人的某种特征产生敬慕而形成的人际关系。

📖 拓展阅读6-2 人际吸引规律的应用策略
拓展阅读6-3 让别人喜欢的七大秘诀

三、角色理论

(一)角色概述

1. 角色概念

角色是指处于一定社会地位的个体或群体,在实现与这种地位相联系的权利和义务中所表现出的符合社会期望的行为和态度的模式化行为。

2. 角色特征

(1)角色具有多重性:指个体可以同时具有多种角色。例如,一位女性可以是女儿、妻子、母亲、顾客、教师等。

(2)角色之间相互依存:角色不是孤立存在的,而是与其他角色相互依存。即一个人要完成某一角色,必须有一个或一些互补的角色。例如:学生与老师、患者与医生、护士等。

(3)角色行为由个体完成:社会对每一个角色均有"角色期待"。例如:教师应教书育人,医生应救死扶伤等。这种"角色期待"的内容由个体执行完成角色行为。

3. 角色转变

角色转变指个体承担并发展一种新角色的过程。角色转变在个人成长、发展过程中是不可避免的,个体需要通过学习、实践才能逐步了解社会对角色的期待,通过不断改变自己的行为来完成角色转变。

(二)护士角色

1. 护士角色

护士角色指护士应具有的与职业相适应的社会行为模式,是指从事护理职业的个体所应具有的角色人格和职业行为模式。

2. 护士角色功能

随着人们对健康的认知发展,护士又被赋予了多元化的角色,并使之履行多重性的角色功能。

(1)照顾者:当人们因疾病原因不能自行满足自己的基本需求时(如饮食、排泄、活动及个人卫生等),护士应运用专业知识为其提供各种护理照顾,帮助患者满足其基本需求,这是护士最基本也是最重要的角色。

(2)计划者:护士根据患者的健康状况,运用护理专业知识和技能,为其制订系统、全面的护理计划,促进患者尽快康复。

(3)管理者:护士对护理工作进行合理的计划、组织、协调与控制,合理利用各种资源,最大限度地满足患者的需求,促使护理工作顺利开展。

(4)教育者:护士首先需要对患者进行教育和指导,促进和改善人们的健康行为,达到预防疾病、促进健康的目的;然后需要对实习护生和新护士进行教育培养,帮助他们在专业上得到成长。

(5)协调者:护士与有关人员进行联系与协调,使诊断、治疗、护理工作得以协调进行,维持一个有效的沟通系统,保证患者获得最适宜的整体医护照顾。

(6)代言人:护士为患者,尤其是无法表达自己意愿的患者,反映其生理、心理需求,帮助其解决困难。

(7)研究者:护士在做好护理工作时,积极开展护理研究工作,并将研究结果推广应用,指导改进护理工作,从而提高护理质量。因此,护士又是护理科研工作者。

(8)咨询者:护士解答患者及家属的具体问题,提供相关信息,给予情感支持和健康指导。

(三)患者角色

1. 患者角色的定义

患者角色是指因有生理、心理异常或社会适应不良,符合医学中某个疾病诊断标准的个体或群体,具有求医行为和治疗行为以便早日恢复其社会职责义务的角色。

2. 患者角色适应不良

(1)行为冲突:患者认识到自己有病,但不能接受患者这一角色。

(2)行为强化:患者痊愈,但安于患者角色,对向常态角色转变产生退缩和依赖。

(3)行为缺如:患者不愿承认自己是患者。

(4)行为异常:患者悲观厌世,有自杀的心理和行为表现。

(5)行为消退:个体已进入患者角色,但因某种原因退出患者角色,又重新担任原来正常的社会角色。

四、护理人际关系

护理人际关系是指护士在护理工作中形成的与护理活动有直接联系的人与人之间的关系。

(一)护理人际关系的类型

在临床护理工作中,护士主要接触的对象包括患者、家属、医生、同事、领导及其他医务工作者。因此,护理工作中的人际关系主要包括护士与患者、护士与患者家属、护士与医生、护士与护士以及和护士与其他医务人员的人际关系,其中最主要的人际关系是护士与患者的人际关系。

(二)护理人际关系的特点

护理人际关系的发生和发展过程遵循人际关系的一般规律,但由于交往双方的角色、地位和交往情境具有独特的属性,因而在发展过程中也将呈现不同的特征。

1. 专业性

专业性指护理人际关系具有明确的专业目的,建立护理人际关系的目的是为了解决特定的专业问题,完成特定的专业任务。

2. 时限性

护理人际关系的时限性是由护理工作的专业任务、特定时间跨度及性质所决定。例如:患者入院,则关系开始建立;患者康复出院,则关系便宣布终止。

3. 多面性

随着护理专业的不断发展,护士的角色越来越多,需要与各种各样的人接触交往,面对多方面的人际关系。

4. 复杂性

人际关系中的每一方都有自己的社会文化背景及生活经历,具有高度个性化,这增加了护理人际关系的复杂性及处理难度。

5. 协作性

为了完成护理专业目的,必须要建立良好的人际关系,从而相互协调合作完成专业任务。

6. 社会性

医疗模式的转变使护理服务对象从住院患者扩展到社会人群。因此,护士与患者之间的人际关系带有社会关系的性质。

五、影响人际关系的因素

在人际交往中,从人的仪表到个性品质均可影响人际关系的建立和发展。

(一)仪表

仪表是指人的外表,仪表可影响人们彼此间的吸引,从而影响人际关系的建立和发展。

(二)空间距离与交往频率

人与人之间的空间距离和交往频率均可影响人际关系疏密程度。一般而言,人与人在空间距离上越近,交往的频率越高,双方更容易了解、熟悉,人际关系也更加密切。

(三)相似性与互补性

在人际交往过程中,双方的相似性和互补性可从不同的角度影响人际关系的建立和发展。一般而言,在教育水平、社会地位、人生观及价值观等方面具有相似性的人们容易互相吸引;而在性格等方面,当交往双方的特点需要互补关系时,也会产生强烈的吸引力。

(四)个性品质

优良的个性品质,如正直、真诚、善良、热情、宽容、幽默及乐于助人等,更具有持久的人际吸引力。

第二节 沟通理论

一、沟通概述

（一）基本概念

1. 沟通

沟通是指信息发出者凭借一定的途径，将信息发送给既定对象（接收者），并寻求反馈以达到相互理解的过程。

2. 人际沟通

人际沟通（interpersonal communication）是指人与人之间通过语言和非语言形式进行的信息交流与传递的过程。

（二）沟通的构成要素

沟通包含六个基本要素：信息背景、信息发出者、信息、传播途径、信息接收者及信息反馈。

（1）信息背景：指沟通发生时的情景，包括环境、心理、社会及文化背景，是影响沟通的重要因素。

（2）信息发出者：发出信息的人、群体或组织。

（3）信息：能被传递并被接收的思想、意见、情感及观点等，它们必须被转化为各种可以被别人觉察的符号。这些符号可以是语言或非语言的表达方式。

（4）传播途径：指信息传递的渠道（手段或媒介）。

（5）信息接收者：接收信息的主体。

（6）信息反馈：指信息接收者接收到信息后并作出反应，双方核实、回应。反馈是沟通过程的最后一环，有效、及时地反馈是沟通成败的关键。

二、沟通的类型

（一）语言沟通与非语言沟通

1. 语言沟通

语言沟通（verbal communication）是指以口头语言沟通和书面文字语言沟通为交流媒介进行的沟通。

2. 非语言沟通

非语言沟通（nonverbal communication）是指借助手势、面部表情、身体动作、人际距离及触摸等非语言表达方式实现的沟通。

（二）正式沟通与非正式沟通

1. 正式沟通

正式沟通（formal communication）是指通过正式的组织程序，按明文规定的途径进行的信息沟通。沟通过程中，必须用词准确、语法规范。

2. 非正式沟通

非正式沟通（informal communication）是指在正式沟通渠道以外的信息传递与交流。

📖 拓展阅读6-4 人际沟通的特征

三、人际沟通的影响因素

人际沟通的效果受多种因素的影响，主要因素包括环境因素和个人因素。

（一）环境因素

影响人际沟通的环境因素主要包括噪声、距离和隐秘性。

1. 噪声

嘈杂的环境将影响沟通的顺利进行，安静的环境是保证沟通效果的重要条件之一。

2. 距离

沟通者之间的距离不仅会影响沟通者的参与程度，还会影响沟通过程中的气氛。

3. 隐秘性

当沟通内容涉及个人隐私时，若有其他无关人员在场，如朋友、亲友等，将会影响沟通的深度和效果。因此，沟通者应特别注意环境的隐秘性。

（二）个人因素

影响人际沟通的个人因素主要包括生理因素和心理因素。

1. 生理因素

沟通者的生理因素包括永久性生理缺陷和暂时性生理不适，均可影响沟通的有效性。

（1）永久性生理缺陷：包括感官功能不健全，如听力、视力障碍；智力不健全，如智力障碍、痴呆等。永久性生理缺陷者的沟通能力将长期受到影响，需采用特殊的沟通方式。

（2）暂时性生理不适：包括疼痛、饥饿、疲劳等因素。这些因素将暂时性影响沟通的有效性，当生理因素得到控制或消失后，沟通可以正常进行。

2. 心理因素

在沟通过程中，其效果往往受到沟通者情绪、个性及态度等心理因素的影响。

（1）情绪：是指一种具有感染力的心理因素，可直接影响沟通的有效性。一般而言，轻松、愉快的情绪可增强沟通者沟通的兴趣和能力；焦虑、烦躁的情绪将干扰沟通者传递信息、接受信息的能力。

（2）个性：是指个人对现实的态度和其行为方式所表现出来的心理特征，是影响沟通的重要因素之一。一般情况下，热情、直爽、健谈、开朗、大方及善解人意的人容易与他人沟通。

（3）态度：是指人对其接触的客观事物所持有的相对稳定的心理倾向，并以各种不同的行为方式表现出来，它对人的行为具有指导作用。

（4）认知能力：是一个人对待发生于周围环境中的事件所持有的观点。一般而言，知识面广、认知水平高、生活经历丰富的人比较容易与他人沟通。

3. 文化因素

文化包括知识、信仰、习俗和价值观等，它规定和调节人的行为。不同的文化背景很容易使沟通双方产生误解，造成沟通障碍。

4. 语言因素

语言是极其复杂的沟通工具。沟通者的语音、语法、语义、语构、措辞及语言的表达方式均会影响沟通的效果。

拓展阅读6-5　人际沟通在护理工作中的作用

第三节　护理人际关系中的礼仪和沟通

在线课程6-2　护士的人际关系

护士在从事护理工作过程中需要与患者、医生、护士等不同人群沟通，在沟通中护士如能与这些人群建立良好和谐的人际关系将有利于护理工作的顺利进行和护理质量的提高。

一、护患关系中的礼仪和沟通

（一）护患关系概述

1. 护患关系的概念

狭义的护患关系是护士与患者及其家属之间在医院特定环境及时间段内互动所形成的一种特殊的人际关系。

2. 护患关系的性质与特点

（1）护患关系是帮助系统与被帮助系统的关系。帮助系统包括医生、护士、检验人员、医院行政人员和后勤辅助人员等；被帮助系统包括患者、患者家属及其同事、朋友等。护患关系的实质是护士帮助患者。

（2）护患关系是一种专业性的互动关系。护士利用自己所掌握的专业知识和技能为患者提供有针对性的服务，解决患者的生理、心理、社会等方面的问题，满足患者各方面的需要。

（3）护患关系是一种工作性关系。建立和发展良好的护患关系是护理工作的需要，是护士职业的要求。护士与患者的交往是一种职业行为，有一定的强制性。

（4）护患关系是一种治疗性关系。护士在为患者实施各种注射、输液等具有治疗意义的护理操作过程中，与患者形成的关系都是治疗性的护患关系。

拓展阅读6-6　护患关系

（二）护患关系的建立与发展过程

护士与患者的交往从患者入院建立护患关系开始，经历患者住院治疗到康复出院的整个过程。这是一个连续的、不断变化的过程。一般可分为三个阶段。

1. 初始期

初始期是指护士和患者从第一次见面开始。此期的主要任务是建立护患的相互信任和确认患者的需要。护士一方面需要取得患者的信任；另一方面，护士初步收集有关患者的信息及资料，找出患者的健康问题，为以后开展工作做好准备。

2. 工作期

工作期是护患关系的重要阶段。此期的主要任务是护士应用护理专业知识和技能解决患者的各种身心问题，满足患者的需要。

3. 结束期

当患者出院、转院或因护士休假、外出学习、调动工作，护患关系就到了结束期。此期的主要任务是总结护理工作经验，保证护理工作的连续性，并圆满结束护患关系。

在线案例6-1　如何建立护患关系

（三）护患关系模式

根据护患双方在共同建立及发展护患关系过程中所发挥的主导作用的程度、各自所具有的心理差位、主动性等因素的不同，可以将护患关系分为主动-被动型、指导-合作型和共同参与型模式。

1. 主动-被动型模式

主动-被动型模式是以生物医学模式及以疾病护理为中心的护理模式为指导思想。其特点是护患之间单向发生作用，模式特征是"护士为患者做什么"，模式关系的原型是父母与婴儿的关系。此时，护士处于主动和主导地位，患者处于被动地接受护理的从属地位。护患双方的心理为显著的心理差位关系。这种模式主要适用于难以表述自己主观意志的患者，如神志不清、休克、全身麻醉、有严重创伤、痴呆及精神障碍的患者。

2. 指导-合作型模式

指导-合作型模式是以生物-心理-社会医学模式及以患者为中心的护理模式为指导思想。其特点是护患之间是微弱的单向发生作用，模式特征是"护士告诉患者做什么"，模式关系原型是父母与儿童的关系。护患双方在护理活动中都是主动的，但护士仍占主导地位，护患双方的心理为微弱的心理差位关系。但是护患双方的主动性不同，护士决定护理方案及护理措施，患者主动配合；患者可向护士提供有关自己疾病的信息,同时也可以对自己的护理及治疗提出意见。这种模式主要适用于急症患者和外科手术恢复期的患者。

3. 共同参与型模式

共同参与型模式是以生物-心理-社会医学模式及以健康为中心的护理模式为指导思想。其特点是护患之间是双向发生作用,模式特征是"护士与患者商量做什么",模式关系原型是成人与成人的关系。护患双方的关系是以平等关系为基础的,双方的心理为心理等位关系。护患双方具有相等的主动性,彼此都有促进健康恢复的共同愿望,共同协商治疗疾病的方案和措施。这种模式主要适用于慢性病患者和受过良好教育的患者。

(四)护患关系的影响因素

护患关系的影响因素主要为以下五个方面。

1. 信任危机

信任感是建立良好护患关系的前提和基础,而良好的服务态度、认真负责的工作精神、扎实的专业知识和娴熟的操作技术是赢得患者信任的重要保证。

2. 角色模糊

角色模糊是指个体(护士或患者)由于对自己充当的角色不明确或者缺乏真正的理解而呈现的状态。在护患关系中,如果护患双方中任何一方对自己所承担的角色功能不明确,如护士不能积极主动地为患者提供帮助,均可能导致护患沟通障碍或护患关系紧张。

3. 责任不明

责任不明与角色模糊密切相关。护患双方往往由于对自己的角色功能认识不清,不了解自己所应负的责任和应尽的义务,从而导致护患关系冲突。护患责任不明主要表现在两个方面:一是对于患者的健康问题,应由谁来承担责任;二是对于改善患者的健康状况,应由谁来承担责任。

4. 权益影响

寻求安全、优质的健康服务是患者的正当权益。大多数患者由于部分或全部丧失自我护理的能力,被迫依赖医护人员的帮助来维护自己的权益。而当处理护患双方权益争议时,医护人员容易倾向于自身利益和医院的利益,忽视患者的利益。

5. 理解差异

由于护患双方的年龄、职业、教育程度、生活环境等方面的不同,在交流沟通过程中容易产生差异,从而影响护患关系。

(五)护患沟通策略

1. 明确护士的角色功能

护士应全面认识、准确定位自身的角色功能,认真履行角色责任和工作职责,使自己的言行符合患者对护士角色的期待。

2. 帮助患者认识角色特征

护士应了解患者对"新角色"的认识,分析影响患者角色适应的因素,努力帮助患者尽快适应患者角色,避免、缓解可能出现的角色不适。

3. 主动维护患者的合法权益

维护患者的权益是护士义不容辞的责任,护士应主动维护患者的合法权益。

4. 减轻或消除护患之间的理解分歧

护士在与患者沟通时,应注意沟通内容的准确性、针对性和通俗性;根据患者的特点,选择适宜的沟通方式和语言;同时鼓励患者及时提问,以确保沟通的效果。

📖 拓展阅读6-7　护士与患者家属的关系沟通

二、医护关系中的礼仪和沟通

护士与医生的关系简称医护关系,是指医生和护士两种不同职业的人在医疗护理活动中形成的相互关系,是护理人际关系中重要的组成部分。

(一)医护关系的类型

医护关系模式有早期的主导-从属模式,当代的并列-互补模式两种类型。

1. 主导-从属模式

主导-从属模式中,医护关系是支配与被支配的关系。护理从属于医疗,护士是医生的助手,护理工作的主要内容是执行医嘱和各项护理技术操作,护士的主观能动性受到制约。

2. 并列-互补模式

随着医学模式的转变,护理学逐渐成为一门独立的学科。护理工作模式也由以疾病为中心的功能制护理向以患者为中心的整体护理转变。护士直接对患者负责,制订护理计划,执行护理措施,为患者提供全面的身心护理,充分发挥了护士的主观能动性。医护关系为并列互补模式。

(二)影响医护关系的主要因素

1. 角色心理差位

医护双方是一种平等的合作关系,但由于长期以来受传统的主导-从属型医护关系模式的影响,部分护士对医生产生依赖、服从的心理,在医生面前感到自卑、低人一等。

2. 角色压力过重

角色压力过重是指一些医院由于医护人员比例严重失调、岗位设置不合理、医护待遇悬殊等因素,导致护士心理失衡、角色压力过重。

3. 角色理解欠缺

角色理解欠缺是指医护双方对彼此专业、工作模式、特点和要求缺乏必要的了解,导致工作中相互埋怨、指责,从而也影响医患关系和谐。

4. 角色权利争议

角色权利争议是指医护各自在自己职责范围内承担责任,同时也享有相应的自主权。但在某些情况下,医护常常觉得自己的自主权受到对方的侵犯,从而引发矛盾冲突。

(三)医护沟通的策略

(1)主动介绍专业,以得到医生的理解和支持。

(2)相互学习理解,营造相互支持的氛围。

(3)加强双方沟通,确保医护双方信息畅通,团结协作。

三、护际关系中的礼仪和沟通

(一)护际关系特征

1. 护理管理者与护士之间关系特征

(1)护理管理者对护士的要求主要体现在四个方面:①具有较强的工作能力,能按要求完成各项护理工作;②能够服从管理,支持科室工作;③能够处理好家庭与工作的关系,全身心地投入工作;④具有较好的身体素质,能够胜任繁忙的护理工作。

(2)护士对护理管理者的期望主要表现在三个方面:①具有较强的业务能力和组织管理能力,能够在各方面给予自己帮助和指导;②能够严格要求自己,以身作则;③能够公平公正地对待每一个护士,关心每一位护士。

2. 护际之间的关系特征

(1)新老护士之间的关系特征:往往由于年龄、身体状况、学历、工作经历等方面的差异,相互之间缺乏理解、尊重,从而相互埋怨、指责,导致关系紧张。

(2)不同学历护士之间的关系特征:主要是由于学历不同导致待遇不同,产生心理上的不平衡。

(3)带教护士与实习护生的关系特征:一般情况下,护士与实习护生容易建立良好的人际关系,勤快、有礼貌的实习护生比较受欢迎。

(二)护际沟通的策略

(1)营造民主和谐的人际氛围、建立民主意识、加强信息沟通是维持和促进护际关系和谐的基础。作为护理管理者,既是护理工作的管理者,更是护际关系的协调者。在工作中,应多用情、少用权,以身作则,严于律己,知人善用,以理服人。作为护士,一方面要尊重领导、服从管理,理解护理管理者的难处;另一方面,护士之间要互相帮助、互助学习、取长补短、和睦相处。

(2)创造团结协作的工作环境。护士之间既要分工负责,又要团结协作。出现困难应互相帮助,发现问题应互相提醒、补救,形成团结协作、和谐向上的工作氛围。

> 拓展阅读6-8 护士与其他医务人员关系中的礼仪和沟通

> PPT课件6

> 复习与思考6

(邢世波,瞿晓萍)

第七章　护士的人际沟通基础

章前引言

　　人际沟通可分为语言沟通和非语言沟通两种方式。语言是人类最重要、最便捷的沟通媒介,护士在护理工作中,经常需要通过语言沟通采集病史、收集资料、核对信息,进行心理护理、健康教育等。可以说,语言沟通贯穿于护理工作的始终。但在人际沟通中,语言不是唯一的沟通媒介,信息交流除了通过语言传递外,还可以通过手势、触摸、肢体语言、姿势、面部表情、目光接触等非语言沟通方式进行。曾经有人总结过这样一个公式:交际双方的相互理解=语言(7%)+语调(38%)+表情(55%)。由此可见,非语言沟通在当今这个资源化、信息化日趋完善的时代,占据了语言文字所不能替代的作用。一个人的手势、表情、眼神、笑声等都可以说话或传情。

◆ 学习目标 ◆

（1）阐述语言沟通的定义、类型及护患语言沟通的原则。

（2）说出交谈的定义及类型、交谈的过程及交谈中的技巧。

（3）说出非语言沟通的概念、特点和作用。

（4）梳理非语言沟通的表现形式。

（5）明确语言沟通及非语言沟通在生活和工作中的重要意义。

（6）能熟练运用交谈技巧进行有效沟通。

（7）能用非语言沟通技巧提高沟通效果。

（8）理解护理人际沟通与人文关怀的联系,在沟通中能体现对患者的人文关怀。

（9）学习态度端正,目的明确,积极与同学、老师沟通。

思维导图

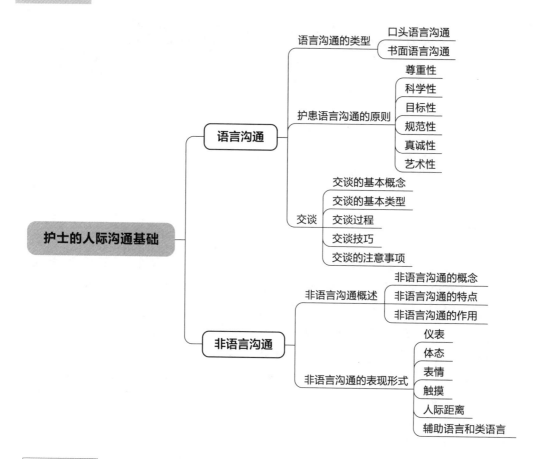

案例导入

　　某医院住院大楼,患者王大立在其女儿搀扶下进入护士工作站。此时,正在电脑前输入患者资料的护士李芳放下手中的工作,站起身来,迎了上去。李芳身着合体的粉红色护士裙,头上端正地戴着燕帽,化着职业淡妆,穿着白色软底护士鞋,干练轻盈。

　　"大爷,您好! 您是王大力,王大爷吧?"女儿说:"这是我父亲,他叫王大力。""哦,您好,大姐! 我已经接到门诊转来的入院信息,知道您父亲今天入院。我是值班护士李芳,我们已经为大爷准备好了床位,请跟我来好吗?"王大爷:"谢谢你啊,姑娘。"李芳与女儿一起搀扶大爷向病房走去。到病室门口,李芳轻轻推开门,以清晰温和的口气招呼其他病友:"大家好! 这是新入院的王大爷,请大家多多关照。"转头对大爷和他的女儿说:"这是同病室的朋友们。"李芳接着说:"大爷,请您先上床休息,我给您介绍院区的情况。然后请您的主治医师来看您好吗?"

大爷表示同意,李芳帮助大爷在床上躺好,调节好病床卧位高度,然后站在大爷床头右侧,略俯身,将病区和病房环境、住院设施的使用作了简单明晰的介绍,然后说:"大爷,您先休息,我去请您的主治医师来。"

王大爷感激地点点头,说:"好的。姑娘,你辛苦了。"然后,李芳向大家用目光示意,离开了病房……

问题:

在这样一个简单的护患沟通小情境中,护士李芳使用了哪些常见的沟通方式?

第一节　语 言 沟 通

▶ 在线课程7-1　语言沟通

语言是一种约定俗成的符号系统,是人类交流思想、表达情感的心理过程。语言是维系人际关系的纽带,是人际交往的工具。

一、语言沟通的类型

根据语言的表达形式,语言沟通主要分为口头语言沟通和书面语言沟通两种类型。

1. 口头语言沟通

口头语言沟通是指人们利用有声的自然语言符号系统,通过口述和听觉来实现,也就是人与人之间通过对话来交流信息、沟通心理。

2. 书面语言沟通

书面语言沟通是指用文字符号进行的信息交流,是对有声语言符号的标注和记录,是有声语言沟通由"可听性"向"可视性"的转换。

二、护患语言沟通的原则

语言沟通是护患交往中的主要沟通形式,护士在与患者进行语言沟通过程中,应注意以下原则。

1. 尊重性

尊重是确保沟通顺利进行的首要原则。在与患者的沟通过程中,护士应将对患者的尊重、恭敬、友好置于第一位,切记不可伤害患者的尊严,更不能侮辱患者的人格。

2. 科学性

护士在与患者沟通过程中,应确保沟通内容的科学性。作为专业人士,护士首先应保证沟通中所引用的例证、资料均有可靠的科学依据;其次应实事求是,不得任意夸张、歪曲事实。

3. 目标性

护患之间的语言沟通是一种有意识、有目标的沟通活动。护士无论是向患者询问一件事、说明一个事实还是提出一个要求,均应做到目标明确、有的放矢,以达到沟通的目的。

4. 规范性

无论是与患者进行口头语言沟通还是书面语言沟通,护士均应做到发音纯正、吐字清楚,用词朴实、准确,语法规范、精练,同时要有系统性和逻辑性。

5. 真诚性

在语言沟通过程中,护士应以真心诚意的态度,从爱心出发,加强与患者的情感交流,努力做到态度谦和、语言文雅、语音温柔,使患者感到亲切。

6. 艺术性

艺术性的语言沟通不仅可以拉近医护人员与患者和患者家属的距离,还可以化解医患、护患之间的矛盾。因此,护士应注意自身语言的修养,注重语言沟通的艺术性。

三、交谈

(一)交谈的基本概念

交谈是指人们借助一系列共同的规则,通过口头语言为载体进行感情交流、互通信息的双边或多边活动。交谈通常以交换信息或满足个体需要为目的,至少由 2 个人采取谈话(含提问和回答)的形式来完成。交谈不一定是面对面地进行交流,电话交谈、网络聊天等都是交谈。

拓展阅读 7-1 交谈的特点

(二)交谈的基本类型

依据交谈的目的、规模、方式等不同,可将交谈分为多种类型和方式。护理人际沟通中的交谈从谈话的内容分为一般性交谈和专业性交谈;从谈话组织方式的角度,可分为小组交谈和个别交谈。

(1)一般性交谈:主要目的是互相交流,维持关系融洽,缩短心理距离,互相熟悉以便进一步加深交往。这种交谈一般不带有护理专业目的,也不涉及健康、疾病等问题。

(2)专业性交谈:是护士为解决患者的健康问题、促进康复、减轻痛苦、预防疾病所开展的交谈,具有明确的护理专业目的。

(3)个别交谈:是指仅限于 2 个人之间,在特定环境下进行的交谈。

(4)小组交谈:是指 3 个人或 3 个人以上的交谈。为保证效果,小组交谈最好有人组织,参与人员数量控制在 3~7 人,最多不超过 20 人。

(三)交谈过程

一个完整的护理专业性交谈过程一般要经过准备、启动、展开及结束 4 个阶段。

1．准备阶段

护理专业性交谈是一种有目的的交谈，护士在交谈前应做好充分的准备。

（1）交谈内容准备：在交谈前首先要明确交谈的目的，确定交谈的主要内容。必要时，列一份交谈提纲，使护患双方的交谈都能集中于同一主题。

（2）护士自身准备：交谈前护士要做好形象和心理上的准备，还要收集一些有关该患者的信息。

（3）患者身心准备：要从患者的身体状况考虑交谈时间，尽量排除由于患者本身带来的一些影响因素。

（4）交谈环境准备：交谈前尽量保持周围环境的安静，如将电视机、收音机关闭，必要时用屏风遮挡。

2．启动阶段

交谈开始，可以使用一些问候语、寒暄方式把交谈发动起来，有效的启动阶段能够达到以下作用：①通过初步交谈，给患者留下一个良好的印象，建立彼此的信任与了解；②通过一些轻松的话题，调动起患者说话的热情，以便顺利转入主题；③通过初步交谈，了解患者的一些基本情况，以便在下一步交谈中不触犯患者的禁忌，使谈话更加愉快和顺利；④确立一个谈话的基调，即以什么身份、用什么态度和方式来与患者谈话；⑤在比较亲热的问候、寒暄氛围中，患者的焦虑和紧张可以得到缓解。

3．展开阶段

在此阶段，护患交谈更多的是涉及疾病、健康、环境、护理等实质性问题，护士应该注意：①灵活运用各种交谈策略。护士要学会根据实际情况灵活运用各种交谈策略。如患者诉说时要全神贯注地倾听，对不清楚的地方要采取恰当的提问方式，还要给予适时的反应，不断地站在患者的角度移情地理解患者的感受等。②围绕主题达到交谈目的。在交谈过程中，护士要想办法创造和维持一个融洽、和谐的交谈气氛，按目标引导谈话围绕主题进行，让患者无所顾忌地将自己的真实想法、感受全部倾诉出来。

4．结束阶段

在沟通结束时，护士应根据实际情况和预期计划控制沟通时间，结束时不提新问题。简单总结交流内容，核实记录的准确性。对患者表示感谢，预约下次交流的时间和内容，并安排患者休息。

正式的专业性交谈（特别是治疗性沟通）要有记录。如果需要在交谈中边谈边记，则应向患者做必要的解释，以免引起患者不必要的紧张和顾虑。记录要注意保护患者隐私。

（四）交谈技巧

1．提问技巧

提问是收集信息和核对信息的重要方式，也是使交谈能够围绕主题持续进行的基本方法。有效的提问能使护士获得更多、更准确的资料。提问方式有两种，开放式提问和闭合式提问（表7-1）。

表7-1 提问方式及特点

提问方式	特点	举例
开放式提问	问题范围广，允许主动、不受限制的回答，信息多；回答者主动性强，空间大，但费时多	您今天感觉如何？ 请您谈谈近来饮食情况。 您哪儿不舒服？
闭合式提问	只需回答"是"与"不是"，效率较高，省时，信息量大，但缺乏全面性，回答者比较被动	您今天感觉好些了吧？ 您喜欢喝牛奶吗？ 经过这段时间的治疗，疼痛减轻了吧？

拓展阅读7-2　开放式提问的注意事项

2. 倾听技巧

倾听是一种颇为高深的艺术。护士在交谈中首先要学会倾听，当护士全神贯注地倾听患者诉说时，实质上向患者传递了这样一个信息：我很关注你所讲的内容，你就畅所欲言地说吧！这样，对方会毫无顾忌地说下去。有效的倾听应注意以下几点：

（1）目的明确：在与患者交谈时，护士应善于寻找患者传递信息的价值和含义。

（2）控制干扰：护士应做好充分准备，尽量降低外界的干扰，如关闭手机。

（3）目光接触：护士应与患者保持良好的目光接触，用30%～60%的时间注视患者的面部，并面带微笑。

（4）姿势投入：护士应面向患者，保持合适的距离和姿势。身体稍微向患者方向倾斜，表情不要过于丰富、动作幅度不要过大，以免患者产生畏惧或厌烦心理。

（5）及时反馈：护士应适时、适度地给患者反馈。护士可通过微微点头、轻声应答"嗯""哦""是"等，以表示自己正在倾听。

（6）判断慎重：在倾听时，护士不要急于作出判断，应让患者充分诉说，以完整全面地了解情况。

（7）耐心倾听：患者诉说时，护士不要随意插话或打断患者的话题，一定要等患者诉说完后再阐述自己的观点。

（8）综合信息：护士应综合信息的全部内容寻找患者谈话的主题，观察患者的非语言行为，以了解其真实想法。

3. 核实技巧

核实是指在倾听过程中，为了验证自己对内容的理解是否准确所采用的沟通策略。

（1）重述：一方面，护士把患者的话重复说一遍，等患者确认后再继续交谈；另一方面，可以要求患者把说过的话复述一遍，等护士确认自己没有听错后再继续交谈。

（2）澄清：是指交谈者将一些模棱两可、含糊不清或不完整的陈述讲清楚，以求得更具体、更明确的信息。

4. 阐释技巧

阐释即阐释观点，进行解释。患者来到医院会有很多疑问需要护士解释，这就需要护士运用阐释策略来解答患者的疑问。护理操作中解释操作目的、注意事项、针对患者的问题提出建议和指导都是阐释策略的具体运用。

阐释的基本原则是：①尽可能全面地了解患者的基本情况；②将需要解释的内容用通俗易懂的语言向患者阐释；③尽力理解患者发出的全部信息内容和情感；④用委婉的语气向患者表明观点和态度，对护士的观点和想法患者有选择和拒绝的权利；⑤整个阐释过程要使患者感受到被关怀和尊重。

5. 移情技巧

移情即情感进入的过程。移情是站在他人的角度去感受和理解他人的感情，是分享他人的感情而不是表达自我情感。在护患沟通中，移情是指护士站在患者的角度，通过倾听、提问等交流方式理解患者的感受。

6. 沉默的技巧

沉默是一种特殊的语言交流。沉默具有多重表现性，如赞美、默认、同情、震慑、毫无主见、决心已定、抗议、保留意见、心虚及附和等。在特定的情况下，沉默是语言表达所不能及的。恰如其分地使用沉默技巧，对患者的治疗会产生意想不到的效果。

护患沟通中沉默的作用：①给患者时间考虑他的想法和回顾他所需要的信息或资料；②给护士一定的时间组织进一步的提问及记录资料；③使患者感到护士是在真正用心地听他讲述；④有助于患者宣泄自己的情感，使患者感到护士能理解他的情感，他的愿望能获得尊重。

📖 拓展阅读 7-3　如何打破沉默？

（五）交谈的注意事项

古希腊著名医生希波克拉底曾说过："有两种东西能治病，一是药物，二是语言。"如果护士能针对患者的不同心理特点，用交谈解除患者的精神负担和顾虑，便是发挥了语言的"治疗"作用，能收到医药不能企及的效果。护士的语言修养要求护士在与患者沟通过程中做到以下几点。

1. 语言表达礼貌准确

文明礼貌的语言既是交谈的礼仪要求，又是建立良好护患关系的基本前提。护士使用准确、文明礼貌的语言是护理礼仪实践的基本要求，它可使患者树立战胜疾病的信心和勇气。

2. 选择恰当的谈话内容

与患者交谈时，选择适宜的话题是护患交谈的技巧之一。护士在工作中，为了更多地与患者交流沟通，应根据不同对象、不同环境和不同问题合理选择适宜的谈话内容与方法，尽可能地与患者多交谈，从而实现护患之间的有效沟通。护患之间交谈的适宜话题可以有以下选择。

（1）与健康有关的话题。患者到医院就诊，肯定感觉自己健康出了问题。所以与患者交谈首选的话题应是与其疾病有关的健康问题，用这样的话题展开交谈往往能使患者感到十分重要。这样,既能达到健康教育的目的,又可使患者感到护士的关心和重视,从而达到融洽护患关系的目的。

(2) 患者感兴趣的话题。由于个人兴趣、爱好各有不同,护士在工作中与患者交谈时,应根据其个人兴趣与爱好,合理选择多种适宜话题,这样可大大地提高患者的谈话兴趣,缩短与护士之间的心理距离,赢得患者的好感,有利于建立良好的护患关系。

(3) 轻松愉快的话题。患者患病后往往情绪低落、悲观失望、缺乏自信心,这时很需要得到他人的关怀和安慰。护士在与患者交谈时应多给予安慰性语言,运用亲切、理解、温暖、富有理性和关怀的话语,抚慰患者。

在线案例 7-1　精明能干的护士长为何得不到患者的认可?

在线案例 7-2　王护士是如何让患者满意的?

第二节　非语言沟通

在线课程 7-2　非语言沟通

一、非语言沟通概述

人与人之间除了通过语言进行信息交流,还可以借助非语言进行沟通。非语言是人类社会沟通的另一个重要手段。很多无法用语言来形容和表达的思想感情,可以通过非语言沟通形式进行表达。

在护理工作中,存在大量的非语言沟通,如与新生儿、使用呼吸机的危重患者或其他无法用语言交流的特殊患者沟通。因此,护士应把握非语言沟通方式,同时能识别患者非语言的行为含义,从而达到良好的沟通效果。

(一) 非语言沟通的概念

非语言沟通是不以自然语言为载体,而以人的仪表、服饰、姿态、动作、神情等作为沟通媒介进行的信息传递。如人在兴奋快乐时,眉开眼笑、手舞足蹈;难过悲伤时,痛哭流涕、捶胸顿足。这些非语言行为又称为体态语言、身体语言、动作语言和无声语言等,具有增强语言表达力和感染力的重要作用。

美国心理学家艾伯特·梅拉比安曾提出这样一个公式:信息的全部效果 = 语言(7%) + 语调(38%) + 表情(55%)。该公式表明,人类在沟通中获得的信息大部分来自表情、动作及举止等非语言形式,它具有语言不可替代的功能。

(二) 非语言沟通的特点

1. 普遍性

非语言沟通的使用范围比较广泛,是人类普遍具有的一种能力。出生后几个月的婴儿就具备观察表情,并对其作出反应的能力。心理学家研究发现,6 月龄的婴儿在成人对其微笑、表示接纳时,就会显示愉快的接纳反应;而当成人表现出愤怒、拒绝的表情时,会显示出不愉快、拒绝或恐惧的表情。

2. 真实性

真实性是指非语言沟通能够表达、传递信息的真实含义。言语交流总是自主或不自主地伴随着一些表情、动作的变化,是人类真实情感的表达,但体态语言往往比口头语言更能有效地反应人的内心感受。非语言行为更多的是对外界刺激的直接反应,以无意识反应为主,如与自己不喜欢的人在一起,保持的距离要比喜欢的人远一点。弗洛伊德曾说过:"没有人可以隐藏秘密,假如他的嘴唇不说话,那么他会用指尖说话。"

3. 连续性

非语言行为可以使人保持不间断的沟通。日常生活中,语言的沟通是间断的,而身体语言的沟通则是一个不停息、无间断的过程。人与人之间只要在彼此能感觉到的范围内,就总存在非语言沟通。

4. 直观性

非语言传递的信息内容往往比语言信息更为直观。比如,护士想要了解患者的病情,与其看一段文字描述或听别人介绍,还不如去病房花几分钟看看患者,哪怕只用几秒钟看一眼,所获得的信息也比一小时的文字或口头介绍更深刻、更充分。千言万语无法表达的内心真实感受,仅仅相视一笑或一个眼神、一个动作,就能将这种感情表达得淋漓尽致。

5. 通用性

语言信息的意义是通过长期学习逐步建立起来的。在没有共同语言经验的人之间,进行语言沟通是不可能的。但是,非语言沟通几乎可以在任何文化背景的人之间发生。无论男女、老少,还是不同国家或地区,都可以借助非语言信息实现有效的沟通。如人在表达痛苦、悲哀的感情时,几乎都用哭的形式;在表达高兴愉悦的感情时,几乎都用笑的形式。

6. 差异性

虽然体态语言有一定的通用性,但在很大程度上受种族、地区、历史、文化、风俗习惯等的影响,存在一定的差异性。每种文化都有自己独特的体态语言,如中国人见面时一般用握手、打招呼等方式,而有些地区则用拥抱和亲吻脸颊来表示。因此,不同民族、不同文化背景的人在一起交谈,要注意非语言信息表达的含义。

(三)非语言沟通的作用

1. 表达情感

人类的喜怒哀乐都可以通过表情、体态等形象地显示出来,非语言信息是人真情实感的流露。护理工作中,由于疾病的影响或在一些特定的环境下,护士与患者及家属经常通过非语言形式表达他们的内心状况,如气管切开患者需要排便时的表情,护士握紧疼痛患者的手表示安慰;子女在得知长辈病危消息后紧皱眉头、两眼噙泪、神经质地搓着双手传递了内心的焦躁不安。

2. 验证信息

患者患病后来到医院这一陌生、特殊的环境,容易产生恐惧和不安。因此,他们会特别留意周围的信息,对医护人员的非语言行为特别敏感。为了迅速获得信息,患者及家属在和医护人员进行语言沟通时会仔细观察他们的非语言行为。如焦急等待术后病理报告的患者,会通过医护人员进入病房时的面部表情获得一定线索,以此推断即将得到的信息;怀疑肿瘤是否全切的患者会仔细观察医生说话时的表情,以判断信息的真实性。

因此,护理人员应重视自己的非语言行为对患者的影响,护士的仪容仪表、表情举止、服务态度、娴熟的技能往往比有声语言更具有影响力。同样,护士在观察患者时,也要注意其语言与非语言的行为是否一致,从而掌握患者真实的感受,尤其是对婴幼儿、意识不清的患者以及精神病患者等,应通过加强观察其非语言行为来判断病情。

3. 显示关系

沟通传递的信息包括内容含义(说什么)和关系含义(怎么说)两个层面。内容含义的显示多用语言,关系含义的显示则较多地依靠非语言信号。例如:和蔼可亲的表情向患者传递了友好的相互关系,而生气的面容和生硬的语调则向患者传达了冷漠和疏远的关系;护士靠近患者坐着进行交谈,显示了双方平等的关系。

4. 替代语言

在一些场合,往往用非语言沟通代替语言沟通传递信息,如点头表示肯定、摇头表示否定、怒目圆睁意味着憎恨、喜笑颜开代表愉快等。在噪声较大的工地或停车场,无法听到彼此的讲话,便用手势来指挥工程车的工作、停车的位置和距离等。

5. 调节互动

调节互动是指非语言沟通可以协调和调控人与人之间的言语交流状态,如点头、摇头、注视、皱眉、降低声音、改变体位等。所有这些非语言行为都传递着一些不必开口或不便明说的信息,调节着双方的互动行为。例如:护士在倾听患者诉说时,若微笑着点头,表示鼓励患者继续说下去;若频繁看手表或向别处张望,表示有事要办,暗示患者停止谈话。交谈中如果一方突然降低声音并凑近对方耳朵,表示谈话的内容不愿被第三者听到,那么对方也会降低声音加以响应。沟通双方注入此类互动行为的调节,往往不是用语言直接表明,而是用非语言暗示委婉地传递。

二、非语言沟通的表现形式

(一)仪表

仪表是指人的外表,包括仪容和服饰,是一个人文化素质、审美情趣及社会地位、经济状况和精神面貌的外在表现。护士简单大方、健康高雅的仪容服饰,既能体现护士的精神面貌,也能给患者带来视觉上的美感和心理上的安全感。

(二)体态

体态即身体姿势、形态,包括手势及其他身体姿势。在人际沟通中,人们常用身体语言来表达情感、交流信息,体现了一个人沟通时特定的态度及当时所含的特定意义。如手势可以用来强调或澄清语言信息,手势和其他非语言行为结合起来可以代替语言信息。体态语言虽然是一种无声语言,但它如有声语言一样具有明确的含义和表达功能。

(三)表情

表情是人的面部情态,由目光、笑容组成。面部表情对人们所说的话起着解释、澄清、纠正和强化的作用,能真实可靠地反映人的思想情感及心理活动,也是测量情绪的客观指标之一。

1. 目光

面部表情中最能传神的是眼睛,眼神主要用于表达感情、控制和建立沟通者之间的关系。在沟通过程中,可以通过目光接触,表示尊重对方并愿意听对方的讲述;也可以观察沟通对方的一些非语言表示。目光接触因注视部位、角度、时间的不同,都会传递不同的信息。因此,护士应善于运用目光与患者进行沟通。

1)部位

(1)关注型注视:注视对方的双眼,表示聚精会神、一心一意,但时间不宜过久。

(2)公务型注视:注视对方的额头,表示严肃认真、公事公办,适用于磋商、谈判等正规的公务活动。

(3)社交型注视:注视对方的眼部至唇部的区域,适用于各种社交场合。例如:护士与患者的交流可注视对方的这一部位,给患者一种恰当有礼的感觉。

(4)亲密型注视:注视对方的眼部至胸部的区域,适用于关系亲密的男女之间,表示亲近、友善。

(5)局部注视:护士因工作需要,对患者身体的某一部位多加注视,如进行注射、导尿、灌肠等操作时。但无特殊需要,不要注视对方的头顶、胸、腹、臀等部位。

2)角度

平视对方是护士注视患者的理想角度,体现对患者的尊重。仰视对方表示尊重、敬畏。俯视对方表示自高自大,但护士在操作时常用俯视表示关心、爱护。护患沟通时可根据患者的位置和高度,灵活调整自己与患者的目光,尽可能与患者保持目光平行。如与患儿交谈时可采用蹲式、半蹲式或坐位;与卧床患者交谈时可采用坐位或身体尽量前倾,以降低身体高度等。

3)时间

通常情况下,交谈时视线接触对方脸部的时间应占全部时间的30%～60%。低于此范围,表示对谈话者和谈话内容不感兴趣。

📖 拓展阅读7-4　目光投射的方式

2. 微笑

微笑是通过略带笑容、不发出声音的笑来传递信息的体态语言。真正的微笑发自内心、自然真诚,切不可故作笑颜、假意奉承。微笑是人世间最美好的语言,一个美好的微笑胜过十剂良药。护士的微笑能够缓解患者的不良情绪,给患者带来安慰、鼓励与希望,增加对护士的信任感与安全感。

微笑的训练:①练习嘴角上翘:口里发"一"字音,练习双颊肌肉上抬。②练习眼中含笑:取一张厚纸,遮住眼睛下面,对着镜子,想令人高兴的事情使笑肌抬升收缩鼓起双颊,嘴角两端做微笑的口型,这时双眼就会呈现非常自然的表情。然后放松面部肌肉,眼睛恢复原样,但目光仍脉脉含笑,这时就是眼中含笑。如果仅嘴角上翘的假笑,会给人虚假的感觉。

📖 拓展阅读7-5 希尔顿的微笑策略

(四)触摸

触摸是非语言沟通的特殊形式,包括抚摸、握手、依偎及拥抱等。触摸所传递的信息,是其他沟通形式无可取代的。触摸对个体的生长发育、智力发展和良好性格的形成具有明显的刺激作用,有利于改善人际关系、传递信息。在一些不适合用语言进行关怀的场合,可以用触摸来代替。对视力和听力有障碍的患者,触摸可引起对方注意,起到加强沟通的作用。在重症监护病房,触摸可以使患者感受到护士的关怀。

(五)人际距离

人际距离是沟通双方通过个人空间位置和距离传情达意的体态语言。每个人都有一个心理上的个体空间,这个空间是个人为自己划分出的心理领地。当这个自我空间被人触犯就会感到不舒服、不安全,甚至恼怒起来。美国人类学家爱德华·霍尔将人际沟通中的距离分为以下4种。

1. 亲密距离

亲密距离是人际沟通中最小的间隔或无间隔的距离,15厘米左右,即我们常说的"亲密无间"。彼此可以肌肤接触,耳鬓厮磨,以至相互能感受到对方的体温、气味和气息。其远范围是15~44厘米,身体上的接触可能表现为挽臂执手或促膝谈心。这种距离主要在极亲密的人之间或医护人员进行某些技术操作(如手术配合)时应用。

2. 个人距离

个人距离是人际间隔上稍有分寸感的距离,其近范围为46~76厘米,正好能相互亲切握手、友好交谈,这是与熟人间交往的空间,陌生人进入这个距离会构成对别人的侵犯。远范围是76~122厘米,任何朋友和熟人都可以自由地进入这个空间。个人距离是护患交流的理想距离。

3. 社交距离

社交距离是一种社交性的或礼节性的较为正式的关系。其近范围为1.2~2.1米,一般在工作环境和社交聚会上,人们都保持这种程度的距离。远范围为2.1~3.7米,表现为一种更加正式的交往关系。如护士应聘时的面试,往往都要隔一张桌子或保持一定距离,这样就增加了一种庄重的氛围。

4. 公众距离

公众距离是一种大众性、群体性的沟通方式,一般距离为 3.7 米以上,是公开演说时演说者与听众所保持的距离,是一个几乎能容纳一切人的"门户开放"的空间。人们完全可以对处于公众距离的其他人"视而不见",不予交往,因为相互之间未必会发生一定联系。

人际交往的空间距离具有一定的可变性,不是固定不变的,主要依赖于交谈双方的关系、社会地位、文化背景、性格特征和具体情境等。护士应有意识地调节和控制与患者之间的距离。例如:对儿童和孤独老年患者,缩短人际距离有利于情感沟通;但对有些敏感的人,则应给对方足够的个人空间,以免引起误解。

> 拓展阅读 7-6 人际距离

(六) 辅助语言和类语言

1. 辅助语言

辅助语言是指伴随话语而出现的音调高低、声量大小、节奏快慢、抑扬顿挫、停顿、犹豫等非语言信息,对语言具有一定影响力,可展示个性与感情,突出重点、渲染气氛。

> 拓展阅读 7-7 辅助语言

2. 类语言

类语言是一种伴随性语言,它指有声而无固定意义的语言外符号系统,包括咳嗽、呻吟、叹息、笑声、哭泣等。

> 拓展阅读 7-8 类语言

> 实践活动方案 7-1 护士的人际沟通基础实践

> PPT 课件 7

> 复习与思考 7

(陶凤燕,瞿晓萍)

第八章　护士的人际沟通实践

章前引言

　　护士在临床护理工作中的人际沟通主要体现在治疗性沟通、交接班中的沟通和健康教育中的沟通。治疗性沟通是一般性沟通在护理工作中的具体应用,在治疗性沟通中需要护士有计划地引导和影响患者,提高患者对护理操作和治疗的满意度,保证护理工作顺利进行。交接班制度是保证日常医疗护理工作严密性和连续性的一项重要工作程序,包括晨间集体交接班、床旁交接班和日常班次交接班。护士通过交接班,使患者的治疗护理更加系统、连贯、有序,还加强了护士之间的互相配合,密切了合作关系。健康教育是护理实践的一个重要组成部分,护士有针对性地向患者讲解有关疾病的发病原因、治疗方法、护理和保健知识,使患者获得自我保健和疾病转归的信息,促进健康。

·学习目标·

　　(1) 说出治疗性沟通的概念、目的及阻碍治疗性沟通的因素。

　　(2) 归纳一般人际沟通和治疗性沟通的区别、治疗性沟通的步骤。

　　(3) 说出健康教育的概念和目的。

　　(4) 归纳健康教育的形式和方法。

　　(5) 阐述健康教育程序。

　　(6) 在学习护理各项技能的过程中,能主动将治疗性沟通艺术融入操作中,与模拟患者开展恰当的治疗性沟通。

　　(7) 在学习整个生命周期的全过程中,能主动融入健康教育的技巧,与模拟患者开展恰当的治疗性沟通。

　　(8) 能在晨间集体交接班和床旁交接班中体现礼仪规范和沟通要求。

思维导图

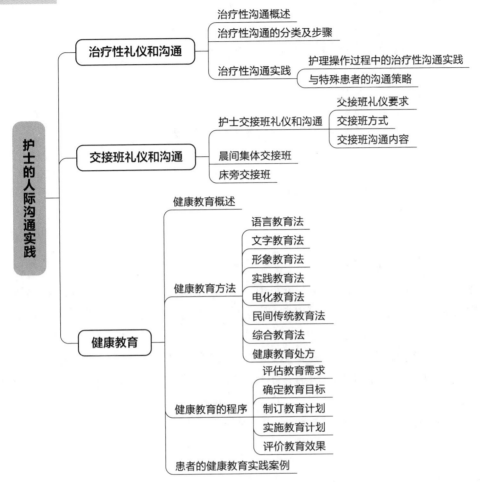

案例导入

华毅,男,58岁,初中文化,工人。因发作性心绞痛5年,复发3天入院。诊断:冠心病、心绞痛、高脂血症。患者有吸烟史,每日20支左右,已28年。体重偏肥胖,平素喜吃甜食,A型性格。护士正在为患者静脉输液,输液过程中,护士与华先生进行沟通:"华先生,您好! 液体已顺利输上了,我今天想跟您聊一聊有关您生活习惯的问题。比如说,吸烟的次数,您要注意慢慢减少,然后逐渐戒掉。因为香烟中的尼古丁可以引起冠状动脉痉挛,冠状动脉是心脏的主要供血血管,这样会诱发心绞痛或心肌梗死。饮食方面要多注意少吃肥肉,多吃新鲜蔬菜,少吃荤菜,少吃甜食。您这个病跟您的生活习惯有密切关系,改变饮食习惯可以改善血脂⋯⋯"

问题：

（1）在本案中，护士与华先生的沟通是哪种类型的沟通？

（2）这种沟通对患者健康生活习惯的养成重要吗？

（3）这种沟通在护患交往中如何实施？沟通时应注意些什么？

第一节　治疗性礼仪和沟通

在线课程8-1　治疗性沟通

一、治疗性沟通概述

（一）治疗性沟通的概念

治疗性沟通（therapeutic communication）是护患双方围绕患者的健康问题而进行的有目的、高度专业化的沟通，是可以起到治疗作用的沟通行为。治疗性沟通是收集患者健康资料，进行健康宣教的重要方法。它要求护士对沟通的时间、地点、目的、内容及形式进行认真的组织、安排、计划并实施，最后评价沟通的效果。

治疗性沟通是一般性人际沟通在护理实践中的具体应用，是以患者为中心、围绕患者健康问题进行有目的的沟通，是医护人员为患者提供健康服务的重要途径。对治疗性沟通含义的理解建立在与一般性沟通区别的基础上。

拓展阅读8-1　治疗性沟通与一般人际沟通的区别

（二）治疗性沟通的目的

治疗性沟通是为了了解患者的情况，确定患者的健康问题与各种需求，对患者进行健康教育。其主要目的包括：①建立并维系一种积极的、开放性的护患关系；②收集患者的健康资料；③和患者共同探讨护士已经确认的护理问题；④和患者共同协商并制订一个共同期望的、目标清晰的护理计划；⑤向患者提供信息和指导。

（三）治疗性沟通的原则

（1）沟通有特定的目的和特定的专业内容。通常治疗性沟通是为收集患者的资料以了解患者的问题所在和解决患者所存在的问题，因而沟通内容是围绕该主题。

（2）沟通需要运用心理、社会学知识。治疗性沟通应根据患者不同的年龄、职业、文化程度、社会角色等来组织不同的沟通内容和运用不同的沟通方式。

（3）在沟通过程中，应注意建立和不断加强良好的护患关系。

（四）阻碍治疗性沟通的因素

1. 护士方面的因素

（1）职业情感：是指从业者在职业活动时所产生和确立起来的内心情绪和体验，是从事这个职业的人应具备的情感。护士的职业情感是护士本人对护理职业的态度以及决定自己职业行为倾向的心理状态，主要包括对职业的热爱度、责任心和对其社会地位的自我评价和改行倾向等方面的认知。

（2）专业知识与技能：护士扎实的理论功底和娴熟的操作技能是完成护理工作的基础和保障。由于护士专业知识欠缺或技能水平不足，会增加患者的痛苦，也会使护患关系陷入困境。

（3）沟通技巧：护士良好的沟通技巧可以增加护患间的情感交流并建立亲密关系。

2. 患者方面的因素

（1）疾病程度：患者病情的轻重程度是影响护患沟通的主要因素之一。

（2）个人经历：患者的患病经历对护患沟通会产生一定的影响。

（3）文化程度：文化程度高，素养好的患者容易沟通；而文化程度低的患者，由于其理解能力的限制会出现理解偏差。

（4）心理状态：患者病情好转或趋于稳定时一般心理状态好，就愿意与人交谈，护患沟通效果好；反之则会影响正常的沟通。

（5）生活习惯：患者入院后其生活习惯会发生相应的改变，易使患者产生心理不适应，引起情绪低落，继而影响护患之间的沟通。

二、治疗性沟通的分类及步骤

（一）治疗性沟通的分类

1. 指导性沟通

指导性沟通由护士解答患者提出的问题，或者是护士围绕患者的病情阐明观点、说明病因、解释与治疗护理有关的注意事项以及措施等。

2. 非指导性沟通

非指导性沟通属于商讨问题式的沟通。护患双方地位平等，患者有较高的参与程度。但需要较长时间，工作繁忙时较难开展。

（二）治疗性沟通的步骤

1. 准备与计划阶段

护士在每次沟通前都应该进行细致周到的准备工作，以确保沟通的有效和成功。

（1）全面了解患者的有关情况：阅读患者的病历以了解患者现在和过去的病史，必要时可以向其他医护人员询问有关患者的健康资料。

（2）明确沟通的目的和内容：即为什么要进行沟通、要完成的任务是什么。

（3）选择合适的时间：根据患者的病情以及入院的时间选择沟通时间，通常选择护患双方均感到方便的时间进行沟通。此外,应根据沟通的目的计划会谈时间的长短。

(4)根据设定的目标确定具体的沟通内容,并列出提纲。

(5)布置好沟通环境:首先,保证环境安静,减少环境内会造成患者注意力分散的因素,如关掉收音机和电视机。其次,要为患者提供环境上的"隐私性",如关上门或用屏风遮挡,可能的话最好要求其他人暂时离开沟通地点,同时也要谢绝会客。

(6)提前通知患者沟通的时间,使患者在良好的身心条件下沟通。

(7)护士的自身准备:沟通前护士要做好身体和心理上的准备。护士应仪表端庄、态度和蔼可亲、言谈得体,让患者产生信任感。

2. 沟通开始阶段

沟通开始时,护士应尊重患者,有礼貌地称呼对方,使患者有相互平等、相互尊重的感觉;主动介绍自己,告诉患者自己的姓名及职责范围,使患者产生信任感;向患者说明沟通的目的、沟通所需要的大概时间;创造一个无拘束的沟通气氛,建立信任和理解的气氛以缓减患者的焦虑,有利于患者思想情感的自然表达;帮助患者采取适当的卧位。

3. 沟通进行阶段

在护患相互熟悉之后,护士应根据沟通的目标及内容应用交谈技巧。沟通时采用不同的语言表达技巧,如沉默、集中注意力、倾听等沟通技巧以加强沟通的效果;注意非语言沟通,保持合适的距离、姿势、仪态及眼神接触;观察患者的表现,及时反馈。

在此阶段,护士一方面要按原定目标引导谈话围绕主题进行;同时要尽可能创造和维持融洽气氛,使患者无顾忌地表露出真实想法和情感。交谈中针对新发现的问题应及时调整或改变原定的主题。

4. 沟通结束阶段

在沟通结束时,护士应根据实际情况和预期计划控制沟通时间,结束时不提新问题。简单总结交流内容,核实记录的准确性。对患者表示感谢,并安排患者休息。

三、治疗性沟通实践

(一)护理操作过程中的治疗性沟通实践

在护理工作中,护士为患者进行各项护理操作时要向患者进行解释和指导。患者有权力知道护士为他进行的是什么样的操作,目的是什么,怎样进行操作。在患者表示理解和接受时,护士才能进行操作。因此,护理操作时的沟通交流要符合专业特点,这样才能提高患者的满意度,确保操作的顺利进行。

护理操作中的沟通交流一般分为操作前解释、操作中指导、操作后嘱咐三部分。

1. 操作前解释

(1)亲切、礼貌地称呼患者,并做自我介绍,让患者感受到护士的热情、友善。

(2)向患者讲解本次操作的目的和意义。

(3)讲解简要方法(如在操作过程中患者会有什么感觉,以提高患者对护理操作的知情程度)是减轻患者焦虑心理的重要手段。

（4）真诚地向患者承诺，使患者相信护士将用熟练的护理操作技术，最大限度地减轻患者的不适，征得患者同意后再准备用物。

2. 操作中指导

（1）在护理操作过程中，询问患者有无不适，仔细观察患者的反应。对于患者的感受予以重视，并视情况做出相应调整。

（2）使用安慰性语言转移患者的注意力，也可围绕患者最关心的问题进行交流。

（3）使用鼓励性语言增强患者的信心。

3. 操作后嘱咐

（1）询问患者的感觉，是否达到预期目标。

（2）交代应注意的问题。

（3）感谢患者的合作，并询问患者有无其他需要。

> 在线案例 8-1　静脉输液操作过程中治疗性沟通策略展示

（二）与特殊患者的沟通策略

1. 愤怒患者

面对愤怒的患者，护士首先应证实患者是否发怒，然后以语言或非语言行为表示对他的理解，再帮助者分析发怒的原因，有效地对待患者的意见和要求，重视和满足愤怒患者解决问题的需要，引导患者通过合适的方式宣泄情感。

导致患者愤怒的原因有多种情况，常见的原因可能是：

（1）患者知道自己患有某种严重的疾病，遭受身心痛苦的同时对治疗失去信心，因而通过发脾气的方式来发泄自己的害怕、悲哀、焦虑或不安全感。面对这种情况，护士应清楚患者目前的状况，给予理解并及时疏导。

（2）有些患者表现得比较过激，稍有不满意就会大发脾气，愤怒地指责别人，甚至会拒绝护理治疗、大声吵闹、拔掉输液器或者破坏护理仪器，或不断地要求护士立刻为他提供各种护理。在这种情况下，护士应保持冷静，不要被患者过激的言辞或行为激怒，更不要对患者采取任何个人的攻击性或指责性行为；护士应注意倾听，了解患者的感受及愤怒的原因，对患者所遇到的困难和问题及时做出理解性反应，并及时满足患者的正常需要，缓解患者的愤怒情绪，使者的身心尽快恢复平衡。

> 拓展阅读 8-2　应对愤怒患者的沟通策略

2. 抑郁患者

抑郁患者常语速较慢、反应迟缓，觉得自己对家庭、社会没有价值，悲观失望，甚至有自杀倾向及行为。护士应以亲切而和蔼的态度提出一些简短的问题，并以实际行动使患者感到医护人员真诚的关心。抑郁患者往往是因为对疾病的治疗以及未来的生活失去信心。因而在治疗护理过程中，护士可通过积极关注来鼓励患者，同时对家属进行健康教育，给患者以治疗的信心。

> 拓展阅读 8-3　与抑郁患者的沟通策略

3. 哭泣患者

患者哭泣时,护士最好能陪伴他(除非他愿意独自待着),可以轻轻地安抚他。患者哭泣停止后,护士可以用倾听的技巧鼓励患者说出伤心的原因,鼓励患者及时表达自己的悲哀,也可以通过与患者家属的沟通来了解原因。允许患者通过独处、发泄、倾听、移情、沉默等来表达情感,护士应关心及支持患者,尽可能地陪伴患者,使患者及时调整悲哀心理,恢复平静。

4. 感知觉障碍患者

对感觉障碍患者应予以个性化护理。如对听力障碍者,讲话时应让患者看到护士的脸部和口型,并可用手势和脸部表情来加强信息的传递;对视力不佳的患者,护士在走进或离开病房时都要告诉患者,并告知自己的姓名,及时对对方所听到的声音做出解释,避免或减少非语言信息;对语言障碍的患者,因其无法表达,护士应尽量使用一些简短的句子,可以用"是""不是"或"点头"来回答,给对方充分的时间,态度要缓和,不可过急,也可用文字进行交流。

感觉障碍的患者往往有自卑感,也可表现为不愿与医护人员配合、不服从治疗、不与人讲话、不敢面对现实、失去对生活的信心等。此时,护士可推荐患者阅读具有激励性的人物事迹,以此作为鼓励;也可运用亲切的语言,适当地关怀,创造良好的气氛,然后采用有针对性的方法努力达到有效的沟通,帮助患者重拾生活的信心,积极配合治疗与护理,争取早日重返社会。

拓展阅读 8-4　与危重患者沟通的策略

第二节　交接班礼仪和沟通

一、护士交接班礼仪和沟通

交接班制度是保证日常医疗护理工作严密性和连续性的一项重要工作程序。护士交接班是交接班制度的重要组成部分,包括晨间集体交接班、床旁交接班和日常班次交接班。护士通过严格的交接班,不仅使患者的治疗护理更加系统、连贯、有序,还可加强护士之间的互相配合,密切彼此之间的合作关系,形成良好的工作氛围和友好和谐的人际关系。因此,注意交接班中的各种礼仪和沟通非常重要。

(一)护士交接班礼仪要求

1. 交接班必须按时

交班者在交班前应完成本班的各项工作,按护理文书的书写规范要求做好护理记录。交班者整理及补充常规使用的物品,为下一班做好必需用品的准备。接班者提前到科室,完成各种物品清点、交接并签名,阅读重点患者(如危重、手术、新患者)的病情记录。

2. 交接班必须做到书面写清、口头讲清、床前交清

接班者如发现病情、治疗、器械、物品交代不清,应立即询问。接班时如发现问题应由交班者负责,接班后发生问题应由接班者负责。

3. 交接双方共同巡视病房

交接双方需注意查看患者的病情是否与交班相符,着重查看患者的基础护理、专科护理是否符合要求,以及病室是否达到清洁、整齐、安静、舒适的要求及各项制度落实情况。

4. 对特殊情况的交接班

如情绪、行为异常和未请假外出的患者,应及时与主管医生或值班医生联系,并采取相应的措施,必要时向院部汇报。除向接班护士口头交班外,还应做好记录。

(二) 护士交接班方式

1. 书面交班

每班书写护理记录单,进行交班。交班报告应由值班护士书写,要求字迹整齐、清晰,简明扼要,有连贯性,运用医学术语。实习护士填写交班报告时,带教护士要负责修改并签名。

2. 口头交班

一般患者采取口头交班,要求语言清晰、信息准确。

3. 床边交班

与接班者共同巡视病房,重点交接危重患者及大手术者、老年与小儿患者及异常心理状态的患者。床边交班者要交代病情、输液及滴速、有无渗漏;特殊治疗情况,查看患者全身皮肤有无发红、压疮、烫伤等变化;床铺是否整洁、干燥;各种导管是否脱出、阻塞;患者的思想情绪是否有波动(不在患者面前交接)。

(三) 护士交接班沟通内容

1. 患者动态

患者动态包括住院患者总人数,出入院、转科、转院、分娩、手术、死亡人数,新入院、危重、抢救、大手术前后或有特殊处置患者的病情变化,以及患者思想情绪波动的情况。

2. 患者病情

患者病情包括患者的意识、生命体征、症状和体征、与疾病密切相关的检查结果,治疗、护理措施及效果(如各种引流管是否通畅,引流液的色、质、量;输注的药物及滴速;注射部位有无红肿、渗漏);患者的心理变化,患者对疾病的态度,家庭、单位的态度和支持情况等。

3. 物品

物品包括贵重物品、常备毒、麻药品,以及抢救物品、器械、仪器等,检查其数量及完好情况。

4. 其他

其他还包括医嘱执行情况、重症护理记录、各种检查标本采集及各种处置完成情况,对未完成的工作也应向接班者交代清楚。

二、晨间集体交接班

晨间集体交接班是指夜班值班人员做出本班次口头及书面工作情况报告的过程,多见于医院各病区常规的晨会。一般由科主任和护士长主持。

(一)晨间集体交接班礼仪

晨间集体交接班时,交接班者都应做到不迟到,准时到位,体现参会者最基本的素质和礼仪。不论是站立或坐位交班,参会人员都要保持正确的站姿和坐姿,面向主持人或交班者,着装整洁,仪表端庄,双眼平视,精力集中。

1. 交班护士礼仪

(1)环境准备:护士在交班前除做好患者、病情方面的准备外,还应做好交班时的周围环境准备。交班环境要清洁、整齐。护士办公桌上只放交班用的护理文书。

(2)仪表准备:经过一夜的工作,交班者都已很疲劳,在交班前应检查、整理一遍个人仪容、仪表,保持良好的护士形象,以饱满的精神状态投入交班工作。

(3)交班时:首先要向大家问候"早上好",然后报告本班次值班情况。交班者应姿态优美大方,不要有小动作,要注意与参会人员的眼神交流,以吸引听众的注意力。站姿交班时,交班者的手臂呈 90°,持交班本,身体挺直,报告病情时应声音响亮、口齿清晰、语调自然、语气得当,面部表情严肃认真。

2. 接班护士礼仪

参与接班的全体护士应认真听取交班护士的报告,切忌东张西望、交头接耳,倚靠座椅、墙壁等,否则既影响交接班的质量和进程,又是对参会者的不尊重。

(二)晨间集体交接班沟通

1. 交班护士沟通

护士在交班前应做好患者、病情方面的准备,熟悉交班内容。报告病情时内容要准确、重点突出、全面概括,要有逻辑性。用医学规范术语体现患者的动态化。交班顺序如下:①报告病区入院、出院、转科患者数;②报告新入院患者及危重抢救患者的病情;③报告当班检查中发现的其他重要情况。

2. 接班护士沟通

接班者如对交班内容有疑问应及时提出,提问题时要注意礼貌用语,交班者应认真、负责地给予回答。

三、床旁交接班

晨会后的床头交接班一般由护士长带领夜班护士和全体日班护士参加,目的是使全体护士掌握科内重点特殊患者的情况,同时让患者感受到温馨和安全。值班护士向下一班护士在患者床前进行重点交班,常用于重危患者、新入院患者、手术患者、病情特殊变化的患者、特殊检查前后的患者等交班。

(一)床旁交接班礼仪

1. 护士要注意自己的形象和举止

夜班护士在交班前要做好个人清洁,着装整齐,仪态端庄。汇报病情时要严肃认真,体现对患者的尊重。在患者床前护士长首先要代表在班的护士以亲切体贴的语言问候患者,在查看患者时动作要轻柔,检查要细致。

2. 交接班人员不可互相说笑、嬉戏、谈论与患者无关的事情

对有些不需要患者了解的内容要注意回避,如患者的隐私、家属要求对患者保密的诊断、病情及工作人员之间的问题等,可回到护士站后再讨论解决。

(二)床旁交接班沟通

床旁交接班主要是对患者的实际情况进行掌握和交接的过程,包括护士交接班者之间以及与患者之间的沟通。

1. 护士交接班者之间沟通

交班者对患者逐个交班,内容主要包括患者夜间病情变化、临时治疗和护理措施及效果、接班者需要注意和完成的治疗和护理等内容,应声音清晰、语言简练、重点突出,详略得当。

2. 护士与患者之间沟通

了解患者夜间的心理和生理状态,并反馈患者对夜间护理工作的满意度,及时发现和解决护患之间隐藏和存在的问题。语言要诚恳,态度要不卑不亢,既要体现对患者的关心和热情,又要表现出护理人员良好的职业素养和风范。

第三节　健 康 教 育

▶ 在线课程8-2　健康教育

一、健康教育概述

(一)健康教育概念

健康教育(health education)是通过信息传播和行为干预,帮助个体或群体掌握卫生保健知识,树立健康观念,自愿采纳有利于健康的行为和生活方式的教育活动与过程。

健康教育的实质是一种有计划、有组织、有评价的教育活动和社会活动,其目的是教育个体和群体建立健康意识,使人们自觉采纳健康的行为和生活方式,消除或减轻影

响健康的危险因素,预防疾病,促进健康和提高生活质量。

(二)健康教育目的

健康教育的广义目的是消除或减轻影响人们健康的危险因素,预防疾病和提高生活质量。其核心是通过卫生知识的传播和行为干预来改变人们的不健康行为,提高健康水平,侧重于那些有改变自身行为愿望的人群,教育的目的是促进健康。

住院患者健康教育的目的是为了让患者达到"知、信、行"。知:让患者知道所患疾病的一般知识、治疗目的及护理要点。信:护士用丰富的知识指导患者,让患者感到护士可信,并形成信念,知识一旦变成信念,就会支配人的行动。行:利用护士的影响力指导患者将健康知识付诸行动。

(三)健康教育形式

1. 提供健康教育资料

(1)发放印刷资料:在医院的候诊区、诊疗室、咨询室等处发放,包括健康教育折页、健康教育处方和健康教育手册等印刷资料;也可建立健康阅览室,提供健康资料与健康科普读物。

(2)播放影像材料:在医院的门诊候诊区、观察室、健康教育室等处,或健康宣传活动现场播放视听传播资料。

2. 设置健康教育宣传栏

在医院内设置宣传栏,宣传栏一般设置于机构外、健康教育室、候诊区、输液室、观察室或收费大厅等显要位置。管理部门应定期更换健康教育宣传栏的内容。

3. 开展公众健康教育咨询活动

利用健康主题日或针对重点健康问题开展健康咨询活动并发放宣传资料。

4. 举办健康知识讲座

定期举办健康知识讲座,引导患者学习掌握健康知识与必备的健康技能,促进患者的身心健康。

5. 开展个体化健康教育

护士在提供护理服务时,应及时发现患者的个性化需求,开展个体化健康知识与技能的教育。

二、健康教育方法

在实施健康教育时,应根据任务内容和形式要求因地制宜、因人制宜,正确选择有效的信息传播方法,以不断提高健康教育的实施效果。健康教育方法可分为以下几类:

1. 语言教育法

语言教育法又称口头教育,即通过语言的沟通与交流,讲解、宣传健康护理知识的方法实施,包括讲授法、座谈法、咨询法、谈话法等。此种方法的特点是简便易行、不受一般客观条件限制,不需要特殊设备可随时随地开展,具有较大的灵活性。

2. 文字教育法

文字教育法是指通过一定的文字传播媒介和学习者的阅读能力,来达到健康教育目的的一种方法,具体形式为读书指导法、作业法、标语法、传单法、墙报法等。该方法的特点是不受时间、空间条件的制约,既可针对大众进行广泛宣传,又可针对个体进行个别教育;同时学习者可以对宣传内容进行反复学习,经济便捷。

3. 形象教育法

形象教育法是指利用形象艺术创作健康教育宣传材料,并通过人的视觉直观作用进行健康教育的方法,其形式可为图片摄影法、标准模型法、演示法等。此法要求制作者具有较高的绘画、摄影、制作等技能,否则粗糙的形象会影响健康教育的效果。

4. 实践教育法

实践教育法是指通过指导学习者的实践操作,达到掌握一定健康护理技能,并应用于自我或家庭护理的一种教育方法。例如:指导糖尿病患者掌握血糖自测法,指导高血压患者掌握自测血压法等。

5. 电化教育法

电化教育法是指用现代化的声、光设备向学习者传递信息的教育方法,如广播录音法、幻灯片投影法、电视电影法等。电化教育的特点是将形象文字、语言、艺术、音乐等有机结合在一起,形式新颖,形象逼真,为学习者所喜闻乐见。但是运用电化教育法,需要具备一定的物资设备与专业技术人员。

6. 民间传统教育法

民间传统教育法利用民间传统艺术(如快板、相声、小品、歌谣等)和民间体育资源(如用自然材料制作健康教育道具、传统游戏等)为载体传播健康知识,提高被教育者对知识的理解度以及参与度。此种方法适用于特定地区或特定人群的健康教育。

7. 综合教育法

综合教育法是指将口头、文字、形象、电化、实践民间传统等多种教育形式,适当结合并综合应用的一种教育方法,如举办健康教育展览、知识竞赛或健康游园会等。综合教育法具有广泛的宣传性,适合大型的宣传活动。

8. 健康教育处方

健康教育处方是用医嘱或护嘱形式提供的健康文字材料,供医护人员在随诊时发放。健康教育处方是针对某种疾病的特点,对患者进行防治知识用药及生活方式指导,使患者在药物治疗的同时多注重预防保健和自我护理。健康教育处方是口头教育内容的补充完善,便于患者保存、阅读,是指导患者进行自我保健和家庭保健护理的有效辅助手段。

三、健康教育程序

护理健康教育程序是科学的思维方法和工作方法,是患者健康教育效果的重要保证。实施过程中以指导性沟通为主,注重调动患者维护自身健康的潜能,激励患者积极参与促进康复的护理过程。具体过程为：评估教育需求、确定教育目标、制订教育计划、实施教育计划和评价教育效果五个步骤。

1. 评估教育需求

评估教育需求是患者健康教育程序的第一步骤。通过调查分析，评估教育需求旨在了解教育对象需要学习的知识和掌握的技能，为确定教育目标、制订教育计划提供依据。

（1）评估内容：①患者对疾病或健康问题的知识水平；②患者对健康教育的态度；③患者的学习能力；④患者所处的环境因素。

（2）评估方法：①直接评估，即通过与患者的接触、谈话直接获得；②间接评估，即通过阅读患者的病历、分析病史及其健康影响因素获得。

2. 确定教育目标

确定教育目标即明确患者及其家属的教育目标，为制订教育计划奠定基础，是护士为达成预期教育目标、选择健康教育措施的基础。设立教育目标是健康教育中的一项重要内容，教育者应根据教育对象的不同情况、学习动机及愿望、学习条件等制订一系列的行为目标，设立的目标应当是明确、具体和可测量的。

健康教育的总目标是帮助教育对象了解健康知识，充分发挥自己的健康潜能。社区护理的健康教育目标主要是为了使社区群体了解有关健康的信息及知识，识别有害健康的因素及行为，培养良好的生活方式。临床患者的健康教育目标是帮助他们学习有关自己健康与疾病方面的知识，正视自己的健康状况，根据健康需要做出理智的选择，有效地参与自己的治疗、护理及康复活动。

3. 制订教育计划

教育计划是进行健康教育活动的指南，是健康教育实施和评价的基础，必须有针对性。所提出的解决问题的具体方案和相应的教育措施要求依据正确、切实可行，并能体现个体化教育原则。教育计划主要由教育时间、场所、内容、人员、方法及教具组成。

（1）教育时间：从患者入院到离开医院期间，均为健康教育时机。

（2）教育场所：患者健康教育应在适宜的场所进行，以免使患者或家属感到不安或尴尬。

（3）教育内容：应根据患者的具体情况决定，确保其针对性。

（4）教育人员：患者健康教育是一个完整的教育系统，医院内的工作人员应根据患者和家属的需求提供相应的健康教育。

（5）教育方法及教具：根据患者的特点，选择恰当的教育方法和教具，以增进教育的效果。

4. 实施教育计划

实施教育计划是将健康教育计划中的各项教育措施落实于教育活动中的过程，是将健康教育计划付诸实践。主要内容包括实施前的准备、选择实施方法、合理安排时间、实施过程中的记录等。在实施教育计划过程中，教育者应灵活机动，注意教育对象学习需求的变化,外界环境的干扰可能影响原有教育计划的实施。健康教育应遵循教学原则,因人、因时和因地制宜,及时了解学习者对教育结果的满意程度,以便及时调整教育方法,获得更佳的教育效果。通过健康教育计划的实施,使教育对象能有效地改变在健康观念和行为方面存在的问题,帮助其树立科学的健康观念和正确的健康行为。为确保计划的顺利实施,应特别注意以下4点:①注重信息的双向传播;②适当重复重点内容;③采取多种教育方法和方式;④注重教育者的态度。

5. 评价教育效果

评价是教育的重要环节,对预期教育目标的达成度和健康教育活动取得的效果做出客观判断的过程。评价的目的是及时修正原有计划,改进工作。教育效果的评价可以通过评价教育需求、教学方法及教育目标的实现程度得以体现。

(1) 评价教育需求:评价以往患者教育需求的评估是否准确、完整。

(2) 评价教学方法:评价教育方法是否恰当、教育者是否称职、教材是否适宜。

(3) 评价教育目标的实现程度:由于目标有不同的层次,前一层次的目标往往是下一层次目标的基础,因此评价时,应参照计划目标,在活动的不同时期进行不同的评价。

🔖 拓展阅读8-5　护士在健康教育中的作用

四、健康教育实践案例

(一) 慢性支气管炎患者的门诊健康教育

病历摘要:患者王某,男,65岁。反复咳嗽、咳痰20年,复发3天。诊断为慢性支气管炎,目前在门诊治疗。

(1) 教育目标:提高患者对本病的防治能力。

(2) 教育内容:①诱发因素;②生活方式;③常规用药。

(3) 教育方法:①推荐阅读专科教育手册;②讲解慢性支气管炎的诱因和临床表现。

📖 在线案例8-2　健康教育示例1

(二) 消化性溃疡患者的住院健康教育

病历摘要:患者陈某,男,42岁,高中文化,司机。患者于3年前无明显诱因上腹痛,偶有反酸、嗳气,自认为消化不良,未予以重视。此后上腹痛时有发作,且常于进餐后加重,冬春季尤甚,自行饮食或服用颠茄片后症状缓解。目前已住院治疗2周,考虑出院。

(1) 教育目标:消除患者紧张心理,纠正不良行为习惯,提高患者对本病的防治能力。

(2) 教育内容:①诱发因素;②生活方式;③常规用药。

(3) 教育方法:①推荐阅读专科教育手册;②讲解消化性溃疡的诱因和临床表现。

在线案例 8-3　健康教育示例 2

实践活动方案 8-1　护理操作中的人际沟通实践
实践活动方案 8-2　健康教育中的人际沟通实践

PPT 课件 8

复习与思考 8

（樊菁怡，瞿晓萍）

第九章　求职礼仪与沟通

章前引言

　　在激烈的就业竞争中，求职者面临着就业压力，如何在成千上万的求职者中脱颖而出？求职是职业选择的双向过程，求职成功与否取决于供需双方的要求能否达成一致，而其中应聘沟通技巧也起着十分重要的作用。求职者首先要做好应聘前的准备工作，学会应聘技巧，正确运用就业信息，切实分析就业形势，调整就业心理。其次，在求职过程中，求职者要注重展示个人的综合素质，包括知识、能力、道德修养，礼仪修养等。此外，求职者在求职过程中还要遵循一定的原则、运用一定的技巧进行沟通，以此促进选择双方的相互了解与价值统一，提升就业竞争力。

学习目标

（1）说出护士求职的常见形式。

（2）明确求职信的撰写内容及写作要求。

（3）说出个人简历的写作内容及写作的注意事项。

（4）归纳面试前准备工作的内容、面试中和面试后的礼仪和沟通要求。

（5）理解良好的礼仪和沟通在求职中的重要性。

（6）充分理解求职沟通的重要性，激发早期职业规划的意愿。

（7）能结合自己的情况和意向，书写一封求职信和制作一份求职简历。

（8）能遵循面试礼仪和沟通艺术，完成一次模拟面试。

（9）在模拟求职过程中体现出训练有素的沟通能力。

（10）在模拟求职过程中体现良好的职业素养。

思维导图

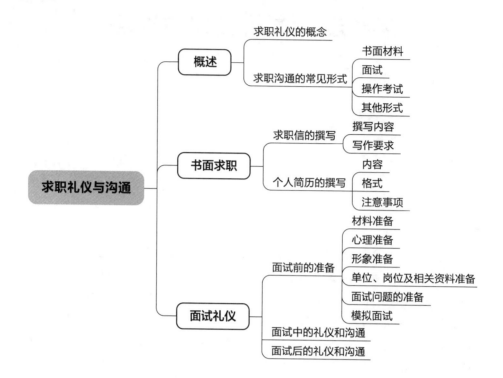

案例导入

　　李丽是上海一所高职院校护理专业的应届毕业生。她的求职意向是上海市某三甲医院的临床护士岗位。为了在众多求职者中脱颖而出,赢得该医院的面试机会,李丽准备制作一份具有自己特色的求职简历。李丽在校期间曾被评为校级"三好学生";获两次全院二等奖学金,一次三等奖学金,并通过大学英语四级考试,成绩为485分。在学习的同时,李丽积极参加院校组织的各项活动,参加学院的英语演讲比赛获一等奖,参加学校组织的红歌比赛获二等奖,参与校园读书报告会等活动。在实习期间,她还荣获了"优秀实习生"称号。

　　问题:

　　(1) 对于自己所向往的职业,李丽具有哪些优势和不足?

　　(2) 如何帮李丽撰写一份精彩的个人求职材料?

　　(3) 如果李丽接到下一轮的面试通知,她应该为面试做哪些准备?

　　(4) 面试中,李丽可运用哪些沟通技巧?

　　(5) 面试后,李丽还需要做怎样的跟进呢?

第一节　概　　述

一、求职礼仪的概念

求职礼仪是求职者在求职过程中与招聘单位接待者接触时,应具有的礼貌行为和仪表形态规范。它体现在求职者的仪表、仪态、言谈、举止以及应聘者的应聘材料等方面,是求职者文化修养、道德水准、个性特征的体现。

二、求职沟通的常见形式

根据招聘单位的机制、工作性质、招聘形式的不同,求职的形式主要可以分为以下几种。

1. 书面材料

求职书面材料一般包括求职信、求职简历、相关技术等级证书、执业资格证书、各级荣誉证书、笔试和其他相关资料等。

2. 面试

面试是通过面对面交谈对应试者进行考核的一种方式。面试具有较大的灵活性和综合性,直观地反映了应试者的实际情况。

3. 操作考试

护士应聘一般要经过护理技术操作考试,操作考试成绩成为衡量护士业务水平高低的一个重要指标。

4. 其他形式

其他形式还包括视频简历和微简历等。这些新颖的求职沟通形式成为一些求职者有趣的尝试,但是还没有成为求职沟通的主流形式。

第二节　书　面　求　职

▶ 在线课程9-1　书面求职礼仪与沟通

一、求职信的撰写

求职信是求职者写给招聘单位的求职信函,它是求职者向用人单位介绍自己的实际能力,表达自己就业愿望和理想的一种特殊书信。

(一)求职信的撰写内容

求职信属于书信,其基本格式也应当符合书信的一般要求。首先在文前居中写"求职信"或"自荐信",字体可比正文稍大。求职信一般由开头、主体和结尾三部分组成。

1. 开头部分

开头部分说明写信的目的,一般包括称呼、问候语、求职缘由和意愿等。

(1)称呼:要用正式的语气,可以写出负责人的职务、职称,如"尊敬的王教授""尊敬的张处长"等。对于单位招聘负责人不甚明确的情况下,可写成"尊敬的××医院领导"等。称呼写在第一行,顶格书写,以示尊敬和有礼貌,称呼之后用冒号。

(2)问候语:求职信的开头要有问候语,问候语要简洁、自然,一般在称呼下方写"您好"。

(3)撰写开头部分的技巧:要能抓住目标单位的注意力,一般可以简要陈述自己的工作能力,表明自己有足够的能力做好此项工作。

2. 主体部分

求职信的主体部分是求职信的核心,要表明你不仅有兴趣,而且有能力胜任这份工作。首先陈述自己对此工作感兴趣的原因,随后再对个人的求职资格和所具备的能力、技能进行概括式的陈述。

(1)专业知识技能:介绍所学专业知识和专业技能,要突出与护理工作密切相关的教育背景及教育阶段的情况。

(2)工作经历和能力:阐述在校的经历和参加社会活动的状况,这些实践和经历应该与应聘职位相关。

(3)性格特长:突出与工作相关的性格特长,这样可以使自己在应聘时多一些优势,也增加被录用的机会。

3. 结尾部分

用一两句话真诚地表示感谢,表明自己非常希望能有面试的机会,并告诉你的最佳联系方式。另外,还要书写祝颂语,如"此致、敬礼""祝工作顺利"等。落款包括署名和日期两部分。署名应写在结尾祝词下一行的右后方,要注意字迹清晰。日期应写在名字下(×年×月×日)。

▢ 在线案例9-1　自荐信

(二)求职信的写作要求

1. 注重逻辑性、条理性

语言表达的逻辑性、条理性、明确性是写求职信的最基本要求。

2. 突出优秀品格

具有特殊的经历、优秀的人格品质以及良好的性格,已经成为当今许多用人单位在录用人员时考虑的重要内容。

▢ 在线案例9-2　求职信撰写案例

3. 学会横向比较

成绩优异者要善于突出和反映自己的优势,把自己的成绩放在年级或专业的排名上来进行比较,这样才更能显示出你出类拔萃的成绩。

4. 善用事实说话

在写求职简历时,要用充分的事实来取信于用人单位。

5. 注意格式规范

求职信的书写要按照规范的格式,这样不仅体现出你对用人单位的尊重与重视,也体现出你的文学功底。

6. 避免简写歧义

用简写词语一是显得不够庄重;二是有些简称超出一定范围人们可能就会不了解,甚至产生误解。

7. 注意措辞和语气

求职者应注意求职信的措辞和语气,可使用标点符号突出求职重点。

8. 内容要准确、真实且具有独特性

切记不可全篇照抄书籍或网络上的求职信模板,避免与简历内容有大段的重复。

📖 在线案例 9-3　这样的求职信会成功吗?

二、个人简历的撰写

(一)个人简历的写作内容

个人简历一般包括三个主要部分:介绍个人情况;说明求职目标、资格和能力;附加参考性资料和佐证材料。

1. 介绍个人情况

用一目了然的格式、简洁的语言说明个人基本情况,主要包括姓名、性别、民族、政治面貌、籍贯、学历、通信地址、联系方式以及求学和工作经历等。

2. 说明求职目标、陈述求职资格和能力

(1)求职意向:用一两句简短、清晰的语句来说明求职者所希望谋到的工作岗位。

(2)教育背景:主要写明就读的学校、院(系)、专业(方向)、学习情况。书写教育情况的时间顺序通常用倒序,对于大学生来说一般只写大学和高中阶段的教育经历即可,不必追溯太远。

(3)社会实践(含见/实习情况):护生在简历中需要将临床实习情况如轮转的科室、参加的社会医疗活动、掌握的护理操作技能、出科考试成绩以及受过的奖励等情况简单明了地予以介绍。

(4)专业课程:挑出与应聘职位相关的课程,无需将所学课程都写上。

(5)外语/计算机水平:外语水平介绍语言表达能力,主要是外语等级考试成绩;计算机水平主要介绍计算机等级考试成绩等。

(6)奖励/证书/科研成果:主要介绍取得的与应聘职位有关的资格证书,以及在学习和实践活动方面获得的奖励等。

（7）特长爱好：介绍自己的优势和与求职意向有关的爱好。

3. 附参考性资料和佐证材料

在结尾附上有助于求职的相关证件和资料，以增加简历的真实性和可信性，包括学校的推荐信、成绩单以及重要证书的复印件等。

（二）个人简历的格式

求职简历没有固定的格式，每个求职者可以根据自己的情况进行设计。一般来说有两种格式：一是文字型简历，二是表格型简历。

（三）写作个人简历的注意事项

1. 有针对性

含糊笼统、毫无针对性的简历会使你失去很多机会，所以必须避免你的简历千篇一律。这要求在撰写前要明确你的求职目标，要为你的目标"量身定制"合适的简历。

2. 言简意赅

简历篇幅一页最好，最多两页，主要展现自己与职位相关的信息。言简意赅并不表示尽可能地压缩信息，一定要用有限的文字体现出个人的优势和强项，以及与所应聘岗位的对应性。

3. 内容重点突出

由于时间的关系，招聘人员可能不会十分仔细审阅每份简历，因此简历内容一定要重点突出。尤其突出自己很适合做这份工作，并且能做好这份工作。

4. 体现诚信

诚信是大学生走向社会的首要条件，简历是你向用人单位体现诚信的一个平台。简历模板、他人的简历只可以用来参考，千万不要简单地"克隆"。

5. 语言表述准确

简历中使用的字、词、句均应准确无误，并且应该做到语言连贯、表达一致。

6. 版面整洁规范

对简历外形的包装，最高境界是在朴素中见匠心，用细节打动人，其版面一定要整洁而规范。

7. 后期制作完善

简历成文后还需要仔细检查，绝对不能出现错别字、语法和标点符号方面的低级错误。

📖 在线案例9-4 "个人简历"示例

第三节 面 试 礼 仪

▶ 在线课程9-2 求职面试礼仪与沟通

求职者在综合面试过程中表现出的礼仪水平反映的是求职者的综合素质。因此，求职者在面试前、面试过程中以及面试结束后都要注重基本礼仪,以提高面试成功率。

🔲 拓展阅读9-1 细节决定成败

一、面试前的准备

从应试者的角度来说,面试时最大的障碍就是紧张,对面试的过程尤其是考官提的问题没有预案。因此,成功面试的前提之一就是要克服紧张的情绪,自信地走进面试现场。要从容地面对主考人员的提问,首先就要做好充分的准备工作,具体包括以下内容。

(一)材料准备

面试前要把与本次面试相关的材料准备齐全,按顺序存放。

(二)心理准备

求职面试不仅是能力智慧的考验,更是一场心理承受能力的挑战。在面试之前,求职者要克服紧张焦虑的情绪,努力挖掘自己潜在的力量,以沉着、稳健的气势面对主考官,满怀信心地走进面试现场。

(三)形象准备

良好的形象既表达了对考官的尊重,又体现了求职者对这份工作的重视,可以给对方留下良好的第一印象。

1. 着装

面试者服装要合体,讲究搭配,展现出正统而不呆板、活泼而不轻浮的气质。无论应聘何种职位,面试着装均要遵循"朴素典雅"的原则。

男性以穿着深色或色调反差较小、款式稳健的套装西服为宜,配以整洁的衬衫和对比不强烈的同一色系领带。较好的面试着装是深蓝西装、白衬衫、深色裤子、黑色皮鞋,领带的图案和色泽不可太过招摇,以串色、条纹、圆点等图案为最佳。

女士以穿着朴素、得体的裙装或套装为宜。天气冷时,西装或短外套比较合适,冬装也要简洁明快,一般不要穿运动装、牛仔装、T恤装、透明的纱质或轻薄的面料服装,以免给人以不庄重之感。鞋子应该以不露脚趾的中跟皮鞋为宜,若着裙装应配以与肤色相近的连裤丝袜。有时护生在面试时会被要求着护士服,因此在穿着时一定要严格遵循护士服的着装要求。

2. 仪容

面试时男士应保持头发干净、清爽、卫生、整齐,发型宜简单、朴素,鬓角要短。一般以庄重大方的短发为主导风格,要求前不盖额、侧不遮耳、后不及领;还要注意刮净胡须。

女士要保持端庄、干净的形象,发型以端庄、简约、典雅为宜,避免滥用饰物。女士的颜面修饰要清新、素雅,色彩和线条的运用都要"宁淡勿浓"、恰到好处。香水的选择要与气质相匹配,味宜淡雅,闻上去给人以舒畅的感觉。指甲要干净、整洁,修剪得体,长度适中,最好不要使用指甲油。

从饰物上看,男性和女性均可佩戴一只手表和一枚戒指,无须佩戴过多饰物。女性还可以佩戴款式简单的纱巾或披肩,精致的手链或项链。

3. 姿态

姿态是一个人精神面貌的外在体现,良好的姿态是一种无声的语言,是内在气质的体现。

(1)站姿:女性护理人员的站姿应自然、得体、优雅,体现一种亭亭玉立的美,面试时双脚可采用"T"字形站姿,双手垂握于下腹部或中腹部。男性护理人员可体前扣手站立,双脚后跟并拢,脚尖打开,双手右上左下相扣小腹位。

(2)坐姿:女性护理人员的坐姿应给人以沉着、稳重、冷静的感觉。坐在椅子的前2/3,上身端直稍前倾,双肩平正放松,双腿并拢内收,与地面呈45°~60°夹角,双手掌心向下、右上左下搭于双腿中部。男性护理人员双膝并拢稍开,双脚与地面成90°自然平踏于地,双手手心向下分别放于大腿前1/3处。

(3)行姿:表情自然放松,昂首收颌,挺胸收腹,直腰提臀,双肩稍后平展,双臂自然下垂,前后摆动,步态轻盈,步幅适中,步韵轻快。

(4)表情:面带微笑,充满自信,目光坚定。

(四)单位、岗位及相关资料的准备

1. 收集应聘单位信息

(1)单位环境:如医院的类型、性质、地点、规模效益、医院文化以及发展动态等相关信息。

(2)福利待遇:如进修深造学习的机会。

(3)单位对应聘护生的要求,如身高、形象、性格、爱好特长、职业道德、创新意识、团队精神等。

2. 收集岗位信息

(1)岗位要求:工作规范、所需知识、技能、发展空间等。

(2)面试注意事项:护生可以在实习期间向医院的医护人员请教护生面试的注意事项,还可以向往届毕业生咨询面试的形式、内容、注意事项等。

3. 收集面试考官个人信息

(1)考官的性格、特点以及在以往面试中的提问习惯等。

(2)了解考官最想知道什么,此次应聘是否有决定权等。

(五)面试问题的准备

面试时,考官要提问的大多数问题是规定好的,应试者可从以下几个方面准备面试问题:

1. 个人背景

年龄、兴趣爱好、政治面貌、毕业院校、实习、实践等。

2. 个人成就

学习成绩、承担社会工作的业绩、荣誉表彰、个人特长等。

3. 专业素质

护理专业知识、专业技能、职业形象及道德等相关常识。

4. 能力水平

人际沟通能力、分析判断能力、逻辑思维能力、语言表达能力等。

5. 价值观

个人理想、敬业精神、是非标准等。

6. 应聘动机

应聘原因、岗位期望等。

7. 其他相关内容

面试者对可能提出的问题做到胸有成竹。同时,可以通过多种途径了解用人单位的情况和面试形式,在面试前可以采用列写提纲和试讲的方式练习。

(六) 模拟面试

在进行充分的面试材料准备的基础上,为了更好地应对面试、消除面试紧张心理、积累面试经验,护生可以收集相关材料,进行模拟面试。

▣ 实践活动方案 9-1 模拟面试实训

二、面试中的礼仪和沟通

(一) 面试的一般过程

一般来讲,面试的过程分为三个阶段。

1. 自我介绍

一般用 1~3 分钟即可,面试考官会对应试者的精神面貌、表达能力、对岗位的渴望做出判断,并形成第一印象。

2. 自由问答阶段

这是面试中最关键的部分,面试官将通过应试者的回答将应试者的资质、职业兴趣与单位可提供的工作岗位进行对应,主要目的在于考察应试者的能力和素质是否适合他所应聘的岗位和组织。

3. 结束阶段

面试考官会再次对单位做简要介绍,回答应试者仍留有困惑的问题,告之何时得到面试结果或进一步的安排。

(二) 面试中的礼仪

1. 敲门进入

进入面试场所时,无论门开着还是关着,都必须敲门。一般轻轻敲二至三下即可,得到允许后方可进入,并回身关门。开门或关门动作尽量要轻。

2. 致意入座

进门站定后应面带微笑主动向面试官打招呼问好,称呼得体。如果有多位面试官,应环视一周,向所有人致意。得到招聘人员的许可后方可入座,入座前应礼貌地说声"谢谢"。落座后,女生应并拢双脚,双手自然搭放在腿上;男生可把两腿打开至与肩同宽的距离,两手分别搭放在膝盖上。坐下后要保持良好的坐姿,不要紧贴着椅背坐,不要坐满,一般以臀部占据座位 1/2～1/3 为宜,注意不要跷腿或左右摇摆。

3. 从容应答

(1)视线处理:说话时不要低头,要看着对方的眼睛或眉间,不要回避视线,也不要一味直勾勾地盯着对方的眼睛,这样会使对方感觉不舒服。回答问题时,视线注视的位置应该在对方的脸部,以双眼为底线,上到前额的三角部分。如果你注视对方这个部位,就会显得严肃认真,对方也会感到你有诚意。

(2)微笑:初次见面时面带微笑,可能获得热情、善良和友好的第一印象。

(3)手势:在面试过程中若与面试官交谈很投机,可适当地配合一些手势讲解,体现从容自信,但不要张牙舞爪、手舞足蹈。

(4)谈吐文明:首先要学会倾听,适当地做出一些反应。说话要和蔼可亲、彬彬有礼,自我介绍切忌拖沓,重点应放在对用人单位的兴趣和了解上,同时展示出你与岗位要求相符合的个性特点,让对方感觉到你是有备而来。不要随便打断对方的话,不要轻易反驳对方,必要时先说声"对不起,老师",再插话。斯文有礼、不卑不亢、大方得体的言谈举止,可以大大提升你的职业形象。

(5)实事求是:面试遇到一些自己不熟悉或根本不懂的问题时,应从容应对,坚持以事实说话。"这个问题我事先没有思考过,我目前认为……"尽可能说出自己的想法,虽然不完善或不成熟,但也表达了自己的想法;如果实在不知,也可以坦率承认、虚心求教。切忌不懂装懂,信口开河。

4. 适时离开

在面试快要结束,双方的意愿都表达得差不多时,求职者听到面试官说"你的情况我们已经了解了""今天就到这里吧""谢谢你对我们工作的支持"等时,可以面带微笑主动告辞。告辞时要注意礼貌,离开前可使用鞠躬、点头或微笑等方式向招聘方致谢:"十分感谢贵医院给我提供这次面试的机会",加深考官对自己的印象。同时注意细节,如将自己坐过的椅子归到原位,走出房门时轻轻关门;如果门口有其他工作人员,也应友善道谢后再离开。

📖 在线案例 9-5 她会面试成功吗?

三、面试后的礼仪和沟通

(一)表示感谢

在面试后一两天内,可写一封书面或电子邮件的感谢信给面试官,内容简洁,开头提及自己的姓名、面试时间和面试岗位,中间要重新表明对该单位、该职位的渴望,结尾感谢面试官为你花费了精力和时间,以及强调自己愿意为单位的发展做贡献的决心。

(二)询问结果

一般来说,如果用人单位没有告诉应聘者什么时候回复面试结果,可以在一星期后询问面试结果。询问时要充满信心,即使没有被录用,态度也要热情。可以咨询自己在求职面试过程中有哪些做得不够的地方,希望对方能给自己提供一些建议,以便今后改进。同时调整心态,认真总结经验,准备迎接下一次面试。

总之,求职过程中遵循相应的礼仪规范,可以帮助求职者增加求职成功的机会,因此一定要重视学习相应的求职礼仪规范。

拓展阅读9-2 以感恩的心态面对一切

实践活动方案9-2 求职礼仪与沟通

PPT课件9

复习与思考9

(丁超,瞿晓萍)

第 **五** 篇

护士的伦理道德修养

第十章　护理伦理学基础理论

章前引言

　　护理伦理学是伦理学的一个分支,是研究护理职业道德的应用科学,是运用一般伦理学原理解决和调整护理实践中护理人员与患者、与其他医务人员、与社会之间相互关系的一门科学,是护理学和伦理学交叉相融而逐渐自成体系的一门独立学科。随着科学技术的不断进步和"以人为本"理念的逐渐发展,护理职业道德在医疗工作中突显出重要的作用,护理伦理学已成为每一位护理工作者的必修课。学习和研究护理伦理学,培养高尚的伦理道德修养,不仅是护理人员履行为人类健康服务职责的需要,也是促进社会主义精神文明建设的需要,对现代护理学的发展和医疗卫生体制的改革具有十分重要的意义。

· 学习目标 ·

　　(1) 解释伦理、伦理学、护理伦理学的概念,辨析伦理与道德的关系和区别。

　　(2) 描述护理伦理学的研究对象和研究内容。

　　(3) 归纳生命论、人道论的理论内容和伦理意义。

　　(4) 描述道义论、功利论、美德论的理论内容和伦理意义。

　　(5) 描述护理伦理学教育、修养、评价的方法,明确护理人员在工作中应具备的护理伦理学教育和修养,准确做好护理伦理学评价。

　　(6) 运用护理伦理学的基础理论指导护理实践,辩证地分析解决护理工作中的实际问题。

　　(7) 培养良好的护理职业道德品质,重视护理伦理学素养的培育,树立正确的人生观。

　　(8) 理智清醒地看待护理工作中的矛盾问题,辩证分析,把握正确的立场。

思维导图

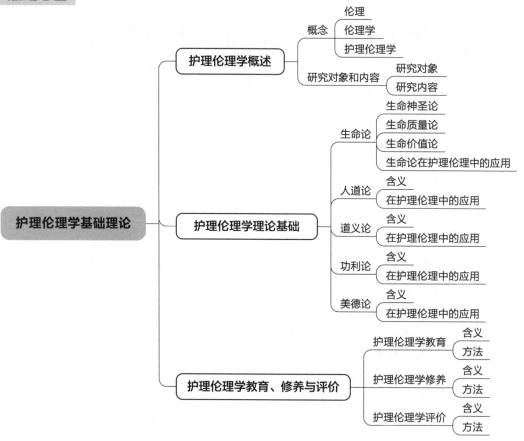

护理伦理学基础理论
- 护理伦理学概述
  - 概念
    - 伦理
    - 伦理学
    - 护理伦理学
  - 研究对象和内容
    - 研究对象
    - 研究内容
- 护理伦理学理论基础
  - 生命论
    - 生命神圣论
    - 生命质量论
    - 生命价值论
    - 生命论在护理伦理中的应用
  - 人道论
    - 含义
    - 在护理伦理中的应用
  - 道义论
    - 含义
    - 在护理伦理中的应用
  - 功利论
    - 含义
    - 在护理伦理中的应用
  - 美德论
    - 含义
    - 在护理伦理中的应用
- 护理伦理学教育、修养与评价
  - 护理伦理学教育
    - 含义
    - 方法
  - 护理伦理学修养
    - 含义
    - 方法
  - 护理伦理学评价
    - 含义
    - 方法

案例导入

《人民网—新闻网》曾报道一则《新生女婴被弃医院 医护人员当起"爹妈"》的新闻。2016 年 5 月 7 日,南昌市第一医院诞生了一名女婴,因为患了新生儿肺炎住进儿科接受治疗,但痊愈后被父母遗弃在医院。儿科的医护人员自愿自发地奉献爱心,捐献各种物品,当起了女婴的"爹妈",照顾了她近 3 个月,并给她取名叫"乐乐"。在经过多方努力仍然没有找到乐乐父母的情况下,医护人员求助公安。8 月 3 日,乐乐在南昌市百花洲派出所民警的护送下被送往福利院,之后很快被好心人收养。

问题:

(1) 当可怜的新生儿被狠心的父母遗弃在医院时,医护人员自发地当起了她的"爹妈",无微不至地照顾着小生命,这体现了医护人员怎样的美德?

(2) 照顾弃婴是医院的职责吗?

在本案例中,有哪些伦理问题值得人们思考?

第一节 护理伦理学概述

在线课程 10-1 护理伦理学概述和生命论

一、概念

（一）伦理

1. 伦理的含义

伦理是由"伦"和"理"两个概念组成。"伦"是指人伦，即人与人的关系。"理"是指事理、情理、方法、规则，即为人处世应遵循的道德律令和原则。伦理本意是指人伦之理，即血缘亲属之间的礼仪关系和行为规范，泛指人们处理人与人、人与社会关系时应遵循的道理和准则。现代意义上的伦理是指调节和规范人与人之间、人与自然之间的关系时，应当遵循的基本道理和准则。"伦理"一词常被人们视为"道德"的同义词，两者含义相近，皆有习俗、品性之意。但道德一般指道德现象，而伦理则是道德现象的系统化和理论化。

2. 伦理与道德的关系

拓展阅读 10-1 伦理与道德的关系

（二）伦理学

伦理学（ethics）作为哲学的一个分支学科，是对道德的起源、本质、作用及其发展规律进行哲学思考和系统研究的一门科学。伦理学的研究对象是道德现象，因而伦理学又称为道德学或道德哲学。

伦理学在系统阐述道德的本质、作用、起源及发展规律之外，还阐述了一定社会的道德核心、道德原则、规范和范畴，道德评价的标准和道德的最高原则，以及道德教育和道德修养等重要问题。其目的在于规范人们的社会行为，形成适应一定社会、阶级、阶层所需要的道德风尚和精神文明，稳定社会秩序，巩固一定的经济关系。

（三）护理伦理学

护理伦理学（nursing ethics）是研究护理职业道德的科学，是运用一般伦理学原理去解决和调整护理学发展中，特别是护理实践中护士与他人之间、护士之间、护士与社会之间关系的护理道德意识、规范和行为的应用科学。它是伦理学的一个分支，是护理学和伦理学相融合的交叉学科。护理伦理本质上是医学人文精神和医学伦理道德在护理领域的集中体现，也是生命伦理在护理领域的具体表现。

护理伦理学与护理实践关系密切，其原理、概念等来源于护理实践，并在护理实践中得到发展，受到检验；护理伦理学也必须应用到护理实践中去才能有生机和活力。护理伦理学对护理实践有巨大的指导作用,促进护理人员的行为转变为自觉的行为、道德的行为,从而把护理人员造就成为高尚的人、有益于人民的人。

二、研究对象和内容

(一) 研究对象

护理伦理学以护理实践过程中的护理道德现象、护理道德关系及护理道德的发展规律为研究对象。

1. 护理道德现象

护理道德现象是指护理领域中普遍存在的各种道德关系的具体体现,主要包括护理道德的意识现象、规范现象和活动现象三个部分。护理道德意识现象是指护士在处理护理道德关系实践中形成的心理以及护理道德思想观念和理论的总和。护理道德规范现象是评价护士行为的道德标准,是判断护理道德活动善恶、荣辱、正义与非正义的行为准则。护理道德活动现象是指在护理领域中,人们按照一定的伦理理论和善恶观念而采取伦理行为,开展伦理活动的总和。

2. 护理道德关系

护理道德关系是指在护理领域中由经济关系决定的按照一定的道德观念形成的人与人、人与社会的护理关系。主要包括护理人员与服务对象的关系、护理人员与其他医务人员之间的关系、护理人员与社会的关系,以及护理人员与护理科学、医学科研之间的关系。

📖 **拓展阅读 10 - 2   护理道德关系简介**

3. 护理道德发展规律

护理道德的产生、发展有着自身的规律性。护理道德的发展规律是指在护理道德现象之间内在的、本质的必然联系。护理伦理学的任务之一就是发现、认识护理道德的发展规律,使人们更好地尊重规律、利用规律,在护理实践和护理研究中少走或不走弯路。

(二) 研究内容

护理伦理学研究的内容十分广泛,只要是涉及与护理职业有关的伦理道德问题均属于护理伦理学的研究范围。概括起来主要包括以下四个方面。

1. 基本理论

护理伦理学的基本理论是指导护理道德实践的伦理学理论,包括生命论(生命神圣论、生命价值论、生命质量论)、人道论、道义论、功利论与美德论等内容。

2. 规范体系

护理伦理学的原则、规范和范畴共同构成了护理伦理学的规范体系,是护理伦理学的核心内容,也是指导护理实践、进行价值判断的基本依据。护理伦理学原则是规范体系的核心内容,占主导地位;护理伦理学规范是原则的具体化,也是规范体系的主要构成部分;护理伦理学范畴是主体性、自律性的护理道德规范。

3. 教育与修养、评价与监督

护理伦理学的教育、评价与监督包括护理伦理学教育的过程、原则和方法,护理伦理学修养的特点和境界,护理伦理学评价的标准和方式,以及护理伦理学监督的方式等。

4. 护理实践中的伦理难题

在临床工作中,医学新技术给患者带来福音的同时,也带来了大量难以解决的伦理难题,如人工生殖技术、基因技术、器官移植、卫生资源的合理分配、疑似缺陷的胎儿流产、安乐死等,直接困扰着医护人员的判断与决策。因此,这些伦理难题将会成为伦理学研究与发展的重要难关。

第二节　护理伦理学理论基础

▶ 在线课程 10-2　人道论、美德论、道义论、功利论

护理伦理学的理论基础主要包括生命论、人道论、道义论、功利论和美德论。

一、生命论

生命论(life theory)是关于人生命的本质和意义的理论,阐释如何认识生与死,如何处理生与死的矛盾问题。随着社会的进步和医学的发展,人们对生命的认识和看法先后经历了生命神圣论、生命质量论和生命价值论三个伦理认识阶段。

(一)生命神圣论

生命神圣论是指人的生命至高无上、神圣不可侵犯的伦理学观念,是人类对生命现象,尤其是对自身生命现象进行认识而最先获得的最重要的观念性成果。生命神圣论强调在任何情况下都要尊重人的生命。其基本内容是人的生命是宝贵的、神圣的,无论何种情况都应该得到重视和保护,而不允许有任何触动和侵犯。因此,当人的生命遭遇疾病侵袭或面临死亡威胁时,医务人员应该义不容辞、竭尽全力地去挽救、维护和延长生命,任何放弃、中断和停止治疗的行为都是不道德的。

📖 拓展阅读 10-3　生命神圣论的产生与发展

生命神圣论与医学职业相伴而产生,在人类思想发展史中具有重要的伦理学意义。它从道德的角度强化了医学的宗旨,提出医护人员的重要职责就是重视和维护人的生命及健康,也在客观上促进了医学的发展与繁荣,不断提升医疗护理的技术水平。生命神圣论提倡热爱和珍惜生命、尊重患者、济世救人,为医学人道主义的形成与发展奠定了思想基础。

📖 拓展阅读 10-4　生命神圣论的局限性

（二）生命质量论

基于现代医学生物技术发展对生命神圣论的挑战，生命质量论的出现从理论上弥补了生命神圣论的部分缺陷，使现代医学伦理学及护理伦理学的理论基础和研究方法更加科学和完善。

生命质量论是指以人的自然素质（体能和智能）的高低、优劣为依据来衡量生命对自身、他人和社会存在价值的伦理观念。生命质量论强调人的生命价值不在于生命存在本身，而在于生命存在的质量，人们应该根据生命质量的高低来选择并决定对患者的医学处置措施。不同的生命质量对社会的影响和意义不同，因此应当有区别地对待生命。对于生命质量低的人，没有必要不惜一切代价加以维持和保存。

📖 **拓展阅读 10-5 生命质量的分类**

生命质量论的提出对生命存在提出了更高的要求，标志着人类生命观迈向成熟，趋于理智，具有重大的伦理学意义。生命质量论的形成与发展标志着人类对追求自身完善的理性认识，改善自身素质，注重生命质量，以求更大的发展空间。生命质量论为提出人口政策、环境政策、生态政策等提供了理论依据，为干预生命存活的医疗护理决策提供了有力的参照，使得医护人员意识到医疗卫生工作不仅是解除患者的病痛、维护和延长患者的生命，更是要努力促进患者的康复，提高他们的生命质量。

📖 **拓展阅读 10-6 生命质量论的局限性**

（三）生命价值论

生命价值论与生命质量论相辅相成，生命质量是生命价值的基础和前提，生命价值论则是生命质量论的补充和纠正。

生命价值论是根据生命对他人、对社会以及对自身的效用和意义为标准，来衡量生命意义的伦理观念。判断一个人生命价值的大小主要取决于两方面的因素：一是生命本身的质量，是生命所具有的生物学价值；二是生命对他人、社会和人类的意义，是生命所具有的社会学价值。前者决定了人的内在价值，后者决定了人的外在价值，即判断生命价值的目的和归宿。判定人的生命价值要将内在价值和外在价值相结合，不仅重视生命的内在价值，更应重视生命的外在价值。也就是说，看他对他人、对社会的贡献，贡献越多，其生命就越崇高，价值也就越大。

由于社会历史条件、文化、宗教信仰的差异，生命价值并不是固定不变的。人们对生命的观点、态度、标准不尽相同，对生命价值的评价也是困难而复杂的。所以，在评价一个人的生命价值时，应该用全面的、历史的、辩证发展的观点来看待和认识，特别是在决定生命取舍时必须保持全面、客观、冷静和审慎的态度。

📖 **拓展阅读 10-7 生命价值论的伦理意义**

（四）生命论在护理伦理学中的应用

生命神圣论、生命质量论与生命价值论这三种对生命认识的观点并不是相互对立或绝对独立的,而是互补统一的。生命之所以神圣就在于生命是有质量、有价值的,无质量、无价值的生命并不神圣,而具有一定质量和价值的生命才是生命神圣的最根本内容。简而言之,应将生命神圣论作为生命论的基础与核心,以生命质量论和生命价值论作为必要的和重要的补充,才能正确地把握生命三论。

现代生命论要求人们在处理医疗护理问题时,从生命的神圣论、质量论和价值论的辩证统一中去看待生命,应当在生命的价值和质量的前提下维护生命的权利、神圣和尊严。这种生命观使护理职业道德观念从传统的维护生命的格局,上升到提高生命质量和价值的格局,使护理职业道德的目标从关注人的生理价值和医学价值,扩展到关注人的社会价值,从而为计划生育、优生优育等提供道德论证,也为处理临床工作的一系列难题提供新的思路。

二、人道论

(一) 人道论的含义

人道论(人道主义,humanism)是关于人的本质、使命、地位、价值和个性发展等的思想体系和伦理理论。人道主义是人类文明进步的成果,是人类共同的精神财富。它倡导以人为本,充分尊重人的生命、尊严和价值,指导人们从社会生活的各个层面正确认识和处理人类所面临的种种利益和矛盾,合理调整人与人、人与社会、人与自然之间的关系。

> **拓展阅读 10-8 人道主义的概念**

医学人道主义亦称医学人道论,属于伦理学原则和道德规范意义上的人道主义。医学人道主义是指在医学领域内,特别是在医患关系中体现出的医务人员以患者为本、同情和关心患者、重视患者的生命质量和价值、尊重患者的人格和权利、维护患者的利益和幸福的伦理观念及其理论,是医学工作者应具备的思想素质。

> **拓展阅读 10-9 医学人道论**

(二) 人道论在护理伦理学中的应用

人道论对护理人员提出了很高的要求,具体表现为以下几个方面。

1. 尊重服务对象的生命

尊重生命是人道主义最根本的思想,护理人员任何时候都不应轻易放弃患者的生命。人的生命不可逆转,生命对任何人来说只有一次,生的权利是人的基本权利。此外,在护理服务过程中,还要注意保持和维护患者的生命质量和生命价值。护士要重视患者的当下幸福,对于患者的痛苦不可麻木不仁、视而不见,即使对待绝症患者也应尽量让患者享受人生幸福,体现人文关怀。

2. 尊重服务对象的权利

人人享有卫生保健的权利,在医学面前人人平等是人道主义所追求的理想。在护理实践中,护士应当尊重患者不同的文化背景与宗教信仰,对于患者不同的生理、心理、社会、经济情况提供平等、优质、人性化的服务。护士应尊重患者的人格,尊重患者的知情同意权、选择权,做好病情和隐私的保密,维护好患者的健康利益。

三、道义论

(一)道义论的含义

道义论又称义务论、道义主义或非效果论,是指人的行为必须按照某种道德原则或某种正当性去行动的伦理学理论。具体来说,就是围绕道德、义务、担当、责任这些概念,来研究和探讨人应该做什么,不应该做什么,即人应该遵守怎样的道德规范,并对人的行为动机和意向进行分析,保证人的行为合乎道德。道义论认为对一个人行为的评价不在于行为的后果,而在于行为本身所具有的特性或所依据的原则,而有些原则和规则不管后果如何都必须遵守。因此,道义论是一定社会阶段的道德原则和道德规范对人们的道德要求。

📖 拓展阅读 10-10 道义论

(二)道义论在护理伦理学中的应用

道义论强调的是医护人员对患者的医德责任心,主要研究探讨护士的行为动机和意向,并确定护士的行为准则和规范。它指导护士在护理过程中具有或应当遵循何种责任,应该做什么,怎样做才是道义的。

1. 提高护理道德认识

道义论使护士认识到治病救人、为患者服务是其应尽的职责和最基本的道德义务,而且履行此职责时应是自觉自愿和无条件的,不是以得到某种权利和报偿为前提条件。

2. 培养护理道德良心

护理道德良心是深藏于护士内心的一种意识活动。道义论有助于培养护士对护理善恶观念和行为的一种自我觉悟,表现为一种稳定的护理道德情感,护士拥有这种理性认识和自我评价能力才能形成稳定的护理道德信念。

3. 明确护理道德责任

道义论促进护士在自觉履行护理道德义务的过程中,认识到自己对社会、对医院、对患者所承担的责任,在护理活动中形成自己的护理行为动机,并上升为道德责任感,有利于更好地为患者提供优质的护理服务。

四、功利论

(一)功利论的含义

功利论(功利主义或功用主义,utilitarianism)是西方伦理学中一种以功效或利益作为道德价值的基础或基本的评价标准,强调行为实际效果价值的普遍性和最大现实的伦理学说。功利论是后果论的一种,后果论认为行为的道德与否与道德主体的动机无关,而主要取决于行为是否能带来好的结果,即后果论是用行为的结果来判断行为本身的一种理论。

与前文的道义论相反,功利论认为事件的发生和演变都有其目的,判定人的行为在伦理上正误的标准是要看其行为的效用如何,而不是动机。功利论的道德原则是"最大多数人的最大幸福",它认为每一个人的行为或所遵循的原则应该为最大多数人带来最大的快乐或幸福。例如:按照功利论的观点,医务人员对癌症晚期的临终患者实行安乐死,只要此行为使临终患者没有痛苦,并且给与之有关的整个社会、他人带来利益,此行为就应当是正确的。后果论与功利论所说的行为结果,是以该行为能不能带来快乐为标准。如果行为能给别人带来快乐,那就是利他主义的功利论;如果行为给自己带来快乐,就是利己主义的功利论。

📖 拓展阅读 10-11　功利论

(二)功利论在护理伦理学中的应用

在护理职业道德中,功利论主张护士的行为以满足患者和社会大多数人健康利益为标准。

1. 功利论有助于护士树立正确的功利观

在护理实践中,功利论倡导护士在判断或抉择时,应以患者和社会多数人的利益为重,将患者的健康利益置于首位。在卫生资源有限的情况下,当个体患者与社会大多数人健康利益发生矛盾时,护士能做出正确取舍,从而合理利用卫生资源,避免浪费,并使没有获得稀有卫生资源患者的损失降到最低限度。

2. 功利论肯定了护士自身的正当利益

在实际情况下,护士不仅要护理患者,实现患者的健康利益,同时也应考虑自己的正当利益。绝对无私的服务是不存在的,依靠奉献的服务也不能长久。功利论使人们理解护士正当的物质、精神需求,从而思考选择双赢的办法,为护士争取一定程度的利益有利于调动护士的工作积极性。

当然,由于功利论的局限性,护士在其影响下也容易产生一些负面效应,例如出现为达目的不择手段的极端行为,滋生小团体主义和利己主义心理等。因此,建议应将功利论与道义论相结合,辩证地看待问题,才能为护理实践提供更好的伦理保障。

五、美德论

(一)美德论的含义

美德论(德行论或品德论,virtuous theory)一般是指关于道德行为主体应该成为具有何种美德或德行之人,以及如何成为具有这种美德或德行之人的伦理学理论。美德是指个人所应该具有而且能够养成的良好的内在道德素质、道德品质,是一定社会的道德原则和规范在个人思想和行为中的体现,是一个人在一系列的道德行为中所表现出来的比较稳定的特征和倾向。

美德论在护理职业道德中占有重要地位,对护士塑造完美人格具有重要的理论指导意义。护理美德是护理人员在职业生涯中通过一系列道德行为表现出来的道德认知、情感、意志、信念以及道德动机、良心的卓越状态,或者说是护理人员良好的内在德行品质。在现代社会中,护理美德主要有仁慈、诚实、审慎、公正、进取、廉洁、协作、奉献等。

📖 拓展阅读 10－12　美德论

(二)美德论在护理伦理学中的应用

1. 美德论有助于护士职业道德品质的培养

美德论对护理伦理实践的重要影响主要表现为护士在工作中培养并体现出良好的护理道德品质。护理道德品质的培养和形成是一个长期的循序渐进的过程,需要个人自觉锻炼和改造。护理美德论为护士提出了优良美德的内容,成为护士道德修养的目标和方向,有利于护士塑造自己的完美人格,实现有价值的人生。

2. 美德论是护理工作的评价基准

护理行为的善良助人,决定了护理是一项体现人类美德的工作。护士在工作中要认识到护理工作本身的重要性与崇高性,增加自己的职业认同感与成就感,在个体的内心形成稳定的道德信念。在护理过程中,善于利用美德论来阐述护理行为与后果,评判行为与后果的善恶。

3. 美德论是护理工作的伦理基础

由于护理职业对护士的行为要求含有更多的奉献成分和牺牲精神。因此,美德论是护理领域中很重要的伦理学理论。在现代护理伦理学中,美德论已成为检验和判断道德行为的重要理论框架。

第三节　护理伦理学教育、修养与评价

一、护理伦理学教育

(一)护理伦理学教育的含义

1. 护理伦理学教育的概念

护理伦理学教育是根据护理伦理学的理论、原则和规范的要求,有组织、有目的、有计划、有步骤地对护理人员进行道德灌输、施加道德影响的系统活动。其主要内容包括专业思想教育、服务理念教育、护理作风教育和纪律教育等。通过护理伦理学教育,护士能系统地掌握护理伦理学的理论知识体系,将护理伦理学的理论、原则、规范和要求转化为内心信念,形成正确的道德观念和稳定的道德责任感,以及自我约束、自我评价、自我激励的能力,在护理工作中践行护理伦理行为,履行护理道德义务。因此,护理伦理学教育是一个知行统一的教化过程,教育效果的评价标准就是教育对护士产生有效的道德影响,强化护士的道德责任感,并规范护士的护理行为。

拓展阅读 10-13 护理伦理学教育的特点

2. 护理伦理学教育的目的

护理伦理学教育就是对护理人员的道德品质,即护理道德认识、情感、意志、信念、行为、习惯等要素进行培养、提高和发展。

(1) 提高护理道德认识:护理人员的全部实践都是在一定的思想、认识指导下进行的,帮助护士提高道德认识,增强明辨是非、善恶的能力及履行道德义务的自觉性是至关重要的,也是护理伦理学教育的首要环节。

(2) 培养护理道德情感:护理人员对自己的工作及服务对象是否热爱,有无感情,有什么样的感情,直接影响其采取什么样的工作态度和道德行为。护士只有树立职业的荣誉感、工作的责任心、对患者的同情心、社会的正义感等道德情感,才能以医学人道主义精神关爱、服务患者,出色地完成本职工作。

(3) 锻炼护理道德意志:引导护理人员磨炼出顽强的道德意志,培养自制力、抵制诱惑、承受挫折和战胜困难的能力,使护士始终不渝地坚守自己的信念和诺言,自觉履行职业所赋予的义务,并表现出诚信和强烈的责任感。

(4) 树立护理道德信念:护理人员一旦确立了道德信念,就能在其职业活动中迅速定向,毫不犹豫地按道德常规行事,而且还能在复杂变化的道德冲突情境中辨明是非、善恶,克服内心矛盾,做出合理的行为抉择并加以执行。

(5) 养成护理道德行为和习惯:护理道德习惯是指护理人员在护理工作中逐渐形成的,不需要任何意志约束和监督,经常、持续、自然而然的行为,是护理伦理学教育的最终目标。

(二) 护理伦理学教育的方法

1. 护理伦理学教育的原则

护理伦理学教育的原则是组织实施护理伦理学教育的基本要求,要遵循以下原则。①理论联系实际原则:即系统灌输护理伦理学的基础理论知识的同时,注重运用伦理学理论去分析和解决护理实践中的问题。②因材施教原则:即从受教育者的实际情况出发,依据其年龄特征和个性差异,有的放矢地进行护理伦理学教育。③情理相融原则:既要以理服人,又要以情动人。④目标一致原则:即护理伦理学教育与其他方面的管理、教育保持方向一致、前后一贯。⑤法律教育与道德教育相结合的原则。

2. 护理伦理学教育的方法

护理伦理学教育的方法是组织实施对护士进行护理伦理学教育的各种措施和方法,常见的方法有说服疏导法、榜样示范法、集体感染法、案例分析法、舆论扬抑法、管理规范法、参观学习法、自我教育法等。护理伦理学教育的各种方法都要注意以理服人、以情动人、以形感人、以境育人,只有这样,才能收到良好的效果。

拓展阅读 10-14 护理伦理学教育的方法

二、护理伦理学修养

（一）护理伦理学修养的含义

1. 护理伦理学修养的概念

护理伦理学修养是护理人员为培养护理道德品质所进行的自我教育和自我提高的行为过程，经过学习和实践的陶冶磨砺所形成的道德情操，以及所达到的道德境界和理想。其内容主要是达到护理伦理学原则、规范的要求，以及为达到要求而提高护理道德认识、培养护理道德情感、锻炼护理道德意志、树立护理道德信念、养成良好的护理道德行为和习惯。护理伦理学修养更为强调个体的自我锻炼、自我教育、自我塑造过程，强调护理人员的道德品质形成和提高，依靠个体的内部因素和自觉行为来完成。加强护理伦理学修养，有利于培养护理人员的道德品质，提高护理质量，发展护理科学；有利于护理伦理学教育的深化，提高护理伦理学评价和行为的选择能力；有利于优良护理道德作风的形成和社会主义精神文明建设。

拓展阅读 10-15 护理伦理学修养的特点

2. 护理伦理学修养的目标

（1）提升护理道德境界：护理人员的道德境界客观上存在着程度上的差别，大体可分为四个层次。①极端自私：处于这种境界的护理人员总把个人利益摆在首位，其一切行为动机都是以对自己有利为出发点，护理职业成为其谋取个人私利的工具。这是护理人员不应该具备的道德境界，必须加强教育，促使其尽快转变。②先私后公：一般具有朴素的人道观念，尚能考虑患者和集体利益，但私心较重，一旦患得患失思想占支配地位时常不能处理好个人与他人或集体的关系，往往偏重于个人利益。这种境界的护理人员也需要进行教育，加强修养。③先公后私：这种境界的护理人员为大多数，他们凡事能做到先公后私、先人后己，以利他为重、利己为轻，树立为人民健康服务的思想。这种境界有利于社会发展，是护理人员必须具备的道德境界，只要努力进取，自觉地进行修养锻炼，就可以达到该层次的道德境界。④大公无私：是少数优秀护理人员具备的最高尚的道德境界，是先公后私道德境界的升华，是护理伦理学修养的发展方向。他们具有全心全意为人民健康服务的思想和为护理事业献身的人生观，能自觉地把人民的健康利益摆在首位，一切言行都以有利于社会主义卫生事业和人民的身心健康为准则。

（2）树立护理道德理想：护理人员应该追求大公无私的道德境界这一崇高的理想目标，热爱护理工作，树立献身护理事业的道德理想，积极发展护理事业并为之奋斗，全心全意为人民健康服务。

（二）护理伦理学修养的方法

护理伦理学修养的提升，最根本的途径和方法就是通过护理伦理学实践，坚持理论与实践的统一,在改造客观世界的同时,改造自己的主观世界。

（1）扎实掌握伦理理论与科学知识,学会做人、做事。

（2）积极投身道德实践,培养知行统一,养成道德行为习惯。

（3）加强人格的自我完善,敢于自我批评,不断提高修养的自觉性。

（4）磨炼顽强意志和坚韧毅力,持之以恒进行修炼。

（5）锻造坚强的自制力,达到"慎独"。

　　📖 拓展阅读 10-16　"慎独"

三、护理伦理学评价

（一）护理伦理学评价的含义

1. 护理伦理学评价的概念

护理伦理学评价是指在护理活动中,根据护理伦理学原则、规范和范畴,通过社会舆论、内心信念、传统习惯等方式,对护理人员或护理群体的行为做出是非善恶的价值判断。护理伦理学评价是一种重要的护理道德实践活动,对于和谐护理人际关系的确立、患者的生命安危、医疗秩序的稳定、社会的和谐以及护士个人道德品质的培养具有十分重要的作用。

护理伦理学评价包括两种类型：一种是护理行为当事人以外的组织和个人通过各种形式,按照一定的护理伦理学原则和规范,对护理行为进行善恶评判和表明倾向性态度,称为社会评价;另一种是护理人员对自己的护理行为做出的道德评判,称为自我评价。

　　📖 拓展阅读 10-17　护理伦理学评价的作用

2. 护理伦理学评价的标准

护理伦理学评价标准是指衡量护理人员行为的善恶及其社会效果优劣的尺度和依据。具体标准主要包括以下四个方面。

（1）有利标准：即护理人员的服务行为是否有利于患者疾病的缓解、治愈和康复的疗效标准,是否有利于医学、护理学发展的科学标准。有利标准主要是从护理服务行为的疗效、社会性要求和科学发展价值等方面强调的。

（2）社会标准：即护理人员是否有利于人类生存环境的保护和改善,是否有利于优生优育、社会的发展和人类的健康长寿。护理人员在采取对患者康复有利的方法与措施时,需要考虑这些护理行为是否会对他人、对社会造成负面影响,应将患者的个人利益与他人、社会和人类发展的整体利益统一起来。

（3）科学标准：即护理行为是否有利于促进医学和护理科学的发展。随着高科技在护理实践中的应用,护理科研不断发展,护理成效日益显著。只要在尊重人的身体健康利益的前提下,为了促进医学和护理科学的发展所采取的新技术、新方法、新手段,都符合护理伦理学评价的科学标准。

（4）互助标准：各科室、各部门之间的密切配合，全体医务工作者之间的团结协作和相互支持，把维护患者的健康利益、促进医学的发展当作共同的目标。

以上四个标准是辩证统一的，是考核护理行为是否做到追求局部健康利益与整体健康利益、眼前健康利益与长远健康利益相统一的综合评价标准。进行护理伦理学评价时应将这四个方面结合起来，进行整体分析判断，才能对护理行为做出正确的选择和全面科学的评价。

📖 拓展阅读 10-18　护理伦理学评价的依据

（二）护理伦理学评价的方式

护理伦理学评价作为医疗护理领域重要的社会调控手段，是通过社会舆论、传统习俗、内心信念三种无形而深刻的方式来实现。其中前两者属于社会评价，为客观评价方式；后者属于自我评价，为主观评价方式。

1. 社会舆论

社会舆论是指社会公众依据一定的伦理观念对某些社会现象、活动、事件、行为进行议论，施加精神影响的伦理学评价手段。社会舆论是最重要、最普遍的护理伦理学评价方式，人们依据护理伦理学原则、规范和范畴对护理人员的言行给予肯定、赞扬的评价，或发表否定、谴责的言论，从而形成一种道德氛围，给护理人员造成强大的威慑力，在无形中影响和控制护理人员的言行举止。

社会舆论有两种形式：一种是有组织、有目的、自觉形成的正式舆论，如国家或政府的报纸、电视、广播、官方网站等，具有正式性、集中性和权威性；另一种是非正式的社会舆论，是社会大众自觉或不自觉地对周围的人或事发表的言论，具有自发性、分散性和随意性。

2. 传统习俗

传统习俗是人们以一定的社会历史条件为背景，在社会生活中长期形成的稳定的习以为常的行为倾向和行为规范。传统习俗是一种不言自明、约定俗成的行为规范，具有评价伦理行为好坏、善恶、利弊的作用，成为不同领域伦理规范的补充，是社会他律的一种形式。护理伦理学的传统习俗是长期积累并世代相传的医护传统习俗，其内容良莠不齐，既有优秀的传统美德，也存在着历史沉渣、陈规陋习，因此要取其精华、去其糟粕，才能起到合理的评价效果。

3. 内心信念

内心信念是指护理人员发自内心地对护理道德义务的真诚信仰和强烈的责任感，是对自己行为进行善恶评价的精神力量。内心信念是护理道德行为最直接的内在动力，凝聚着深厚的情感，促使护理人员去奉献自己的热血和青春，克服一切困难和艰险，自觉地去实现自己的护理道德理想。

社会舆论是现实而雄厚的力量，具有广泛性；传统习俗是历史悠久的力量，具有持久性；内心信念是内在自我约束的力量，具有深刻性。三种评价方式各具特点，在护理伦理学评价中有机结合、相互影响和渗透。

　　📑　拓展阅读 10-19　护士伦理准则

　　📖　在线案例 10-1　吴景华：南丁格尔奖得主　无愧时代的白衣天使

　　💻　PPT 课件 10

　　📄　复习与思考 10

（李珺，高川）

第十一章 护理伦理学原则、规范和范畴

章前引言

护理伦理学的原则、规范和范畴构成了护理伦理学的规范体系，既是护理伦理学的核心内容，也是指导护理工作者的最高道德标准，是护理人员学习护理伦理学的重点。护理伦理学的原则、规范和范畴在护理伦理学的研究中处于首要地位，起着主导作用，正确理解和实践护理伦理学的规范体系是全面培养护理人才伦理素质的根本要求。护理伦理学的基本原则是护理实践中具体伦理学原则、规范和范畴的总纲和精髓，护理伦理学的具体原则、规范和范畴是基本原则的展开和具体化。

· 学习目标 ·

（1）描述护理伦理学的原则、规范和范畴的概念。

（2）解释护理伦理学的原则、规范和范畴的具体内容。

（3）践行护理人员应遵守的伦理规范，为患者提供优质的护理服务。

（4）能运用护理伦理学原则、规范和范畴，分析处理临床上出现的实际问题。

（5）培养良好的护理职业道德品质，重视护理伦理素养的培育，树立正确的人生观。

（6）理智清醒地看待护理工作中的矛盾问题，辩证分析，把握正确的立场。

思维导图

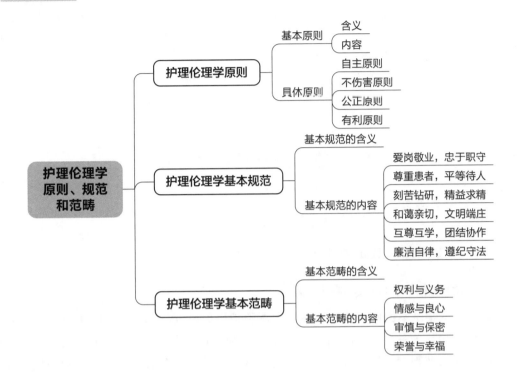

案例导入

2015 年 3 月 4 日，《人民网—中国共产党新闻网》发表了一篇《"出于好心"并非是护士犯错的挡箭牌》的评论。

事情是这样的：家属还在药房取药，护士却已将液体输入患者体内，不久患者身体不适死亡，家属发现输液瓶上的名字竟是别人。事发地安康市汉滨区建民办事处卫生院负责人称，护士当时看患者喘得比较难受，就提前挂了药。

护士的不负责任和粗心大意是这起医疗事故的主要原因。作为医护人员，一言一行都应该小心翼翼，因为患者的生命没有重来一次的可能。

护士"好心办错事"而造成的医疗事故，是当今医患矛盾的一个缩影。护士在繁忙工作中，想要帮助患者解除痛苦的心是好的，但做好事的同时必须忙而不乱、忙中万万不可出错，否则的话因为疏忽大意而酿成悲剧时，后果很严重，也是必须由医院和护士来承担责任的，出于好心并不能成为犯错的借口。

这次事件给医院医生和护士敲响了警钟。认真工作，微笑服务，创造和谐的医患关系，这是重点。对待问题，敢于正视，及时纠正、不找借口，这是难点。

问题：

（1）护士在临床护理工作中，应依照哪些护理职业道德的原则，遵守哪些护理职业道德的规范？

（2）护理工作者有哪些伦理权利和义务？

（3）如何做才能提高护理服务质量，改进日趋紧张的护患关系？

第一节 护理伦理学原则

▶ 在线课程 11-1 护理伦理学原则

一、护理伦理学基本原则

（一）护理伦理学基本原则的含义

护理伦理学基本原则是在护理活动中调整护患关系、医护关系、护际关系以及护理人员与社会相互关系最基本的出发点和指导准则，贯穿于护理工作的全过程。它是从护理实践中长期积淀并被护理界广泛认同的具体的道德观念及护理行为准则的抽象概括，具有统帅护理伦理学准则、规范一切护理伦理学行为方向的功能，是最能体现护理伦理学实践精神的基本原则。

（二）护理伦理学基本原则的内容

1981 年在上海举行的全国第一届医德学术讨论会上，首次明确提出了我国社会主义医德的基本原则，其内容为"防病治病，救死扶伤，实行革命的人道主义，全心全意为人民身心健康服务"。进入 20 世纪 80 年代中期，把上述医学伦理学基本原则确定为"防病治病，救死扶伤，实行社会主义人道主义，全心全意为人民身心健康服务"。

医学伦理学基本原则从根本上反映了社会主义时期医务人员和服务对象的根本利益，是衡量个人行为和医学活动的最高道德标准。护理实践是医学实践的一部分，护理职业道德与医学道德密不可分，同样需要在这一基本原则下恪守职业操守，维护医学的圣洁与荣誉。

📖 拓展阅读 11-1 护理伦理学基本原则的内容与要求

"防病治病，救死扶伤"是护士实现"全心全意为人民身心健康服务"的途径和手段；"实行社会主义人道主义"是社会主义道德对护理职业的要求，也是护士实现"全心全意为人民身心健康服务"的基本要求；"全心全意为人民身心健康服务"是社会主义道德对护理职业的要求，它既是"防病治病，救死扶伤"和"实行社会主义人道主义"的落脚点，也是护士追求的最高境界。这三方面的内容构成了相互联系、不可分割的统一体，体现了护理伦理学不同层次的要求。在护理实践中，护士应该全面掌握并实现该要求。

二、护理伦理学具体原则

（一）自主原则

1. 自主原则的含义

自主是指自我选择、自主行动或依照个人的意愿进行自我管理和决策，即"自己做主"。自主原则是指医护人员在为患者提供诊疗照护活动之前，先向患者说明目的、利弊以及可能的结果，然后征求患者的意见，充分尊重患者的自主性，保证患者自己做主、理性地选择诊治决策的伦理学原则。自主原则的实质是对患者自主知情、自主同意、自主选择等权利的尊重和维护，从根本上体现的是尊重患者选择决定的权利，因而又称尊重原则。

拓展阅读 11-2　医疗护理自主权

在自主原则中，最能代表患者自主权的方式是"知情同意"，即患者及其法定代理人在获得医护人员提供的足够信息及完全了解的情况下，自愿同意或选择某些检查、治疗、手术或实验。知情同意权的主体是患者或患者的法定代理人、监护人以及患者的亲属。精神正常的 18 周岁以上的成年患者，具有完全的民事行为能力，知情同意只能由其本人做出方为有效。丧失行为能力的患者、精神病患者或无民事行为能力的未成年人患者（16 周岁以下），其知情同意权应由其法定代理人或监护人或患者的亲属行使。为了使患者能充分行使知情同意权，医护人员应以患者或其法定代理人能理解的语言，详细地说明必要和重要的资料与信息。

拓展阅读 11-3　患者的自主权是绝对的吗？

2. 自主原则在护理工作中的应用

（1）尊重患者及其自主权。护理人员尊重患者的自主权，也就是尊重患者的知情同意和选择权利。这不仅有利于形成正确的护理方案，保障护理活动合理、正常进行，而且具有重要的伦理学和法律意义；还会调动患者主动参与的积极性，增强对护理人员的尊重和信任，从而有利于护患之间的沟通交流，促进和谐关系的建立。

（2）切实履行责任，协助患者行使自主权。护士在患者行使自主权的过程中主要起到监督、代言和协调促进作用。监督作用是指监督自主的过程，确保患者是在完全知情的情况下行使自主权。代言作用是指将患者的问题、担忧、意愿等转告医生，由医生再做详细说明和解释，以确保自主权的真实性。协调和促进作用是指在自主的过程中，护士应协调和维持医患之间开放性的沟通和讨论，当患者出现误解情况时，护士可协助医生向患者解释说明。

（3）正确行使护理自主权。自主原则承认护理人员在专业护理活动中有护理自主权。对于缺乏或丧失自主能力的患者，如婴幼儿、儿童以及严重精神病和智力低下、老年痴呆、昏迷和无意识状态的患者等，护理人员应尊重家属及监护人的选择权利。但是,如果这种选择违背了患者在丧失自主能力前的意愿或者明显不利于患者,护士也不能听之任之,而应寻求上级单位或相关机构进一步商讨再做决定。当患者处于生命危急的时刻,护理人员也可以从本专业的知识和经验出发,行使护理自主权,施行恰当的护理措施。若患者的选择对自身、对他人和社会构成威胁或产生危害,如身患传染病者拒绝隔离治疗,护士有责任协助医生对其自主权进行限制。

(二) 不伤害原则

1. 不伤害原则的含义

不伤害原则也可称为有利无害原则,是指医护人员的医疗行为动机和效果都不应使患者的生理或心理受到伤害,即不做伤害患者的事情。不伤害是对医护行为的起码要求,其目的是强调患者的身体、心理、社会和经济均不能受到伤害,使患者获得较大的益处。

> 拓展阅读11-4 伤害现象的分类

不伤害原则不是"绝对不伤害",由于临床治疗护理会不可避免地给患者带来身体或心灵上的伤害,一些必需的侵入性检查和治疗所引起的身体疼痛、不适等均会对患者身体造成一定程度的伤害,但这些行为的目的是使患者获得更多的益处或预防更大的伤害,因而在伦理上是可以接受的。因此,不伤害原则要"权衡利害",要求医护人员对诊疗护理措施进行伤害与利益分析,要求选择利益大于伤害的行为,也就是"两害相权取其轻"。例如:为一位腿部恶性肿瘤患者施行截肢术以保全患者的生命。虽然手术会导致患者残疾,但可以降低死亡的危险,显然利大于弊,所以在伦理道德上认为是正当的,也应算是在权衡利害关系之后所做的最佳选择。

2. 不伤害原则在护理工作中的应用

不伤害原则的意义在于强调培养护士高度的责任心,养成敬畏生命、在执业中谨慎从事的职业意识及职业作风。

(1) 护士应树立"以患者为本"的理念,全方位、真情实意地为患者服务,重视患者的利益,培养为患者利益着想的意向,加强与患者的沟通,重视患者的愿望,竭力为患者提供最佳护理,绝不能为了个人利益而滥用诊疗护理手段,坚决杜绝责任伤害。

(2) 护士应具备扎实过硬的专业知识与技能,秉持认真负责的积极态度,避免由于技术不精或粗心大意给患者造成的可控伤害,保证患者的健康和生命安全,积极仔细地了解和评估各项护理活动,科学地预测护理服务可能给患者带来的影响。

(3) 对有危险或伤害的护理措施,护士要认真评价和商讨,进行危险与利益或伤害与利益的分析,仔细评估、审慎考虑,选择利益大于危险或利益大于伤害的护理措施,并取得患者的同意和谅解。

(三) 公正原则

1. 公正原则的含义

公正原则在医疗护理实践中的应用就是要求在医疗服务的政策和行为中,公平、正直地对待每位患者。医疗护理公正是指根据生命权的要求,按照合理的或大家都能认可的道德原则,给予每位患者所应得到的医疗护理服务。在护理伦理学中,即指有同样护理需求的患者应该得到同样的护理待遇,要求护士在护理服务中以公平合理的态度对待每一位患者,具体表现在人际交往公正和资源分配公正。

⊙ 拓展阅读 11-5　公正原则的体现

2. 公正原则在护理工作中的应用

护士坚持以公正原则对待患者,有利于建立和谐的护患关系,有利于解决尖锐的健康利益分配的矛盾。

(1) 态度上能够公正地对待患者。在护理实践中,护理人员应该做到:对患者要处以公心,一视同仁,特别是老年患者、精神病患者、残疾患者和年幼患者等;要本着对人的生命健康高度负责的精神,用最大的努力来满足患者的最大利益,最大限度地减少患者的痛苦;要尊重和维护患者的人格权和平等的基本医疗看护权。

(2) 公正地分配卫生资源。护士可以参与分配的卫生资源主要指微观分配医疗资源。护士在做有关医疗资源公正分配问题的伦理决策时,应针对所有相关因素加以评估,确保分配的公平性和合理性。在护理服务中应该把形式的公正和内容的公正有机地统一起来实施自己的权利,尽力实现患者基本医疗和护理的平等。

(四) 有利原则

1. 有利原则的含义

有利原则是指护士始终把患者健康利益置于首位,并将其作为选择护理行为的首要标准,多为患者做善事,扬善抑恶,做有利于患者健康利益的事。在西方,有利原则又称行善原则。行善即做善事,是指医护人员对患者直接或间接地履行仁慈、善良或有利的德行。行善可分为积极和消极两种情形。积极的方面是促进或增进患者的健康和幸福;消极的方面是减少或预防对患者的痛苦和伤害。由此可见,有利原则比不伤害原则更加广泛。

2. 有利原则在护理工作中的应用

(1) 认真履行工作职责,积极做有益的事情,即多做善事。护士应树立全面的利益观,以满足患者的最大利益为服务宗旨,为患者提供最佳的护理服务,努力使其受益。在多种可选的护理方案中,选择并实施对患者最有利的护理措施。同时,护士还应将有利于患者同有利于他人、有利于社会利益有机统一起来,确保在给患者带来益处的同时,不给他人和社会利益带来伤害。

(2) 权衡利害大小,尽力减轻患者受伤害的程度。护士的行为对患者利害共存时,应该要求护理工作者在做诊疗前仔细地评估、权衡患者可能获得的利益和可能因此而遭受的伤害,慎重地做出决策,要使行为给患者带来最大的益处和最小的危害,避免因决策失误造成对患者或他人的伤害以及有限卫生资源的浪费。

第二节　护理伦理学基本规范

▶ 在线课程 11-2　护理伦理学的规范和范畴

一、护理伦理学基本规范的含义

护理伦理学基本规范是指护士在护理实践活动中所形成的道德关系普遍规律的概括和反映，是一种特殊的职业道德规范，是社会对护士的基本道德要求。护理伦理学基本规范是护理伦理学原则的具体体现和进一步发展，是护理职业道德行为和护理职业道德品质的具体准则和基本要求。它既是评价护理人员伦理行为的直接尺度和医院实行科学管理的主要依据，也是护士进行护理伦理学修养的主要内容，依靠护士的内心信念发挥作用。

二、护理伦理学基本规范的内容

根据 2012 年卫生部、国家食品药品监督管理局和国家中医药管理局组织制定的《医疗机构从业人员行为规范》，结合护理实践，护理伦理学基本规范包括以下内容。

（一）爱岗敬业，忠于职守

这是护理事业和人民健康利益的根本要求，是护士应有的首要伦理品质和敬业精神，也是做好护理工作的动力和信念。作为一名护士，只有对其所从事的工作的热爱，才能真正认识到护理工作的价值和意义，才能使其不断进取、不断努力、不断拼搏。南丁格尔之所以成为世界妇女和护理界最光辉的形象代表，成为全球护士的楷模，与她热爱护理工作和对护理事业的执着追求是分不开的。因此，作为一名护士一定要做到热爱本职工作，牢固树立为平凡而高尚的护理事业献身的道德理想，激发强烈的责任感，具备自尊、自重、自强、自爱的优良品质，把维护患者的生命、增进人类健康看作是自己最崇高的职责，兢兢业业、踏踏实实、全心全意地为患者的身心健康服务。

（二）尊重患者，平等待人

这是护士处理护患关系时必须遵守的准则之一，是协调护患关系的前提条件。尊重是人的一种基本精神需求，尊重患者就是要尊重患者的人格和尊严，是建立良好护患关系的前提和基础，也是护士最基本的道德品质。在护理工作中，护士应充分尊重患者的生命及其价值、人格和权利，平等对待每一位患者，不应根据自己的需求、价值取向、审美偏好等有选择地对待患者，厚此薄彼；也不应根据男女老幼、种族国籍、权力大小、美丑智愚、关系亲疏有区别地对待；更不能歧视残疾人和精神病患者。护士应设身处地地体谅患者，对患病的痛苦、看病的艰难和治疗的麻烦而产生的焦虑和烦躁给予同情与理解，用关心体贴的言行举动、热情细致的工作态度为患者服务。

（三）刻苦钻研，精益求精

这是护士在学风方面必须遵循的伦理准则，也是保障人民身心健康的需要。医学科学是关于生命的科学，医疗效果的好坏既与护士的道德品质有关，又与护士的护理技术水平密切相关。精湛、娴熟的专业技能是每一位护士必备的基本素质。随着医学发展的日新月异，护理新技术层出不穷，护理观念进一步转变，护理内容和范围不断扩大，对护士的知识结构、专业技能、综合素养提出了新的挑战，对护理工作也提出了更高的要求，更需要护士有强烈的求知欲望、奋发进取、刻苦钻研、治学严谨、精益求精，不断学习护理专业理论知识以及相关的医学心理学、医学伦理学、医学美学和医学社会学等人文社会科学知识，从而完善自身的知识结构；同时熟练掌握各项护理操作技能，提高护理的技术水平，做到精益求精，才能为患者提供优质的护理服务。

（四）和蔼亲切，文明端庄

对待患者的态度是护士在处理护患关系时的关键。在护理活动中，护士的言谈举止会影响到患者对护士的信赖和治疗的信心。因此，护士在护理工作中要始终做到和气、亲切、文雅、谦逊、关心、体贴，要注意自己的仪表和举止，要做到仪表端庄、着装规范整洁、举止稳重端庄、遇事沉着冷静、作风严谨细致、性格热情开朗、动作轻柔娴熟、反应敏捷迅速，这对于帮助患者建立良好的心理状态、促进患者的健康具有积极的意义。温文尔雅的气度、和蔼可亲的态度、端庄文明的举止对患者来说，犹如一缕春风、一剂良药，让其感受到尊重、信任和安全，有利于护患关系的和谐沟通。

（五）互尊互学，团结协作

这是正确处理护士人际关系的基本准则，是现代医学发展高度分化、高度综合、高度社会化的客观需要，是保证护理工作顺利开展的需要，也是建立和谐医患关系的需要。现代医学科学技术的运用需要医护人员的共同努力和密切协作去完成，而且护理工作的广泛性特点决定了护士与医院各类人员、各个部门有着千丝万缕的联系。因此，护士与其他医务工作者之间应当互相尊重、互相帮助，彼此信任、互相支持，互相学习、共同提高，发挥优势、密切配合，共同维护患者的身心健康。正确处理护际间的良性竞争，遵守竞争规则，做到公平、公开、公正，推动护理事业的发展。

（六）廉洁自律，遵纪守法

廉洁自律，遵纪守法这是医护人员自律的道德要求和优秀品质，也是护士全心全意为人民身心健康服务的一项重要标志。防病治病、救死扶伤是护士的职责，决不能利用工作之便和患者对自己的感恩心理向患者索要财物，或让患者为自己办事。护士要始终保持清醒的头脑，时刻牢记自身的责任和患者的利益，在任何时候都要正直廉洁、奉公守法，不徇私情、不图私利，以人民利益、国家利益为重，不以医疗手段谋取个人私利，不接受患者或家属的财物，更不可向患者索要财物，以自己的廉洁行为维护护理人员的社会信誉和形象。

拓展阅读 11-6 《医疗机构从业人员行为规范》内容选摘

第三节　护理伦理学基本范畴

在线案例 11-1　断针留在体内后……

一、护理伦理学基本范畴的含义

护理伦理学范畴是指在护理实践中,护理人员与他人、社会之间最本质、最重要、最普遍伦理关系的概括和反映,即能够反映护理伦理学本质的一些基本概念。护理伦理学的基本范畴是护理伦理学原则与规范的必要补充,也受护理伦理学原则和规范的制约和影响,主要包括权利与义务、情感与良心、审慎与保密、荣誉与幸福。

二、护理伦理学基本范畴的内容

(一) 权利与义务

1. 权利

权利通常有两方面的含义:一是指法律上的权利,即公民或法人依法行使的权力和享有的利益;二是伦理学上所讲的权利,即伦理上允许的权利和应享受的利益。在护理伦理学的道德体系中所指的权利,主要指患者对医疗护理卫生事业应享受的权利以及护士在护理工作中应享有的权利和利益。

患者的权利是指患者在患病期间应当享有的权利和应当得到保障的利益,主要包括生命健康权、平等医疗护理权、知情同意权、隐私保护权、医疗监督权、诉讼索偿权、社会免责权。护士的权利是指护理人员在护理工作中应享有的权力和利益,可以分为执业权和自身权利两个方面。

拓展阅读 11-7　患者的权利
拓展阅读 11-8　护士的权利

2. 义务

义务是指个人对社会、对他人应尽的责任。在法律上,权利和义务是相对应的,但不是绝对的;权利是可以放弃的,义务是需要履行的。护理伦理学所指的义务包括患者的义务和护理人员的义务。

患者的义务是指患者在就医时应该履行的道德义务,主要包括:积极配合医疗护理工作,保持和恢复健康;自觉遵守医院的各项规章制度,维护医院公共秩序;自觉缴纳医疗费用;尊重医务人员及其劳动;支持和促进医学护理事业的发展。

护士的义务是指护士对患者、他人、集体和社会所承担的道德责任,也是患者、他人、集体和社会对护士在医护活动中各种行为的基本要求。主要包括：尽职尽责地为患者提供最佳的护理服务；尊重患者的人格、权利的义务；保护患者的医疗秘密和隐私；积极主动、认真负责地执行医嘱；保证护理记录真实、完整；实事求是地对待和处理护理差错、事故；努力提高专业知识、技术水平和发展护理科学；保护社会环境和促进社会人群健康；维护集体、社会整体的利益等。护士的义务是护理伦理学范畴的核心内容之一。无论在什么时候，医护人员都应当把患者的健康需要放在首位，维护患者和社会的利益，对患者的健康负责。治病救人、救死扶伤是医护人员对患者义不容辞的责任。

📖 **拓展阅读 11-9　患者的自主权**

（二）情感与良心

1. 情感

情感是人们内心世界的自然流露，是对客观事物和周围环境的一种感受反映和态度体验，是人们对是非、善恶、荣辱、美丑的内心深刻认识和感受，是对所负道德责任的内心感知和行为的自我评价和自我意识。护理伦理学的情感是指护士在护理工作中对患者或他人的行为与人际关系所持态度的内心体验。它是在长期的护理实践中经过反复磨炼而逐渐形成的，建立在尊重人的生命价值、人格和权利的基础上，表现出的对生命、患者、护理事业的真挚热爱，是一种高尚、纯洁的职业道德情感，主要包括同情感、责任感和事业感。

护理人员亲切温暖、充满同情感的言行，不仅能使患者消除疾病带来的恐惧与病痛，更能给患者以心理上的安慰，增进护患关系，提高治疗效果。护士具有良好高尚的责任感和事业感是做好护理工作的基础和前提，用真情和责任践行救死扶伤，为人民健康事业服务。强烈的责任感和事业感也是激励护理人员投身护理事业、奉献自身、不断探索护理新领域的动力和源泉，将人生理想和追求与护理事业融为一体。因此，高尚的护理伦理情感是促进和推动护士伦理行为、提高护理技术水平、增强护士整体素质的强大内在力量。

📖 **拓展阅读 11-10　情感的分类**

2. 良心

良心是人们对他人、集体、社会履行义务过程中，所负道德责任的内心感知和行为的自我评价及自我意识，是人的仁慈、善良的心理状态，对人的行为具有重要的自我调控作用。良心具有深刻性、稳定性和自觉性的特点，不因外界的压力、监督、引诱而改变，是一种自觉行动的动因。护理伦理学的良心是指护士在履行对患者、集体和社会的义务过程中，对自己行为应负道德责任的自觉认识和自我评价能力。

良心对护理人员行为的调控是积极主动、自觉自愿的，在护士的道德行为中起着重要作用。在实施护理行为前，良心具有选择作用，对符合护理伦理规范的动机给予肯定；反之，就加以否定，从而做出正确的行为选择。在实施护理行为过程中，良心具有监督作用，监督行为者是否始终按照善的标准和要求行事，排除不善的干扰和各种诱惑，对符合道德原则、规范的情感、信念和行为总是给予内心的支持和肯定;反之,则给予批评、制止、纠正,从而避免不良行为的发生。在实施护理行为后,良心具有评价作用,促使护士对每个行为的后果做出评价,对良好的后果加以肯定,并引起精神上的喜悦与满足;反之,则会遭受良心的谴责,使其感到惭愧、内疚和悔恨。

拓展阅读 11-11　良心的表现形式

(三)审慎与保密

1. 审慎

审慎是周密谨慎的意思,指人们在行动之前的周密思考与行动过程中的小心谨慎。它是良心的外在表现。护理伦理学审慎是指护士在内心树立起来的,在护理行为之前的周密思考与小心谨慎地进行护理服务。它是护士对患者和社会履行义务的高度责任心和严谨的科学作风,是每个护士不可缺少的道德修养。

护士的审慎主要包括语言审慎和行为审慎两个方面。审慎对护理工作起着积极的促进作用,有利于养成良好的护理作风,提高护理质量,确保患者身心健康和生命安全;有利于促使护士钻研业务知识和提高技术水平;有利于提升护士的职业道德水平,逐渐达到"慎独"的境界;有利于建立和谐的护患关系。

拓展阅读 11-12　审慎的表现形式

2. 保密

保密是保守秘密和隐私,不对外泄露。护理伦理学的保密是指护理人员在实践活动中要保守各种秘密和隐私的职业道德品质,要求护士在工作中不得泄露有可能造成不良后果的各种信息,并对其采取保护性的措施。保密体现了护理人员对患者隐私权、人格和尊严的尊重,它不仅是护理职业道德义务,也是法律义务。

护理伦理学的保密包括保守患者的秘密、对患者保密的保护性治疗措施,以及保守医疗科研秘密等方面的内容。护理人员履行保密义务,不仅体现了对患者的尊重,还可以促进护患关系的和谐发展,取得患者及其家属的信任,提高护理服务质量。保守医疗秘密还可以避免患者受到负面刺激,维护患者的自尊心、自信心,缓解精神压力,提高抗病能力和战胜疾病的勇气,促进患者的康复。

拓展阅读 11-13　保密的内容

(四)荣誉与幸福

1. 荣誉

荣誉是指社会或集体对人们履行社会义务道德行为的肯定和褒奖,是特定的人从特定组织获得的专门性和定性化的积极评价。护理伦理学的荣誉是指护士履行了职责义务之后,得到社会的表扬、奖励和赞许,以及个人感到的自我满足和欣慰。

荣誉对护士行为起到了评价作用,它通过社会舆论的力量,旗帜鲜明地表明集体、社会支持什么和反对什么,从而促使护士关心自己行为的社会后果,并严格地要求自己,以便自己的行为获得社会的肯定和赞许。荣誉还具有激励作用,它不但可以促使荣誉获得者努力保持自己的荣誉,进行新的追求;它还作为一种精神力量激励广大护士,从而形成一种积极向上的正能量,推动广大护士不断进步。

📖 拓展阅读 11-14　荣誉的内容

2. 幸福

幸福是指一个人的需求得到满足而产生长久的喜悦,并希望一直保持现状的心理情绪。护理伦理学的幸福是建立在集体主义和高需要层次基础之上的,是指护士在物质生活和精神生活中,由于感受或理解到职业目标和理想的实现而得到精神上的满足心理;是护士在为患者进行健康服务过程中以自己的辛勤劳动,实现从事护理事业的人生价值,从而感受到的精神满足。

护理伦理学的幸福包括物质满足和精神满足的统一、个人幸福和集体幸福的统一,以及创造幸福与享受幸福的统一。护士应树立正确的幸福观,将个人的幸福建立在崇高的职业理想追求上,体现在"救死扶伤,防病治病"平凡而伟大的护理工作中,摆正个人幸福与集体幸福的关系,通过辛勤的耕耘来收获欣慰和欢乐,促使护士感受到自身价值和工作意义,从而更加热爱护理专业,更加努力地工作。

📖 拓展阅读 11-15　幸福的内容

🖥 实践活动方案 11-1　护理伦理案例课堂讨论

🖥 PPT 课件 11

🖥 复习与思考 11

（李珺,高川）

第十二章　护理实践中的伦理修养

章前引言

　　在临床护理实践工作中,护士每天都要执行各项护理工作,除了有条不紊地实施基础护理、临危不乱地开展急危重症护理、严肃谨慎地配合手术患者护理外,还要实施各项专科治疗和护理,以及钻研新技术、新治疗的护理配合。护理工作服务的对象可以是成年人,也可以是特殊专科的儿童或年长者。护理工作的岗位可能在普通病房,也可能在手术室或重症监护中心。但无论何时何地、为谁服务,护士都要恪守护理伦理学的规范与准则,使护理工作有理可依、有据可循。只有这样,才能为患者提供优质的人性化的护理服务。护理工作的基本任务是预防疾病,减轻患者的痛苦,恢复和促进患者的健康。在这项特殊任务的要求下,需要护理工作者在以最佳方式为患者提供护理服务、解决患者的健康问题、保证护理质量的同时,还应考虑所涉及的伦理与法律问题。因此,在护理实践中,如何正确认识和遵循护理伦理道德,重视护理实践中的伦理道德修养,是一名合格护理工作者的必备条件。

· 学习目标 ·

　　(1) 说出护理实践中应遵循的伦理规范。

　　(2) 简述临床各科室的工作特点和任务。

　　(3) 明确在护理实践中遵循伦理规范的重要意义。

　　(4) 具有依据护理实践中的伦理规范严格要求自己的意愿。

　　(5) 认真学习,积极参与护理教学活动。

　　(6) 能初步应用护理伦理理论、原则和规范处理护理实践中的伦理问题。

　　(7) 能结合案例,应用相应的伦理学知识和理论进行伦理分析。

　　(8) 能根据护理实践中的伦理规范,严格要求自己和规范行为。

思维导图

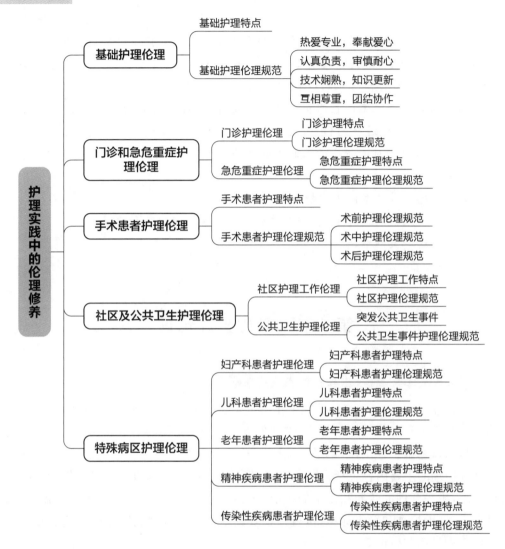

　　手术室谢护士当班的最后一台手术是外科开腹手术,手术进展困难,患者出血也比较多,19:30才结束。按照常规要求,在开腹前和关腹前后要清点所有的手术器械和纱布、敷料,3次清点的数目须吻合。关腹前清点纱布数与前2次吻合,但由于缝合伤口时医生在不断地用纱布止血,手术结束后谢护士又清点1次用物,发现少了1块纱布。于是,巡回护士过来和谢护士一起清点,确实是少了1块。这时,患者还在手术台上,但是手术用的无菌单已经撤掉了,医生正在为患

者用敷料粘贴伤口。谢护士赶紧向医生说明情况,医生也很奇怪,大家把手术台上下都找了个遍也没有找到。医生认为有可能是谢护士将纱布丢在污物桶里。谢护士立即将污物桶里的东西一件一件的拣出来,也没有任何发现。医生们认为在关腹时已经清点无误,没有必要再找了。谢护士认定纱布没有离开过手术台,是在缝合筋膜前后止血的过程中不见的,可能还在患者伤口里,找不到就不可以让患者离开手术室。在谢护士的一再坚持下,医生们和谢护士再次洗手、铺单,打开了患者已经缝合的伤口,最终在伤口下的一角找到了已经挤压成一个小球的纱布。医生们对谢护士的认真负责精神表示赞许,谢护士感到如释重负。

问题:

(1)你怎么看该案例中谢护士的行为?

(2)在临床护理工作中,我们应遵循哪些护理伦理规范和要求?

(3)从这一案例中,你学习到了什么?

第一节 基础护理伦理

⊙ **在线课程 12-1 基础护理实践伦理修养**

基础护理(basic nursing)是护理工作的重要组成部分,也是临床护理质量评估的主要内容。基础护理工作的好与坏,与护理人员的思想道德境界有着密切的关系。因此,护理人员从事基础护理工作,都必须重视伦理道德修养。

基础护理的主要内容包括:提供安全、舒适的环境,基本的个人卫生护理;保证足够的睡眠,维护合理的营养和正常的排泄;观察病情的动态,监测生命体征及做好各种护理记录;辅助检查和采集标本,执行药物及其他治疗;解除痛苦、不适和避免伤害,给患者以心理护理和咨询等。

一、基础护理特点

▣ **拓展阅读 12-1 基础护理特点**

二、基础护理伦理规范

(一)热爱专业,奉献爱心

护理专业自从诞生的第一天开始,就以崇高的专业理念和专业精神及对人类健康事业所做出的卓越贡献赢得了社会的尊敬和支持。南丁格尔等一代又一代护理前辈将毕生精力和全部心血倾注在护理事业的建设中,护理人用博爱的精神、精湛的技术挽救了无数生命,他们被树立为职业的典范,成为整个社会学习的楷模。他们在履行本职工作、发扬专业精神的同时,也为护理事业的蓬勃发展起到了不可估量的作用。护理前辈的事迹和精神揭示了热爱专业不仅是做好本职工作的需要,更是一种理想道德和精神境界的追求。因此,热爱专业就一定要认同专业的社会地位,如果不能对工作岗位的社会价值有充分的认识,不能充分体会护理专业的重大社会意义,就不会有尊重和忠实于本职工作的敬业精神。护理人员要热爱护理专业,具有献身精神,能够认识护理专业的重要性。只有思想上认可并热爱护理专业,才能将本职工作做好,才能做出突出的成绩。

另外,护理工作虽然平凡却是关系到患者生命安全的必要工作。热爱护理工作是忠诚护理事业这一崇高的护理道德信念转化为道德行为和习惯的具体体现,也是从事基础护理工作的基本道德要求。一方面,只有热爱护理工作,才能理解护理工作的价值和意义,才能懂得为谁工作、为什么工作和怎样工作,从而真正热爱和尊重护理对象,形成高尚的职业道德。另一方面,只有热爱护理工作,才能对做好护理工作产生认同,从而积极培养自己的良好品质,对工作认真负责,对技术精益求精,使之更好地满足患者的需要。

(二)认真负责,审慎耐心

护理工作关系患者的生命安全和千万家庭的幸福。因此,每名护理人员都应以严谨负责的态度为患者的健康、安全和生命保驾护航。基础护理的首要任务就是保障患者的生命安全,努力营造舒适的环境,做好安全防护,使患者身心不受任何伤害。护理人员应运用专业知识及技巧,准确收集患者的资料,通过细致入微的观察,及时发现患者的病情变化,判断问题的轻重缓急并及时处理。护理实践中,必须严格按照操作规程规范操作,做到严格查对,严谨、审慎地对待每一项护理工作,一切草率行事、不遵守操作规程的行为都是缺乏道德责任的表现,是造成护理事故的直接根源。

另外,在一些情况下,患者因为缺乏相关医学知识,或出于便利的角度考虑,可能会向护理人员提出一些不合理的要求,如私自注射青霉素、输入自带药物等。护理人员不应碍于情面或存有侥幸心理而屈从患者的要求,应坚持原则,向患者说明情况,解释劝阻,以免发生危险。总之,护理人员只有具备严谨的工作态度、过硬的护理技术、高度的责任心和以患者为中心的服务理念,才能在临床护理工作中最大限度地避免护理差错、护理事故的发生。

(三)技术娴熟,知识更新

护理人员应具备规范、精确、娴熟的护理技能,规范的护理操作对护理安全起着保障作用。如在重症监护过程中,呼吸机的使用、心电监护、静脉通道建立、中心静脉压测定等,都需要护理人员操作熟练、准确、敏捷。具备过硬的操作技能,不仅能顺利完成日常护理技术性工作,满足患者需要,而且可以有效降低护理风险,为患者提供安全的护理服务。

重视知识更新是护理人员对待本职工作的另一重要态度,没有精益求精的进取精神,就不能全心全意为患者服务。有人认为护理工作就是简单的打针发药,这种认识是错误的。护理人员应充分认识到护理学的产生和发展都有科学理论基础。日常护理工作也是在科学理论的指导下进行的,而理论是在不断更新和发展的,如显微外科、器官移植、危重症患者监护等,此外还有新专科的出现和康复医学的兴起。护理学内容和范围的不断扩大,要求护理人员的知识储备也应紧跟发展的步伐,随时补充新知识、学习新技能,适应现代护理工作的发展,胜任社会发展对护理人员提出的新要求,这也是护理人员对人类健康高度负责精神的体现。

(四)互相尊重,团结协作

护理工作不是靠个人力量可以完成的,它需要护理人员相互配合、通力协作,如病房管理、交接班、血液制品的查对等,护理人员相互配合的默契程度也是工作能力的体现。

护理工作是以患者为中心展开的。为了使患者达到最佳的健康状态,护理人员要与医生及其他医技科室人员团结合作。护理人员应尊重医生,在工作中与医生密切配合,主动、规范地完成医嘱内容,遇到有分歧或有争议的问题,要以商讨的方式达成共识。护理人员与医技科室的工作人员接洽工作时应平等、友善待人,学会有效沟通的技巧,保证护理工作的顺利开展。另外,要加强与患者家属的联系和有效沟通,以取得患者家属的配合和支持,有利于患者早日康复。

第二节 门诊和急危重症护理伦理

▶ 在线课程 12-2 特殊护理实践伦理修养

一、门诊护理伦理

门诊是医院工作的第一线,是医院面向社会的窗口。门诊同时又是患者在医院治疗的开端,是社会对医院了解的直接渠道。门诊护理工作人员在开展工作时应遵循一定的道德行为准则与规范。

(一)门诊护理特点

▤ 拓展阅读 12-2 门诊护理特点

(二)门诊护理伦理规范

1. 热情关怀,认真负责

门诊护理人员是患者接触的第一位专业人员,护理人员的态度在很大程度上决定了患者对整个医院甚至是医疗系统的感受。因此,护理人员应当积极了解患者存在的生理及心理问题,想患者所想,急患者所急。首先,热情接待患者,特别对于初诊患者,应主动介绍医院的环境及规章制度,对于患者提出的问题应耐心解答,对患者的病情应予以同情,满足患者被关心的心理需求。其次,合理安排患者就诊,护理人员应根据患者的病情、症状合理安排就诊,一般情况按照挂号顺序就诊,但遇到危重、老年、残疾等患者可提前安排就诊。最后,对于需要进一步检查及治疗的患者,要做好指引和协助工作。对于患者出现焦虑、恐惧等心理问题应给予心理疏导和安慰。

2. 尊重隐私,提高修养

门诊患者流动性大,很难形成长期稳定的护患关系,但不能因此忽视对患者的尊重。护理人员在工作中能够获悉患者的病史、症状、家族史等,这些资料属于患者的隐私,不能泄露给其他人。在门诊护理操作时,需要暴露患者隐私部位时,要给予耐心解释,并且在操作时予以遮挡保护。作为一名专业的护理人员,应当提高自身的修养,平等对待每一位就诊的患者。

3. 作风严谨,技术熟练

在门诊治疗的患者,即使只是简单注射,护理人员也要认真核对医嘱,做好"三查七对",观察患者的反应等。护理工作中的任何疏忽,如打错针、发错药、生命体征测量不准确都有可能铸成大错,甚至危及患者的生命。工作过程中一旦形成问题,而患者已离开医院,损害很难挽回。对于需要紧急处理的情况,要做到忙而有序、快中求稳。护理工作中应该时刻观察患者的病情变化,遇到高热、剧痛、呼吸困难、出血、休克等紧急情况应立即安排提前就诊或者送急诊处理。

4. 环境整洁,健康教育

环境的好坏直接影响患者的心理。优美安静的环境可以缓解患者就医时的焦虑心情,整洁的环境还可以减少患者之间交叉感染的机会。要创造一个优美安静的环境除了依靠医院管理、后勤保障外,还要依靠医护人员和患者的保持,门诊护理人员应当随时注意环境的整洁,排除安全隐患,合理维持秩序,使患者有序就诊。门诊是患者接受健康教育的合适场所,利用患者等待的时间,可以通过多媒体、纸质材料、宣传板等对患者进行健康生活方式、疾病注意事项的教育。护理人员要积极宣传本科的疾病诊治、预防和护理知识,有利于患者配合诊疗,从而提高疗效、防止复发。

二、急危重症护理伦理

急危重症护理是以挽救患者生命、提高抢救成功率、减少伤残率、提高生命质量为目的,对急危重症患者实施抢救、护理照顾与科学管理。随着急危重症护理工作内容的不断拓展,如何进一步提升急危重症患者的护理质量,仍然是目前临床急危重症护理所关注的热点。同时,由于急危重症患者病情一般具有突发、疑难、危重等特点,因此对急危重症护士的伦理素养提出了更高的要求。

(一)急危重症护理特点

拓展阅读12-3 急危重症护理特点

（二）急危重症护理伦理规范

1. 争分夺秒，救死扶伤

护理人员应当牢记"人的生命是第一位的"，无论患者是怎样的情况，都要当机立断，迅速判断。在任何场所发现急危重病员都要进行救治。护理人员应重视和尊重患者的生命价值、人格与尊严。如果患者拒绝救治，应当先搞清楚患者拒绝的原因，保证抢救顺利进行，必要时对患者实施心理护理和疏导。急诊抢救是否及时直接关系到患者的生命安全。生命对人来说是最宝贵的，如果失去生命谈再多伦理道德都无意义。为了全力抢救患者，必须加强护理人员的道德教育，把救死扶伤、解除患者痛苦作为护理人员的光荣职责和神圣使命，全力以赴。

2. 尊重患者，人人平等

随着医学进步，越来越多的患者可以通过抢救挽回生命，但伴随而来的是医护人员面临越来越多的伦理困境。护理人员应当公正地利用医疗资源，使患者按照病情的轻重缓急合理得到救治，即使个人或者医院受到损失，患者的生命也应得到平等的尊重。在此情况下，不存在身份的差别，病情的轻重缓急是首要的考虑条件。当然，这不仅仅是靠医护人员个人的力量可以解决的，需要政府、医院各项保障政策和措施落实到位，才能顺利实现人人平等。

3. 技术精湛，精益求精

急危重症患者的护理单元一般集中了医院最先进的治疗、护理和监护技术，需要使用先进的仪器设备（如呼吸机、监护仪、除颤仪等），对护士的业务技术能力要求较高。随着医学科学技术的迅猛发展，抢救技术及相关知识也得到不断地完善和补充，知识和技能的发展变化对护士提出了更高的素质要求。因此，护士必须具有孜孜不倦的学习精神，在工作中理论联系实际，主动学习急危重症护理的新知识、新业务和新技术，熟练掌握各项技术操作和各种仪器的使用，不断提高自身的专业素养，增强分析问题和解决问题的能力。在为急危重症患者提供护理的过程中，要有敏锐的观察力，利用仪器数据及视、触、嗅、听等各种感官，及时发现危险信号变化（如患者口唇青紫、呼吸困难、血压下降、意识障碍、心律失常等），并能迅速投入到抢救工作中。同时，护士也要加强护理伦理学、心理学、社会学、法学等护理相关学科知识的学习，提高个体的综合素质，为急危重症患者的抢救及康复创造更好的条件。

4. 同情理解，耐心答疑

基于抢救与治疗护理需要，急危重症患者的护理单元一般相对封闭，不能允许患者家属全程陪伴，且家属探视时间短，患者易产生孤独感。而且患者周身被仪器包围、报警声不断，周围病友的抢救和死亡均可引发患者出现焦虑或恐惧情绪。家属也多有忧虑、急躁的表现。护士要同情、理解患者和家属，仔细观察、发现患者的心理需求，加强沟通。护士在施行各项操作前要做好解释工作，操作时动作轻柔，语言温和，保护隐私，尊重患者人格。若患者因气管插管等原因导致语言沟通障碍时，可采用写字板、卡片等非语言沟通方式了解并满足患者的需求。对于家属的问询，要耐心解答，及时将患者的病情与需要转告家属,协助医生做好患者知情同意告知,注意倾听其诉求,耐心为其解惑。

5. 认真审慎,协同合作

急危重症患者病情复杂、痛苦多、顾虑重,对护理的要求高、依赖性强,护士的责任大。这就要求护士一定要细致谨慎,做到密切观察病情、分析各种监测数据,仔细、准确地对病情的性质做出判断,严格做好查对工作,遵守操作规范。同时,护士对急危重症患者的抢救护理工作大多在无人监督的情况下完成,其护理工作是否迅速、合理,用药是否准确、有效,检查是否及时等,患者及家属很难全面洞察。因此,护士必须提高"慎独"修养的自觉性,在无人监督或者单独工作时,自觉履行护理伦理学原则和规范,积极主动地救治患者,为患者提供全面的护理服务。急危重症患者病情复杂,常累及多个系统的脏器,需要不同专科的医护人员共同协作,护士之间以及与其他医护人员之间要精诚协作、互相尊重、互相学习、相互沟通、主动配合。另外,务必注意不要在患者面前互相指责、推脱责任进而影响护理工作,要齐心协力地保证患者的医疗护理计划准确、及时地实施,使救治获得成功。

第三节　手术患者护理伦理

手术是外科治疗疾病的重要和常用手段之一,虽然有疗效快、根治性强的优势,但同时也具有损伤性和风险性大的不足。手术是外科治疗过程中的重要环节,成败与否直接关系到患者的安危和病情的恢复。患者选择手术治疗,往往是处于疾病威胁的情境中做出的迫不得已的选择,都会伴有紧张和焦虑情绪。因此,在为手术患者提供护理时,不仅要有严谨的科学态度、扎实的业务技术,还必须具备崇高的护理道德,维护患者的利益、隐私和尊严。

一、手术患者护理特点

拓展阅读 12-4　手术患者护理特点

二、手术患者护理伦理规范

手术患者护理是躯体护理与心理护理综合运用的过程。根据术前、术中、术后三个阶段的护理特点,护士应遵循以下伦理规范。

(一)术前护理伦理规范

1. 调节心理,减轻顾虑

手术确定后患者心情往往很不平静,既盼望手术时间的尽早到来而解脱疾病的痛苦和压力,又惧怕手术带来的疼痛和伤害而产生紧张不安和恐惧心理。因此,护士应主动地关心和体谅患者，耐心细致地做好心理护理，解除患者的种种疑虑，使患者以良好的心境接受手术。同时，护士还要协调好医、护、患之间的关系，避免恶性刺激，使患者以愉快、稳定的情绪和乐观的态度迎接手术。

2. 优化环境，做好准备

为患者创造一个安静、整洁、舒适的待术环境，是手术治疗顺利开展的必要条件。为此，护理人员要让患者舒适、安静地休息。做到四轻：关门窗轻，走路轻，说话轻，操作轻。为确保患者的手术安全，护士要积极主动地做好术前准备，并严格按照操作规程进行，做到"八查"，即查对患者姓名、性别、科室、手术诊断、手术名称、手术部位、血型、物品准备，避免差错事故。如手术前认真做好胃肠道准备和皮肤准备，按时给患者术前用药，认真细致地做好护理记录等。

3. 掌握指征，熟悉手术

相对于药物等治疗方式，手术治疗具有必然的损伤性，给患者带来诸如瘢痕、疼痛、功能减退、器官缺损、形体变异等变化，加上一些意外或失误等风险，故医护人员决定是否手术时要慎重、客观、科学。医方要全面权衡，充分比较手术治疗与保守治疗之间、创伤代价与治疗效果之间的利弊，以及患者对手术的耐受程度和期望等，在此基础上确定手术治疗在当时条件下是相对的"最佳"方案。这不只是医生要做的事，护士对此也要予以充分的认同，目的是协助医生做好患者知情同意的工作。

4. 知情同意，手续完备

《医疗机构管理条例》规定："医疗机构施行手术、特殊检查或者特殊治疗时，必须征得患者同意，并应当取得其家属或者关系人同意并签字；无法征得患者同意，应当取得家属或者关系人同意并签字；无法征得患者同意又无家属或者关系人在场，或者遇到其他特殊情况时经治医师应当提出医疗处理方案，在取得医疗机构负责人或被授权负责人员的批准后实施。"这明确了医疗机构在为患者施行手术时有向患者或其家属说明的义务，时刻明白患者或其家属有权知道自己的病情及手术的风险性，并有权决定同意或不同意施行手术。知情是患者的权利，详细告知患者相关情况是医务人员的义务。在交代病情及签署手术同意书时，要选择适当的方式、适当的场合，将手术风险、手术方式、术中及术后并发症向患者及家属详细交代清楚。作为护理人员，只要一心为患者着想，正确理解和运用知情同意原则，尽心尽力履行自己的职责，时刻关注患者的权利，就一定能够处理好护患关系。

（二）术中护理伦理规范

1. 保持安静，关怀患者

安全、肃静的手术环境是做好手术的前提条件。护士要加强手术室的技术管理，严格遵守无菌操作技术规程，加强无菌监督，禁止无关人员进入手术室；各种电器、手术器械都要认真检查，确保功能完善和安全；抢救药品要齐全，位置要固定；手术室内环境要保持清洁、温湿度要符合规定要求等。手术过程中，护理人员说话要轻，不得谈论与手术无关的话题，以保持手术室的严肃与安静。患者进入手术室后，往往比较紧张、不安，甚至害怕,因此护理人员要理解、关心患者,做到体贴入微。如主动搀扶患者上手术台,严格按手术要求暴露手术部位,并注意保暖;在使用约束带时,应向患者耐心解释,取得患者的理解与配合;手术中随时擦去患者额头上的汗,并密切观察病情,尽量满足患者提出的合理要求,使患者以良好的情绪配合手术,并在温暖的关怀中度过手术。

2. 操作熟练,认真"慎独"

手术室工作的每一细小环节无不与患者的生命息息相关,而且手术室的很多工作是需要护士单独处理、完成的,任何疏忽和处理不当都将贻误工作,给患者带来痛苦。因此,在任何情况下,不马虎、不迁就、坚持原则、实事求是、一丝不苟,这是保证手术室工作有效进行的关键。手术中,护士必须技术熟练、反应敏捷、动作自如、沉着冷静、果断细致,传递器械要眼明手快、准确无误;伤口缝合前要认真清点核对器械,以防止手术钳、纱布、刀、剪、针等遗留患者体内,这是杜绝手术事故的重要措施,必须仔细认真,不可粗心大意。

3. 团结协作,积极应对

手术是医生、麻醉师、器械护士、巡回护士等共同完成的一项协作型科学技术活动。护理人员要从患者利益出发,一切服从手术全局的需要,与其他医务人员互相尊重、互相支持、互相理解。尤其在复杂手术中,更需要相互间的心理适应和密切配合。若有一方配合不好,都将直接导致手术失败,轻则增加患者痛苦,重则危及患者生命。手术中一旦一方出现差错事故,应襟怀坦白,勇于承担责任,不得推卸责任;另一方不得包庇隐瞒,应指出错误,协同采取补救措施,把给患者造成的损害降到最低点。

4. 理解家属,耐心解疑

患者家属往往对患者的手术进展情况十分关切,急于了解,这是人之常情。护士应该理解家属心情,哪怕工作再繁忙,也不可冷言相对,应保持和蔼的态度,耐心回答家属提出的问题,并给予必要的解释,以解除他们的忧虑和不安。如果手术进展顺利,应主动告慰家属。当然对家属提出的违背技术常规的要求,护理人员应给以拒绝并进行解释。

(三)术后护理伦理规范

1. 严密观察,及时护理

护理人员在手术患者回病房前就应做好术后护理准备,换好被单,准备好必要的器械和药品等。患者回到病房后,护士就应迅速了解患者手术经过,妥善处理患者身上的各种导管,仔细察看伤口有无渗血现象,细心观察患者的生命体征,护理患者安静休养。同时,要准确执行术后医嘱,严密观察患者,特别应注意呼吸道有无梗阻、窒息,创口有无渗血,脉搏、血压是否正常,有无休克、内出血等危象。遇到紧急情况,护理人员应机智果断,切勿惊慌失措,更不能消极等待医生处理,在力所能及的情况下争取时间,及时处理。

2. 减轻痛苦,促进康复

术后患者由于伤口疼痛和活动、饮食受限以及身上的各种插管等比较痛苦,有的患者还会因手术失去某些生理功能而产生焦虑、忧郁等心理问题。因此,护士应体察和理解患者的心情,勤于护理,从每个具体环节减轻患者的疼痛。如及时镇痛,帮助患者翻身、饮食以及早日下床活动,做好心理护理,对患者进行耐心解释,讲解术后早活动、翻身、排痰等对防止肠粘连、压疮、肺部感染等均有重要作用,以便促进患者早日康复。对手术创伤较大、不能恢复健康或缺失致残的患者,由于他们大多心情沉重、悲观,甚至失去生活的信心,更应格外关心、体贴,开导他们正确对待伤残。那种对患者痛苦熟视无睹或将护理工作完全推给家属去做的行为是不符合道德要求的。

3. 健康教育,充分告知

护士在手术结束后应教会患者有关配合治疗护理的知识和技能。在病情允许的情况下,鼓励患者自我护理。护士要积极协助患者逐渐恢复自理能力。例如,当患者手术后卧床休息时,护士要讲解早期下床活动对术后恢复的重要性,在患者病情允许的前提下鼓励并协助患者下床活动,并随时观察患者的情况,一旦发现患者病情变化要及时处理。出院护士要告知患者有关康复的知识、复诊时间以及日常生活的注意事项,包括服用药物时的注意事项、锻炼身体时的注意事项等,这是护士对工作认真负责的表现,同时也是护士高尚职业道德的体现。

第四节　社区及公共卫生护理伦理

一、社区护理工作伦理

(一)社区护理工作特点

📄 拓展阅读 12-5　社区护理工作特点

(二)社区护理伦理规范

1. 真诚服务,文明礼貌

社区护理(community care)工作深入社会基层,直接面向社区人民群众。社区的每一户、每个人都是护理人员的服务对象。这就要求护士要真诚相待,主动地为社区群众服务,热心地为他们查病、防御疾病,用自己的真诚之心感化他们,使自己的工作得到社区群众的认同;从思想上重视社区护理工作,坚持"慎独",做好本职工作,履行职责。在和社区群众交流的过程中,尤其应当注意态度亲切、文明礼貌,使社区护理工作更好地开展。

2. 尊重居民,一视同仁

由于社区成员年龄不同、健康状况不同,其健康需求多种多样,这就决定了社区护理人际关系的多样性。在社区开展各项保健工作时要面对经济、文化、道德水平以及对社区护理工作认识有很大差异的居民,可能会面对各种各样的难题和误解,尊重服务对象隐私尤为重要。例如,长期的社区护理中,护士可能对服务对象的家庭知根知底,稍不留意就可能表露出对服务对象的看法,泄露个人的隐私,影响社区护理的开展。

3. 加强沟通,提高修养

沟通是对服务对象实施护理不可缺少的基本手段。社区护理工作中,护士与服务对象沟通时,良好的语言能起到治疗作用,而粗劣的语言却会加重病情。因此,在社区护理中护士应该首先提高自身的修养,同情、尊重服务对象,循循善诱,积极关注,耐心倾听,捕捉信息,及时反馈;保护居民家庭和个人的健康资料等隐私,如患病史、家族史、身体缺陷、精神障碍等。

4. 钻研业务,团结协作

社区护理工作综合性强,社区护士要有过硬的基础护理知识,还要掌握内、外、妇、儿等各学科一般疾病的护理常规以及心理学、伦理学、社会学、健康教育、饮食护理、康复训练等丰富的医学知识和社会知识,为社区居民提供健康教育。做好社区护理,取决于各部门、各单位、各地区的密切配合和各级领导的支持,更需要社区护士、医技人员、社区居民的共同协作。为提高社区护理的质量,必须技术上互相搭配,工作上密切合作。在工作中依靠集体的力量和智慧,才能为社区医疗工作的发展做出贡献。

二、公共卫生护理伦理

公共卫生是关系到一个国家或一个地区群众健康的公共事业。公共卫生的具体内容包括对重大疾病尤其是传染病(如新型冠状病毒肺炎、结核、艾滋病、乙肝等)的预防、监控和治疗,对食品、药品、公共环境卫生的监督管制,以及相关的卫生宣传、健康教育、免疫接种等。近年来,各类突发公共卫生事件时有发生,如 2003 年的严重急性呼吸综合征(severe acute respiratory syndrome,SARS)、2008 年的禽流感、2008 年的汶川地震、2009 年的甲型 H1N1 流感暴发、2019 年底开始的新型冠状病毒感染等。这些突发公共事件严重危害着人民的健康与社会安定,也考验着医务人员在面临突发事件时的应急处理能力。

(一)突发公共卫生事件

1. 突发公共卫生事件含义

突发公共卫生事件(emergency public health event)是指突然发生,造成或者可能造成社会公众健康严重损害的重大传染病疫情、群体性不明原因疾病、重大食物和职业中毒以及其他严重影响公众健康的事件。

在公共卫生事件突发时的应急处理重点是受害人员的医疗救护、现场控制等一系列措施。按照完善的应急处理工作程序规范紧急处理工作,迅速而有效地处理突发公共卫生事件;同时采取有效控制措施,对现场进行应急控制,消除疾病、中毒、污染等因素,最大限度地减少危害、消除影响,保护公众健康和安全。

2. 在突发公共卫生事件中护理人员的责任

(1)伦理责任:在突发性重大公共卫生事件抢险救治中,公共卫生组织包括卫生行政管理部门和公共医疗机构及医护人员均应承担保护公众身体健康的职责,承担治病救人的责任,这是职业伦理的要求。首先,医疗卫生机构应当服从突发事件应急处理指挥中心的统一指挥,集中力量开展相关研究。其次,医疗卫生机构应当给突发事件导致的患者提供医疗救护和现场救援。对就诊患者必须接诊治疗并书写完整、详细病历记录;对需要转送的患者,应当按照规定将患者及其病历记录的复印件转送至接诊或指定医疗机构。再次,医疗卫生机构内应当采取消毒隔离防护措施,防止交叉感染和污染。医疗卫生机构应当对传染病患者、密切接触者采取医学观察措施。医疗机构收治传染病患者或疑似传染病患者,应当依法报告所在地的疾病预防控制机构。接到报告的疾病预防控制机构应当立即对可能受到危害的人员进行调查,根据需要采取必要的控制措施。最后,传染病暴发、流行时,护理人员应当团结协作,协助有关部门做好疫情信息的收集和报告、人员的分散和隔离、公共卫生措施的落实工作,并负责向群众宣传传染病防治的相关知识。

(2)法律责任:护理人员应当认真学习相关法律文件。国务院制定的《突发公共卫生事件应急条例》第五十条对医护人员的法律责任进行了明确规定:医疗卫生机构有下列行为之一的,由卫生行政主管部门责令改正、通报批评、给予警告;情节严重的,吊销《医疗机构执业许可证》;对主要责任人、负有责任的主管人员和其他直接责任人员依法给予降级或者撤职的纪律处分;造成传染病传播、流行或者对社会公众健康造成其他严重危害后果,构成犯罪的,依法追究刑事责任。①未依照本条例的规定履行报告职责,隐瞒、缓报或者谎报的;②未依照本条例的规定及时采取控制措施的;③未依照本条例的规定履行突发事件检测职责的;④拒绝接诊患者的;⑤拒不服从突发事件应急处理指挥部调度的。

3. 公共卫生事件护理特点

🖳 拓展阅读 12-6 公共卫生事件护理特点

(二)公共卫生事件护理伦理规范

1. 患者利益与社会利益相结合

保护患者利益是医院工作的基本原则,但在一些公共卫生事件暴发时,为了保全社会大众的最大利益,可能会牺牲一些个人的小利益。如新型冠状病毒感染暴发时要不要把患者的个人资料公布呢? 公布,损害了患者的隐私权;不公布,则损害了大众的健康。在这种情况下,应当牺牲个人利益而保护人群的安全,使得结果更有利于全人类社会。因此,在公共卫生事件中,当患者个体利益和社会利益发生冲突时,护理人员应当予以劝导,稳定患者情绪,尽可能维护更多人的生命健康和公共安全,做到以大局为重,先公后私。

2. 强化技能,提高专业素质

在公共卫生事件发生时,护理人员要运用自己的专业知识,在广大群众中进行防治疾病的科学宣传,使大众能理性地对待疾病,以更科学的方法保护自己、预防疾病。抢险过程中需要护理人员有精湛的护理技术,迅速机智地处理一些突发情况,避免患者病情的延误或恶化,以及控制疾病的传播。因此,护理人员要履行救死扶伤的职责,在平时的工作中就应当不断提高自己的业务水平,才能在关键时刻做出更大的贡献和奉献。

3. 恪守职责,发扬敬业精神

护理人员在公共卫生事件发生时,自身也往往处于危险之中,甚至危及自身生命。护士在面临危急情况时,首先要考虑国家和公共的利益,考虑群众的安危,履行一名护士的职责,发扬崇高的救死扶伤精神,不能临阵退缩。通常突发公共卫生事件时,工作条件和生活条件是异常艰苦的,护理人员直接面临的是艰苦又充满危险的环境。护理人员在抢救现场,除了应用自己的专业技能尽力抢救伤者,还要注意及时克服困难,甚至是危及自身生命安全的环境。这些都需要发扬敬业精神,临危不惧,沉着应对。如在新型冠状病毒感染暴发后,我国有4万余名护士不畏艰辛,不惧危险奋战在抗疫前线,为保卫全国人民的生命健康努力奋进。

4. 珍视生命,提倡人道主义

在公共卫生事件发生时,患者的病情有时非常复杂,难以预料,并且会出现患者数量多、医疗资源有限的情况。在这种情况下,不能轻易放弃任何一位患者,只要有一丝希望,就要努力抢救。面对突发公共卫生事件,医疗抢险本身就是一项崇高的人道主义精神,人道主义思想是护理人员参与抢救时的最基本的道德准则。在新型冠状病毒感染暴发后,我国不放弃任何一位公民,生命至上,把人民健康放在首位,无论是老人还是儿童都全力投入和抢救,全方位、全周期保障人民的健康,救死扶伤、珍视生命,充分体现了中华民族"以人为本"的思想和人道主义精神。

5. 团结协作,发扬民族精神

公共卫生突发事件的应对处理是一项复杂的社会工程,需要各部门的相互支持、共同协作。应对策略的制订不仅是疾病预防控制部门的工作,还要其他各个相关部门共同参与完成。各级护士要有高度的责任心和严谨的态度,整个救治和护理过程的每一个环节,都不能有任何松懈、怠慢和不负责的现象发生。处理突发公共卫生事件需要万众一心、众志成城、团结互助、迎难而上的民族精神。如在抗击非典和新型冠状病毒感染的艰难时刻,各级党政领导高度重视,广大医护工作者勇敢站到抗疫第一线,救死扶伤、无私奉献,社会各界共同努力,体现了中国人民民族团结的力量。

第五节　特殊病区护理伦理

在临床护理工作中,护士应遵守护理伦理学的基本原则和规范,尤其是对待临床特殊人群除了要有相关的业务能力、良好的身心素质、丰富的临床经验和高尚的职业道德修养,还提出了更高的要求。特殊人群护理伦理是医护人员在护理特殊人群时应遵循的道德行为准则与规范。

一、妇产科患者护理伦理

妇产科是直接为妇女健康服务的一门专科医学,它的任务是保健、预防和治疗疾病。妇产科护理不仅在保障妇女健康的工作和生活方面具有重要的作用,而且还影响到子孙后代。

(一)妇产科患者护理特点

> 拓展阅读12-7 妇产科患者护理特点

(二)妇产科患者护理伦理规范

1. 态度诚恳,和蔼可亲

妇产科患者都是女性,情绪波动大、依赖性强、忍耐性差、疼痛阈值低。因此,护理人员要主动关心、体贴患者,态度要和蔼,说话要亲切,言行要礼貌,不要因患者缺乏卫生知识、病史陈述不清而急躁,要耐心引导;不要因涉及隐私,患者掩饰病情而对其横加斥责,要予以耐心疏导;不要因患者哭闹叫喊不休而厌烦,要耐心安慰;不要因看到患者血污而嫌弃,要热情及时处理;不要因非婚失身者来院堕胎而讥讽或草率处理,要予以同情。总之,护理人员要尊重患者的人格,关心患者疾苦,耐心劝说、解释、宽慰患者,帮助患者建立自尊心、自信心,增加其对医护人员的信任感和安全感。

2. 行为端庄,作风严谨

妇科患者多患有生殖系统疾病,害羞、惶恐、压抑是普遍的心理状态。所以,对这类患者进行检查或治疗操作时,态度要严肃,行为要端庄,不得随意开玩笑,不得有淫思邪念,在病房检查或治疗操作时应避开异性和人群,不得过分暴露身体。操作力求轻柔,避免多次重复检查,未婚女性尽量以肛诊代替妇科检查,医护人员不得以任何方式帮助孕妇非法堕胎,更不能从中牟利。对患者的病情、病史及个人隐私等,绝不能外传或当作谈话资料,尊重妇女的人格。

3. 掌握心理,耐心指导

妇产科患者由于内分泌水平的变化及因疾病、手术和妊娠等出现一些特殊的心理变化,如青春期月经初潮的神秘、惊恐,更年期的急躁、忧虑、抑郁、固执等。一些患者就诊治疗时有害羞心理,特别是涉及以往非婚同居、妊娠、堕胎、婚外性生活等隐私,更是讳莫如深,不愿吐露,常有隐瞒病史、拒绝检查等情况。护理人员要针对患者的不同心理耐心解释、诱导,表现出高度的同情心和关心,消除患者的顾虑,增强其信心,减轻其身心痛苦,以利康复。

4. 工作认真,精益求精

妇产科护理质量的优劣,除直接关系到患者本人的生命安危外,还涉及第二代的身心素质和安全。同时,妇女从青春期性器官的发育、成熟到结婚、怀孕的每一过程都牵动着父母和亲友的心。因此,妇产科诊断、治疗和护理必须十分谨慎、细致、认真。对待产妇产程的观察和记录要详细、及时、准确;疾病检查要细心,给患者接生要尽量保护会阴完整;剖宫产要尽量减少不必要的损伤;做人工流产手术应按规程施行等。任何疏忽大意和处理不当,都会给母婴、家庭以及社会带来不良影响。故而,护理人员必须自觉地意识到自己对患者、对社会的责任,要以高度的负责精神和认真的工作态度对待每一个患者,做好妇女和孕妇保健,做好围生期监护,坚持正规操作,确保母婴安全和家庭幸福。

5. 敏捷果断,积极应对

妇产科工作因产妇分娩时间难以确定,护理人员常常不能按时就餐和休息,加之又常与羊水、粪便、污血、恶露等接触,因此,护理人员要有不怕苦、脏、累的精神。妇产科患者病情隐匿,发病急剧。例如:妊娠合并心脏病突然发生心力衰竭,过期妊娠突然胎心异常,前置胎盘和胎盘早剥突然大出血,先兆子痫突然发生抽搐,分娩时突然发生羊水栓塞,臀先露突然发生脐带脱垂等,这些都需要医护人员迅速地判断病因和病况,果断地决定实施措施,敏捷地进行处理和抢救。如果怕担风险而犹豫或拖延,就可能造成难以挽回的损失和后果。因此,护理人员还应有当机立断的魄力和敢担风险的精神。

6. 保护隐私,尊重患者

在工作中,与诊疗无关的患者隐私,医护人员不必过多询问。患者就医中吐露的隐情私事,也要保守秘密,不得向他人(包括患者丈夫)随便泄露,更不得将其作为医护人员闲谈的笑料,以免造成严重后果。

📖 在线案例 12 - 1 　应该为她保密吗?

二、儿科患者护理伦理

儿科护理是研究胎儿至青少年各年龄段中如何促进身心健康、预防疾病、保障儿童健康的护理学科,是儿科临床护理工作中的一个重要组成部分。儿童在解剖、生理、心理、营养、代谢等方面均与成年人有所不同,因此为了护理好儿童,除对儿童患者的特点有所了解,同时应具有高尚的护理职业道德要求。

(一)儿科患者护理特点

📱 拓展阅读 12 - 8 　儿科患者护理特点

(二)儿科患者护理伦理规范

1. 关爱患儿,富有爱心

儿童患病住院后,因离开母亲,陌生的医院环境和疾病的痛苦,加之有些患儿曾经有治疗痛苦的体验等,都会使患儿产生紧张、恐惧心理,经常哭闹,拒绝护理、治疗等。这就要求护理人员对患儿态度要和蔼,说话要温柔,表情要亲切,了解他们的生活习惯和爱好。护士可对他们轻拍、抚摸及搂抱,使其产生如在母亲怀中的安全感,逐渐和他们建立感情,让他们适应新的环境。除了治疗护理外,护士要丰富他们的生活内容,如组织讲故事、玩游戏、看书学习、晚上收看适合儿童的电视节目等。对一些有异常姿势、步态、动作或身体有缺陷的患儿,护士不要取笑他们,避免伤其自尊心,即使患儿暂时不合作也不要责怪他们。对那些病情迁延、反复及治疗不佳的患儿,护士更要恳切、不厌其烦地多加安慰,在家长的配合下给患儿树立信心。总之,护理人员要关爱患儿,与其建立友好感情,从而使患儿配合治疗和护理。

2. 观察细致,严谨慎独

儿童处于生长发育的阶段,其免疫力比成人差,较易感染疾病,而且发病急、病情变化快,更由于儿童不善于表达其自身的变化,故儿科护士要善于观察患儿的病情变化,特别是夜间值班不能麻痹大意。护士要通过观察患儿的精神状态、体温、脉搏、呼吸以及吸吮能力、大小便性状、啼哭的声音等变化,了解病情变化的征兆,并对观察结果认真分析、做出判断,及时给医生提供病情变化的信息并共同采取处理措施,以免病情加重或因发现不及时而延误抢救。由于儿科护理的特殊性,护理人员工作要严谨,应严格遵守各项操作规程。门诊护理人员必须对患儿进行预检和分诊,在病房必须对传染病患儿进行严格隔离,对体弱、白血病、免疫功能低下等患儿做好保护性隔离。同时,护理人员要严格探视、陪住制度,认真执行卫生清洁、消毒制度和操作规程,使病房内空气、物体表面和治疗物品达到卫生标准,使各项操作达到卫生要求,防止感染和交叉感染的发生。

3. 技术求精,处事审慎

小儿发病急,病情变化快,稍不注意就可能出现险情。因此,护理人员在护理患儿过程中,要求心理素质好、理论水平高、操作技能好,在技术上精益求精。由于婴儿不会说话,少儿虽会说话但不知道医护人员所负的责任和义务,不能对医护行为进行有效的监督和评价。因此,护理人员无论是白班或夜班,有人或无人监督,对患儿的护理都要尽职尽责,始终如一,达到"慎独"境界。

4. 心理护理,治病育人

患儿有病住院,心理变化复杂,时而欣喜,时而哭泣,时而拒绝治疗。护理人员应针对每个患儿的特点进行心理护理,要尊重患儿的人格,尽量满足患儿的需要。护士一定要做到"言而有信",切忌为了患儿一时的配合打针或服药而哄骗孩子,要将高度的责任感贯穿于对患儿认真观察、耐心护理的整个过程中,为孩子们提供力所能及的教育,并注意自己的一言一行对患儿道德品质形成的影响,如不哄骗、恐吓患儿,以免使其染上说谎、不诚实的习惯。总之,护士既要努力尽早使患儿痊愈,又要培养患儿良好的道德品质,即尽到治病育人的责任。

5. 理解家属,耐心解惑

儿童的就诊行为实际上是一种家长行为,儿童患病会牵动全家人的心。家长对孩子健康成长的重视程度越来越高,孩子患病后家长往往表现出紧张、焦虑的情绪反应。例如:对儿童过分照顾,不经意夸大病情的严重程度;认为自己孩子的疾病才是最应该被医护人员关注的,理应首先被诊治;有的家长会过分关注并监督护士的操作;对护士抽血或输液等操作不能一针见血的容忍度低;有的家长会反复追问患儿的康复信息,期望能够立竿见影地看到疗效;有的家长不了解疾病及治疗的要求,盲目担心药物不良反应而擅自停药,导致疾病反复等。护士应理解家属焦虑不安的心情,及时主动与家属沟通,根据患儿的病情做好健康教育,指导家属配合治疗和实施预防保健措施。

三、老年患者护理伦理

随着社会经济和医疗保健的进步和发展,人民生活水平的不断改善,平均寿命不断延长,老年人在总人口中的比例越来越大。随着老年人口的增加,伴随而来的老年性退行性疾病、慢性病也相应增加。老年期是人生中的一个特殊时期,在这个时期内老年人患各类疾病尤其是慢性病的概率呈上升趋势,同时易产生各种心理障碍,严重影响老年人的生活质量。因而,在护理上老年患者的护理伦理显得尤为重要。

(一)老年患者护理特点

> 拓展阅读 12-9 老年患者护理特点

(二)老年患者护理伦理规范

1. 尊重老人,鼓励自护

老年患者(elderly patient)阅历深、资格老,知识和生活经验丰富,工作有成就,在社会和家庭中有地位、有名望,因而自尊心强。患病后,患者离开了多年工作的单位,离开了和亲人团聚的温暖家庭,住进了陌生的医院,其家庭、社会角色发生改变。此时患者的自尊往往受到压抑,加之孤独、焦虑、抑郁和痛苦,患者对医护人员有一定的警惕性,尤其对频繁接触的护理人员的态度、表情观察得十分细致,也很敏感。因此,护理人员要理解老年人的心理,尊重老年患者,称呼要得体,言行要礼貌,举止要文雅,心境要大度;同时,要尊重老年患者的医疗权益,耐心倾听他们对护理的要求和意见,尽量满足患者需求,使他们产生安全感、舒适感和信任感,以消除各种不利的心理因素,鼓励老人完成力所能及的自我护理。

2. 理解老人,热心帮助

老年患者年老体弱,力不从心,缺乏自理能力,对诊断、治疗疑虑较多,对预后更是忧心忡忡。因此,护理人员要热情关心,积极帮助老年患者,细心做好生活护理。例如,对于牙齿脱落、消化功能减弱的老年患者,护理人员要给予其富有营养且易消化的饮食;对于缺乏自理能力的老年患者,护理人员要经常性地帮助他们洗脸、梳头、剪指甲、洗衣服等;对于行动不便、步履艰难而又无陪伴者的老年患者,护理人员应搀扶或提供轮椅助其检查和进行室外活动;对于有些记忆力衰退或神志模糊,经常忘记服药或多服药,引起不良后果的老年患者,护理人员要亲自管理服药,指导他们按时、定量用药;对于怕孤独、不耐寂寞的老年患者,护理人员对他们要多接近、多询问、多安慰、多鼓励,使他们感到家庭般的温暖、舒适。同时,护理人员要加强全面心理护理,使老年患者增强战胜疾病的信心,不能因怕麻烦而使他们得不到高质量的护理,更不能嫌弃责骂;应给予无微不至的关心和全心全意的帮助,以使他们尽快地康复。

3. 耐心观察，审慎护理

老年患者身心衰老，说话啰唆、重复、口齿不清或语无伦次。不仅如此，老年患者还行动呆板、动作缓慢、反应迟钝。因此，护理人员要切忌急躁，也不要流露出不耐烦和厌恶的情绪，一定要同情、谅解他们，耐心倾听他们的诉说，耐心为他们服务，并采取老年人乐意接受的方法进行护理。同时，老年人由于组织器官衰老、功能退化、感觉迟钝，常常掩盖病情，使得一些疾病的症状、体征不典型，加上病情复杂多变或多种疾病共存，护理人员必须细致地观察患者的病情变化，尤其是对长期卧床的患者在夜间值班时更应警惕，勤巡视、细观察，不能放过任何疑点和微小变化，护理人员要时时处处为老年患者的安全和舒适着想，并积极采取治疗、护理措施，防止差错事故发生。因粗心、疏忽、不专心而给患者带来不应有的损害或增加不应有的痛苦，不管主观动机如何，都是不道德的。

4. 有效沟通，理解关怀

老年患者一般都有不同程度的健忘、耳聋和眼花，护士要勤快、细心、耐心、周到，不怕麻烦，做好沟通，积极护理。护理人员可根据老年人的特点，在生活护理和医院设施方面做些改进。例如：在走廊上加扶手；房门不设门槛，或用斜坡代替门槛，方便轮椅进出；配备标记鲜明的呼叫装置、便携式坐便器、活动餐桌等。老人对疾病诊断和治疗等相关知识了解的需求是比较迫切的。但时间对老年人来说过得很慢，所以他们的动作也很慢。护士要多体谅这一点，和他们说话时语速也要放慢，解释病情时可重复几遍。对已存在认知功能减退的老人，护士交代的事情不宜过多，最好一件一件地办。为避免忘记，护士还要多提醒。对某些注意事项，如第二天要做特殊检查，需要禁食、禁水、禁药等，护士可写成文字，放在明显处提示。

四、精神疾病患者护理伦理

精神疾病（mental disease）是指在各种生理、心理和社会环境因素影响下，大脑功能活动紊乱，导致认知、心境和行为等精神活动不同程度障碍的疾病。精神科护理工作的对象是各种患有精神疾病的患者。与其他患者相比，精神疾病患者整个心理过程发生紊乱，重者思维活动脱离现实，难以正确理解客观事物，不能适应社会生活，对本身疾病也缺乏自知力，不承认自己有病，甚至拒绝治疗及有异常行为等。因此，精神疾病患者护理难度大，不但需要较高的护理技巧，而且需要高尚的护理职业道德情操。

（一）精神疾病患者护理特点

　　📖 拓展阅读 12-10　精神疾病患者护理特点

（二）精神疾病患者护理伦理规范

1. 尊重人格，维护权利

尊重精神疾病患者的人格与权利是护理人员应当遵循的首要伦理道德规范。精神疾病患者的怪异思维、无礼的言语和粗暴的行为，是精神疾病所致的病态表现。患者表现为失去正常理智、不能控制自己，孤独冷漠、不近人情，难以使人接受。尽管如此，在疾病状态下，患者的人格仍应受到尊重和保护，并享受与其他患者同样的医疗权利。无论患者的表现如何，护理人员应当一视同仁、以礼相待，应当深表理解、同情与关怀，并体现在实际护理工作中。护理人员不能因患者的言行无礼、粗暴，表现幼稚、愚蠢，或赘述、烦人而斥责患者，或拿患者的病态表现当作谈笑话题，侮辱人格，更不与患者发生口角、争辩；要注意保护患者的人格尊严不受侵害，要正确对待患者提出的问题和要求，合理要求要尽力满足，不合理要求要婉言解释；答应给患者办的事一定要办到，办不到的也要解释清楚，不能答应办而不去办或任意哄骗患者；同时，除病情和治疗需要外，不要轻易地约束患者，更不能将约束作为报复、威胁、恐吓患者的手段，否则就是对精神疾病患者人格和权利的贬损与侵犯。

2. 保守秘密，恪守慎独

精神疾病患者的病情复杂，是与个人经历、家庭教养、社会环境以及各种因素的影响有关，其病史往往涉及患者的隐私。因此，保守秘密和隐私是医务人员应当遵循的职业道德规范。在尊重患者人格的基础上，护理人员要遵守保护性医疗制度的原则，绝不能向任何无关人员泄露病情隐私。如果违反这一原则，将产生严重的不良后果。例如：患者知道自己的隐私被泄露而痛不欲生，可能萌发自杀的意念，或因精神挫折加重病情；在病情恢复期由于精神负担，自罪、自卑，在出院后可能影响正常生活，或发生意外。同时，护理人员不可在患者面前泄露医院内部情况，不可谈论工作人员家庭问题，或将私人地址告知患者。这是为了保守医院内部机密、保证工作人员的安全，以防意外的发生。由于精神疾病患者的精神活动失常，患者还可能出现意识障碍，难以感知周围的事物，对医务人员的工作无法给予恰当评价。所以，护理人员要恪守慎独，不管患者是"清楚"还是"糊涂"，无论有无监督，都要按科学程序自觉、主动、定时、准确地完成治疗护理任务，不得马虎从事。若没有职业责任感约束自己，护理人员就可能不认真执行消毒隔离制度和无菌技术操作规程，而使患者发生严重感染，也极易造成交叉感染。

3. 诚信专业，尽职尽责

精神科护士应遵循精神疾病学及护理学的科学规律，遵守诚实信用原则，以善意和专业方式尽职尽责地开展精神科护理。精神科护士在和患者相处过程中，态度要自然、端庄、稳重，亲疏适度，以免产生误解。在对精神疾病患者的治疗护理中，应注意正确对待异性患者和其他精神疾病患者。男护士在对女患者进行涉及隐私部位的治疗护理时，须有女护士同时在旁协助。一些患者由于精神失常，在精神妄想支配下，因异常冲动而向护士示爱，护士应主动拒绝，耐心说服，并向护士长汇报情况，要自尊、自爱，履行医护人员应有的专业职责。对来院就诊患者的财物要认真清查、妥善保管，并向家属交代清楚，不能利用患者价值观念上的紊乱欺骗患者，谋取不当利益。对于精神疾病患者因受疾病影响可能引起的冲动、伤人行为，护士要时刻提醒自己理解患者，冷静对待，以宽大的胸怀善待患者。

4. 工作严谨，保证安全

精神疾病患者的护理异常繁杂，要求精细、严谨。精神疾病患者携带的财物，护理人员应认真保管，并向家属或单位交代清楚，不可利用患者价值观念上的倒错而取得物质上的利益。有些患者受幻觉、妄想的支配，常可发生冲动伤人或毁物行为，护理人员要正确对待，想方设法终止其冲动和破坏性行为，而不能借医护之机报复患者。精神科病房管理极为重要，除应注意清洁、舒适，带有家庭气息外，还应特别注意患者的安全，特别是针对有些患者的自伤、自杀企图以及伤人毁物的行为。护理人员要严格遵守病房的安全管理制度，定期巡回护理，检查病房有无刀、剪、绳、带等危险物品，注意了解每位患者的心理状况，密切观察患者的行径。对兴奋躁动、冲动的患者，护理人员要沉着机智，大胆处理复杂环境发生的意外。对于实施电痉挛治疗、胰岛素治疗及进行约束的患者，也要注意不良反应和并发症的发生。总之，护理人员要严加防范，保证患者的安全。

精神疾病患者也是人，而且是更痛苦的人，理应得到人道待遇。除了得到护理人员的关心、帮助外，还要号召全社会的人都来同情、关心、尊重精神疾病患者，坚决扭转社会上少数人与家庭歧视、虐待和侮辱甚至摧残、折磨患者的现象，使患者获得人间的温暖并尽早康复。

五、传染性疾病患者护理伦理

传染性疾病（infectious disease）是指由各种致病性病原体（如细菌、病毒等）通过各种途径侵入人体而引起的疾病。传染性疾病除了给患者带来身心痛苦外，还可以传染给他人，甚至造成暴发流行，严重危害广大人民群众的健康，影响国家的建设、信誉和社会的安定。因此，护理传染病患者有特殊的道德要求。

（一）传染性疾病患者护理特点

> 拓展阅读 12 - 11　传染性疾病患者护理特点

（二）传染性疾病患者护理伦理规范

1. 有效防护，履行职责

在传染病的护理过程中，护士和患者朝夕相处，除要做常规护理、观察病情外，在抢救危重患者特别是接触和清除具有传染性的分泌物、呕吐物和排泄物时，尽管有防护措施，受感染的机会仍然要比其他科室医务人员多。特别是在未知的传染病流行初期，医学界还不清楚致病的病原微生物及其传播途径时，传染科的医护人员面临的风险更大。

传染科的护士工作辛苦，其工作水平和质量直接关系到患者的健康安危，也关系到广大社会人群的健康利益。面对特殊的工作环境和重要的社会责任，护士不仅应具备忠于职守、无私奉献，全心全意为患者服务的人道主义精神，还要不畏艰苦和风险，热爱本职工作，充分尊重和体谅传染病患者，给予他们人道主义的关怀和温暖，帮助其消除思想顾虑和不良情绪，保持心理平衡。同时采取积极有效措施，及时治疗护理患者，促进患者康复。

为保护易感人群,传染科护士应严格遵循医院预防院内感染的管理制度,履行消毒检测和技术培训工作,严格执行消毒、隔离制度。强化无菌意识和预防观念,树立对自身、患者和他人负责的高度责任心。对病房环境、患者随身携带物、患者分泌物及排泄物、使用过的医疗器具都应严格消毒灭菌,并妥善处理。对隔离期内的患者应讲明道理,严格执行隔离制度,防止病源扩散,预防院内交叉感染。在执行有关制度中,既要严格认真,又要向患者及家属讲明道理,取得其积极配合。护士的生命和患者的生命同样珍贵、神圣,因此护士一定要做好自我防护和职业暴露防范,切不可因防护措施繁琐而省略。在新型冠状病毒感染暴发后,援鄂医护天使们"明知有风险,偏向风险行"的敬业精神体现了医务人员救死扶伤的高尚道德,同时他们严格遵循防护原则,做好职业防护,既为服务于患者和社会做出了贡献,又保护好了自身安全,做到了"0"感染回家。若在工作中发生职业暴露,护士要及时处理,将危害程度降到最低。

2. 理解患者,精心护理

传染科护士要设身处地为患者着想,充分体谅他们,理解他们的苦衷,尊重他们的人格和权利。与其他患者相比,传染科患者的心理压力较大,心理需求也较多,护士应千方百计创造条件并以自己的高尚道德情感,运用多学科知识,针对不同患者的心理问题做好患者的心理护理。对有孤独感的患者,护士要向患者讲解有关传染病知识,讲清隔离的道理,使之认识到隔离是防止传染病传播的重要措施,并理解隔离是暂时的,主动配合医务人员;对忧虑的患者,应向他们讲清传染病的传播方式及预防措施,以科学的态度对待传染病;对自卑患者,护士应主动亲近他们,温和而热情地开导、帮助他们解决生活中的困难,让他们在心理上得到宽慰。总之,护士要使患者拥有良好的心境,从而接受治疗和护理,达到尽快康复的目的。

3. 保护隐私,依法上报

护士应保护患者隐私,不应将传染病患者、病原携带者、疑似传染病患者、密切接触者涉及个人隐私的有关信息及资料传播给无关人士。但对于危害公共健康的传染病,医护人员应依据《中华人民共和国传染病防治法》报告传染病疫情。医院确诊为传染病患者或疑似患者,须在规定的时间内向卫生防疫机构报告。对各级各类传染病应按卫生防疫规定的时间要求,以最快的通讯方式向发病地区的卫生防疫机构报告,并同时报出传染病报告卡。医护人员是法定的责任报告人,任何人不得隐瞒、漏报、谎报,任何授意隐瞒、谎报疫情的事件都是道德和法律所不允许的。

4. 积极预防,服务社会

中华人民共和国成立以来,党和政府为防治传染病提出并贯彻了"预防为主"的方针,经过多年的努力使不少传染病消灭或减少,传染病已不再是威胁人类健康的主要疾病。但是,自2014年2月埃博拉病毒感染暴发于西非开始,后续全球又暴发了甲型H1N1流感、严重急性呼吸综合征(SARS)、中东呼吸综合征(MERS)、寨卡病毒感染,以及2019年新型冠状病毒肺炎(COVID‑19)等传染病疫情,这些疫情破坏了全球经济,加剧了地方和全球公共卫生资源紧张,尤其是对人类健康形成了巨大的冲击。因此,要树立"大卫生观念",动员全民重视传染病的防治工作。在传染病的防治工作中,医护人员既有治疗、护理患者的义务,又有控制传染源、切断传染途径和保护易感人群的责任。首先,护士要积极主动地参与预防接种,做好儿童的计划免疫工作,以及向人民群众普及传染病知识,如传染途径、早期症状、防治方法,使人们了解到不文明、不健康行为可以导致传染病。其次,护士应加强对传染性疾病患者的严格管理和可疑患者的隔离观察,严格执行各项规章制度,要按照卫生标准做好灭菌消毒工作,防止院内交叉感染。再次,护士应配合卫生员、后勤人员对病房内的污水、污物进行妥善处理。污水必须消毒、净化后再排放;对污物,如患者用过的一次性注射器、针头要集中销毁;患者出院后剩下的物品要做消毒灭菌处理等。

- 实践活动方案 12-1　临床护理工作中的伦理分析
- PPT 课件 12
- 复习与思考 12

（唐庆蓉）

第十三章　临终关怀中的护理伦理

章前引言

　　"死亡"是人类必须经历的,就如道家所言"生死必然""生死自然",但它也是人们最容易感到恐惧的。在死亡面前,我们应该要有勇气! 通过"临终关怀"帮助患者重新定义"死亡""优逝""优终""尊严死"等。临终关怀并非新鲜事物,早在我国春秋战国时期就有对老者和濒死者照护的理念,在北宋时期就出现了医疗照护性质的关怀机构,如"安乐堂""养济院"等,这虽然与我们现代的临终关怀不甚相同,但可视为临终关怀机构的雏形。而在 20 世纪 60 年代开始,临终关怀在西方国家兴起。1976 年,桑德斯在英国创立了圣克里斯多临终关怀院,自此许多国家也相继开展临终关怀工作。

学习目标

　　(1) 陈述临终关怀的概念、伦理本质和原则,分析临终关怀中护士的伦理道德及角色行为。

　　(2) 说出安乐死的概念、分类、实施对象及实施条件,辨析安乐死在伦理上的积极和消极影响。

　　(3) 归纳临终关怀的伦理规范,按临终关怀的伦理规范护理临终患者。

　　(4) 说出死亡教育的概念、目的和内容,简述死亡教育的伦理意义和作用,制订提升自身死亡教育能力的计划。

　　(5) 简述尸体料理的伦理规范,按照伦理规范实施尸体料理。

　　(6) 树立以患者为中心的整体护理理念,在临终护理中严守护理伦理学原则。

　　(7) 建立正确的护理伦理观,正确看待临终护理关怀中的护理伦理问题。

　　(8) 具备死亡教育的意识,具有提高自身死亡教育能力的意愿。

思维导图

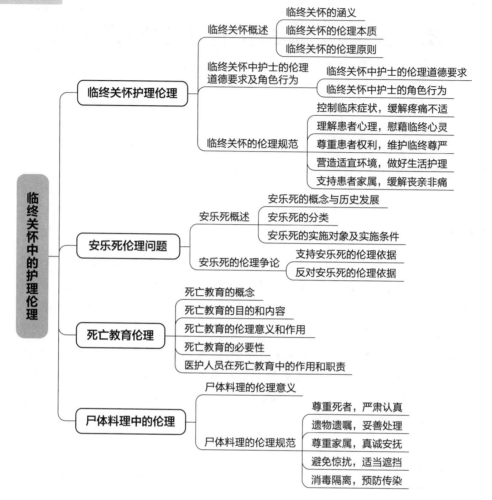

临终关怀中的护理伦理

- 临终关怀护理伦理
  - 临终关怀概述
    - 临终关怀的涵义
    - 临终关怀的伦理本质
    - 临终关怀的伦理原则
  - 临终关怀中护士的伦理道德要求及角色行为
    - 临终关怀中护士的伦理道德要求
    - 临终关怀中护士的角色行为
  - 临终关怀的伦理规范
    - 控制临床症状，缓解疼痛不适
    - 理解患者心理，慰藉临终心灵
    - 尊重患者权利，维护临终尊严
    - 营造适宜环境，做好生活护理
    - 支持患者家属，缓解丧亲悲痛
- 安乐死伦理问题
  - 安乐死概述
    - 安乐死的概念与历史发展
    - 安乐死的分类
    - 安乐死的实施对象及实施条件
  - 安乐死的伦理争论
    - 支持安乐死的伦理依据
    - 反对安乐死的伦理依据
- 死亡教育伦理
  - 死亡教育的概念
  - 死亡教育的目的和内容
  - 死亡教育的伦理意义和作用
  - 死亡教育的必要性
  - 医护人员在死亡教育中的作用和职责
- 尸体料理中的伦理
  - 尸体料理的伦理意义
  - 尸体料理的伦理规范
    - 尊重死者，严肃认真
    - 遗物遗嘱，妥善处理
    - 尊重家属，真诚安抚
    - 避免惊扰，适当遮挡
    - 消毒隔离，预防传染

案例导入

　　秦娜是北京胸科医院的一名肿瘤科医生，从业已经 17 年，她的工作是生与死的较量，是在生死之间寻求希望与意义。秦娜讲述了这样一个故事：

　　一位肺癌晚期患者，因为骨转移已经卧床有半年了。她的女儿 20 多岁，辞掉了工作全程照顾着她，对妈妈像个孩子一样地宠着，同时积极地配合着治疗。初期治疗暂时控制住了病情，但是恶化终究还是来了。

　　我开始和她的女儿谈到后续安排的问题，起初女儿不说话，只是慌乱地搓着手，抹着眼泪。

　　我说："我知道你不想面对，可是事情已经发生了……"

"我妈妈走了，就没人疼我了。"听到这句话，我才意识到她还是孩子，她还不能离开妈妈。

"我知道这对你很难，但最后的这段时光我们还是可以为你的妈妈做些什么的。首先征求下妈妈的意见，看看她自己的意愿是什么，还有没有什么心愿没有实现。在这段时光里，你可以和妈妈一起回忆过去，把以前想说却没有说的话讲出来，和妈妈一起互相致歉、致谢。"

最终，她带着母亲回到了当地医院。没过几天我收到了她的微信，她告诉我她的母亲走了，走时没有痛苦。母亲清醒的时候，她和母亲说了很多话，还约定了小秘密……

问题：

(1) 在临终关怀中，医护人员可以帮助患者及其家属做些什么？

(2) 结合本案例，你觉得秦娜除了是医生外，她还扮演了什么角色？

第一节　临终关怀护理伦理

▶ 在线课程 13-1　临终关怀中的护理伦理

一、临终关怀概述

(一) 临终关怀的含义

临终关怀(hospice care)是指为现代医学治愈无望的患者提供缓解痛苦、维护尊严、使其安宁走完生命的最后阶段，并对其家属提供生理和心理关怀的全面的社会卫生保健服务。"hospice"这一词，最早的意思是"收容所""济贫院"。在欧洲，当商旅或信徒濒临死亡或重病，可向其求助，由修女与牧师予以治疗和照顾；若不幸去世，还会进行善后处理，这就是西方早期的"临终关怀"。

在近代，"临终关怀"是新兴的边缘交叉学科。从生物学上看，临终关怀是指当患者患有无法治愈的疾病时，给予患者鼓励与支持，并给予家属相关指导，加强心理护理，指导其能够保持积极乐观的状态面对疾病，缓解个人思想负担，并尊重患者，使其个人尊严得到有效维护，在生命的弥留之际能够感受到温暖、慰藉，最终有尊严、安详平静地结束人生。从文化角度进行分析，临终关怀是广义的，将生死关系视为核心的教育内容，是传统的死亡观念与文化观念的一场挑战与改革。在社会演变的过程中，随着经济、文化、生命科学的发展，人类逐渐意识到生命质量的重要性，不再是局限于治疗和护理疾病，而是扩展到了从生到死的整个生命过程，对于临终关怀的需求越来越多，临终关怀也变得越来越重要。

总之,临终关怀不同于传统关怀的模式,它不以治愈为目的,不以延长临终患者的存活时间为目标,而注重提升生命末期患者的生存质量,重视临终者的尊严,体现出对生命的尊重。

> 拓展阅读 13-1 国内外临终关怀的研究发展
> 拓展阅读 13-2 临终患者的心理变化

(二)临终关怀的伦理本质

临终关怀的伦理本质可以分为四个层面:

1. 生理关怀

生理关怀是一种消除或减轻临终患者身体不适症状,改善患者终末期生活质量的方式。

2. 心理关怀

心理关怀是指满足临终患者的心理需求,帮助临终患者达成心愿。

3. 灵性关怀

灵性关怀是指对有宗教信仰的民众,予以精神、灵魂关怀。桑德斯认为临终患者最关注的灵性问题是死后的归所,基于宗教信仰,疏导患者发现人生成就,接受信仰安排。

4. 社会关怀

社会关怀是指社会给予临终患者支持和帮助,包括经济支持、帮助患者处理未完成的个人事务、维系人际关系和外界交流,志愿服务者帮助家属照顾患者等。

(三)临终关怀的伦理学原则

1. 人道主义原则

临终患者有病情知情权和医疗决策权,应给予患者充分的尊重、关心和爱护,满足每个患者不同的临终愿望。

2. 照顾为主原则

不主张盲目救治,治疗和护理的手段以患者的舒适为目的,接纳患者及家属的意见。

3. 全方位照护原则

提供临终患者镇痛、心理疏导、灵性抚慰、人际交流等多方面的全方位照护,也包括对家属的精神支持,分担其照顾的压力。

> 拓展阅读 13-3 护理伦理与《护士伦理准则》

二、临终关怀中护士的伦理道德要求及角色行为

(一)临终关怀中护士的伦理道德要求

在临终关怀中,护士应遵循《护士伦理准则》的要求,遵循尊重、关爱、不伤害、公正

的原则。在面对生命时要有敬畏之心,对拥有的良知要有敬畏之意,对自己护理职业的神圣性持有敬畏之姿。护士在临终关怀中,应当恪守敬畏伦理的原则,维护和尊重患者的生命权利,秉持自我的良知,公正仁慈地对待每一位患者,充分认识到职业的神圣价值并自觉维护职业的声誉,从而构建和谐的护患关系,使患者能尊严地走完生命的最后一段路程,以此获得"善终"。正如印度诗人泰戈尔所言,让患者"生如夏花之绚烂,死如秋叶之静美"。

　📖 在线案例 13 - 1　生如夏花之绚烂,死如秋叶之静美

(二)临终关怀中护士的角色行为

1. 躯体的照护者

在患者临终阶段,护士首先要帮助患者控制和减轻各种症状,使患者的身体获得舒适感。疼痛是临终患者最普遍、最痛苦的症状,它不仅局限于生理范畴而且涉及心理、社会及精神等领域。在缓解疼痛的基础上还要做好患者基本生活的护理,如饮食、排便、皮肤、口腔的护理等。

2. 心灵的抚慰者

临终患者对生命的眷恋和对死亡的恐惧会引起冲动、暴躁、偏激或是抑郁、轻生等极端的不稳定情绪,心有所系会使患者深陷遗憾与不甘,对死亡更加抵触。因此,护理人员应制订具有针对性的心理治疗和心理护理措施,帮助他们达成心愿。同时,家属对患者的态度和医生对病情的医疗决策也会直接影响患者的病情和治疗效果。因此,护士还要安抚家属,可以和家属一起帮助患者疏导特殊心理情绪。

　📖 在线案例 13 - 2　重症监护患者临终家属可以陪护吗?

3. 死亡的教育者

死亡教育是实施临终护理的一项重要内容,包括对临终患者及其家属的死亡教育。帮助患者及家属克服对死亡的恐惧,帮助家属适应患者病情的变化和死亡,缩短悲痛过程及悲痛的程度。

4. 善后的处理者

患者离世后,予以家属"丧亲抚慰",帮助家属整理遗物等。

三、临终关怀的伦理规范

(一)控制临床症状,缓解疼痛不适

在生命的最后阶段,临终患者不仅承受着躯体的痛苦,而且忍受着焦虑、恐惧等不良情绪的折磨,生活质量大大降低。临终关怀护理应注重消除患者的躯体疼痛,使患者尽可能地舒适,减轻恐惧、悲观及心理上的痛苦有利于患者追求生命的价值,提高生活质量。

(二)理解患者心理,慰藉临终心灵

临终患者在迎接死亡的过程中会产生复杂、强烈的心理行为反应。美国的罗斯认

为,临终患者的心理活动有五个发展阶段,即否认期、愤怒期、协议期、忧郁期及接受期。护士应在认识临终患者的生理、心理特点及行为反应的基础上,充分理解临终患者的言行,以真挚、慈爱、宽容的心态包容和帮助他们,根据不同阶段的心理变化给予相应的心理护理,使他们的需求得到满足,心理得到慰藉。

(三)尊重患者权利,维护临终尊严

虽然临终患者躯体的各项功能趋于衰竭,需要他人帮助;但作为一个完整的社会人,临终患者仍具有尊严和权利。护士应尊重其选择和意愿,保守其隐私,维护其尊严。

(四)营造适宜环境,做好生活护理

临终患者承受着精神和躯体的折磨,生活质量较低。作为临终患者最后驻留的地方,医院应该营造温馨、舒适、安静、整洁的环境,可以放置一些生机勃勃的植物和鲜花,并根据患者的生活习惯和爱好,合理安排日常生活,增加生活情趣,使患者在清爽宜人的环境中以平和安宁的心态走完人生旅途。

(五)支持患者家属,缓解丧亲悲痛

临终患者的家属既痛苦又辛苦,不仅要夜以继日地照顾患者,而且还要遭受巨大的精神痛苦和诸多实际问题的困扰。护理人员应给予关心和帮助,减轻家属悲痛,提供专业指导,解决实际问题。

第二节　安乐死伦理问题

拓展阅读13-4　死亡的标准

一、安乐死概述

(一)安乐死的概念与历史发展

安乐死(euthanasia)指对无法救治的患者停止治疗或使用药物,让患者无痛苦地死去。"安乐死"一词源于希腊文,意思是"幸福"的死亡。它包括两层含义:一是安乐的无痛苦死亡;二是无痛致死术。从医学伦理学的角度解释,安乐死是患不治之症的患者在危重濒死状态时,由于躯体精神的极端痛苦而难以忍受,在患者或家属的合理及迫切要求下,经过医生、权威医学机构鉴定确认,符合法律规定,按照法律程序,用人文的仁慈的医学方法使患者在无痛苦状态下度过死亡阶段而终结生命的全过程。

荷兰是第一个将安乐死合法化的国家,但荷兰对安乐死的权利设置了最低年限12岁。同时,12岁以上的未成年重症患儿如需采取安乐死措施,必须征得家长、医生等多方的同意。日本、瑞士等国和美国的一些州也通过了安乐死法案。1976年日本东京举行了第一次安乐死国际会议。

虽然安乐死被认为是一种权利,但是通常人们会认为安乐死有悖传统医德、践踏人权、有碍于医学科学水平的提高,并且会带来一系列的负面社会问题。诸如此类的反对声音也是安乐死备受争议的问题所在。总之,因为受人类文明在生命伦理学上主流思想的影响,目前很多国家都没有将安乐死合法化。

(二) 安乐死的分类

(1) 根据安乐死的执行方式,分为主动(积极)安乐死和被动(消极)安乐死。①主动(积极)安乐死:指对符合安乐死条件的患者,医生用药物等尽快结束患者痛苦的生命,让其安宁、舒适地死去。②被动(消极)安乐死:指对符合安乐死条件的患者,停止或撤销其治疗和抢救措施,任其自然死亡,即不以人工干预的方法来延长患者痛苦的死亡过程。

(2) 按照患者同意方式,分为自愿安乐死和非自愿安乐死。①自愿安乐死:指患者有过或表达过同意安乐死的愿望。②非自愿安乐死:指患者没有表达过同意安乐死,这种情况主要是针对那些无行为能力的患者(如婴儿、昏迷不醒的患者、精神病患者和行为能力严重低下者)实行安乐死,这些患者无法表达自己的要求、愿望和意见,只能由家属和医生依据实际情况决定给予安乐死。

(三) 安乐死的实施对象及实施条件

1. 安乐死的实施对象

由于安乐死涉及人的生命,是不可逆转的,因此,安乐死对象的界定是十分敏感而又相当棘手的问题。一般认为安乐死的实施对象可归纳为:①晚期恶性肿瘤失去治愈机会者;②重要器官严重衰竭,并且不可逆转者;③因各种疾病或伤残导致大脑功能丧失的部分"植物人"状态的患者;④有严重缺陷的新生儿;⑤患有严重精神疾病,本人无正常感觉、知觉、认识等,经过长期治疗不可能恢复正常者;⑥先天性智力丧失,无独立生活能力,并不可能恢复正常者。

2. 安乐死的实施条件

各国对安乐死是否合法存在争论。持肯定态度的学者认为安乐死必须符合下列条件:①从现代医学知识和技术上看,患者患不治之症并已临近死期;②患者极端痛苦,不堪忍受;③必须是为解除患者死前痛苦,而不是为亲属、国家、社会利益而实施;④必须有患者神志清醒时的真诚嘱托或同意;⑤原则上必须由医师执行;⑥必须采用社会伦理规范所承认的妥当方法。

📖 拓展阅读 13-5 "安乐死"的历史过程

二、安乐死的伦理争论

世界范围内关于是否可以实施安乐死的辩论声从未停息,且随着社会的进步和医学的发展愈演愈烈。有关安乐死的争论,不仅局限于医学和法律范畴,更多的争议来自安乐死是否符合伦理道德。

（一）支持安乐死的伦理依据

1. 有利于体现人道主义精神

当患者处于极端痛苦的濒死状态时，安乐死可以帮助患者结束痛苦，给予家属心理上的慰藉，这是对患者及家属的最大爱护，是人道主义精神的体现。

2. 有利于维护人的尊严

人生的意义不只是活着，对尊严的追求是人的特质和基本需求。当处于疾病医治无望且生命极度痛苦状态时，人的尊严往往因疾病的折磨而不复存在。无尊严状态下生命的盲目维持是对生命的亵渎，应该给人选择的自由：结束生命，维护尊严；或是保留生命，与病魔抗争。

3. 有利于维护生命权

当一个人丧失其存在的社会属性，仅剩下生物学属性时，这个人已经不再是严格意义上的人，其生命也已不再具有真正的"人"的价值，盲目维持这样的生命是对生命权的滥用和践踏。人有权维护自己的生命，而在生命意义尽失的情况下也有选择安乐死结束痛苦的权利，这是生命权的具体体现。

4. 有利于合理分配公共资源

一方面，巨额的医疗资源耗费在医治无望的绝症患者身上使其痛苦地活着；另一方面，许多本可挽回健康和生命的患者却因医疗资源的匮乏得不到应有的救治。安乐死的施行可以使有限的公共卫生资源应用于所需之处，有利于社会的稳定和长远发展。

（二）反对安乐死的伦理学依据

1. 违背生命权

"生命神圣论"认为生命是神圣的，任何人都没有结束自己生命的权利。宗教认为临终患者的痛苦能使患者自己和家属产生积极的价值，是神赐予的净化灵魂的机会。安乐死是故意夺取人的生命，在道德上是不允许的。

2. 有悖人道主义精神

人道主义的观点认为生命的权利是一个人最基本且最重要的权利，即使是穷人、老人、患者等弱势群体也应得到相应的医疗待遇和社会资源份额，他人无权干预。作为一种非正常的死亡方式，安乐死可能会导致弱势群体在社会保险和老年保健面临压力的情况下失去应有的救治，这是对人道主义的背弃。

3. 有悖医生的职业道德

救死扶伤是医生的神圣职责。任何时候，生命至上的传统医德不容违背，救死扶伤，不仅是医务人员的职业责任，而且还是每个公民的责任和义务，对生命垂危、痛不欲生的患者应给予相应的救治和精神上的安慰，而不是通过安乐死剥夺他们的生命。

4. 为不法之徒提供机会

安乐死可能为某些不法之徒提供拒绝履行赡养义务或谋取遗产的机会，这将导致严重犯罪,扰乱社会正常秩序。

5. 亵渎"自由意志"

渴求生命是人的根本意志,是动物的自然本能。某些生活不能自理或病入膏肓的人在家庭经济负担或儿女冷漠态度等外界压力下选择安乐死,并非他们的真实意愿,而是变相的被迫选择,因而是对自由意志的背离。

6. 阻碍医学发展

安乐死的实施阻碍了医务人员探索未知的进程,使人们失去了向绝症、顽症提出挑战的机会,从而阻碍医学科学的持续发展。

拓展阅读 13-6　安乐死的法理问题和伦理问题

第三节　死亡教育伦理

死亡教育(death education)是将有关死亡、濒死及生命相关的知识通过文字材料、集体讲解、个人指导、电化教育等形式,采用随机教育、欣赏与讨论、情景教育等方法传递给人们及社会的过程。通过对死亡现象、状态和方法进行客观分析,使人们能够正确、科学地认识死亡,树立正确的生死价值观。

一、死亡教育的概念

(一)死亡教育的定义

在临床,每天都会有生命终结。死亡教育能让人们正视死亡,接受死亡,将医学死亡知识服务于医疗实践和社会教育。在《医学伦理学辞典》中将死亡教育定义为就如何认识和对待死亡而对人进行教育,旨在使人能正确认识和对待人人都不可回避的生死问题。

(二)死亡教育的意义

死亡教育不仅让人们懂得如何活得健康、活得有价值、活得无痛苦,而且还要死得有尊严。死亡教育也是破除迷信和提高素养的教育,是社会精神文明发展的需要,是人生观教育的重要组成部分之一。通过死亡教育,让人们意识到死亡是不可抗拒的自然规律,如同昼夜交替、四季轮换。目前我国已进入老龄化社会,工作的丧失、生理机能的减退和社会关系的变化均使得老年人承受着沉重的心理负担,很多老年人感受不到生活的意义。死亡教育让他们学会调适不健康、趋向死亡的心理,重新认识生命的意义,可以从容地面对死亡。死亡教育是让世人能认识死亡、正确面对死亡的教育,充分认识生命的本质,它是贯穿于临终患者的整个过程。

拓展阅读 13-7　美国与中国死亡教育发展历史

二、死亡教育的目的和内容

（一）死亡教育的目的

（1）使人正确地认识和对待生死问题。

（2）改变人们所处的社会文化与实现人的优死。

（3）引导人们科学地、艺术地认识死亡，从而改变传统观念中的缺憾构成，使人们对死亡由无知进入有知的境界。

（4）提高人们临终及死亡的自我保健意识和能力。

（5）提高人们为临终患者给予帮助的能力，获得健康的死亡知识，提高人们生命及人际关系的品质。

（6）降低无效医疗费用，合理使用医疗资源。

（二）死亡教育的内容

1. 死亡本质的教育

死亡本质的教育包括哲学和宗教对死亡与濒死的观点、理论，以及死亡医学与法律重点的内容。

2. 有关死亡及濒死态度的教育

有关死亡及濒死态度的教育包括儿童、青少年和成人对死亡及濒死的态度。

3. 对濒死和死亡的调适方法

对濒死和死亡的调适方法包括死亡的准备、对临终患者及丧亲者的悲伤辅导和沟通技巧等。

三、死亡教育的伦理意义和作用

（一）死亡教育的伦理意义

1. 帮助人们正视死亡、尊重死亡

死亡教育表面上是谈论生死，但实质上是在探讨人生，阐述生命的意义；让人们从观念上接受死亡，认识到死亡是自然规律，谁也无法逃避，从而树立正确的死亡观，以科学的态度，正视它并重视死亡的尊严和品质。

2. 有利于促进社会文明进步

死亡文明具有 3 个环节：①文明终，即临终关怀的尊严和生命质量的提升；②文明死，即平静安详地接受死亡现实；③文明葬，即丧葬文明化改革。

3. 消除死亡的神秘性，减轻人们对死亡的恐惧心理

死亡教育的实施可增进人们对死亡现象和本质的认识，让人们意识到时间的宝贵，从而有计划、有节奏地安排自己的生活，最终无遗憾地接受死亡的到来。

4. 有利于医学科学的发展

当人们能正确认识死亡时才会正视死亡，并促进医学教育和器官移植等领域的发展。

5. 有利于临终关怀工作的开展和普及

临终关怀工作者特别是医护人员在向临终患者及其家属实施死亡教育的同时,本身也在接受死亡教育,有利于临终关怀工作者与临终患者及其家属形成一个在死亡和濒死态度上互相促进的良性循环过程。

6. 有助于解决安乐死的伦理难题

死亡教育能够促进科学的生死观与生命价值观的形成,有助于达成社会共识,解决相关生命伦理难题,如安乐死、器官移植、脑死亡等目前医学伦理学上尚存争议的问题。

(二)死亡教育的作用

(1)帮助人们树立科学的辩证唯物主义生死观。

(2)向全社会普及死亡教育,打破死亡话题的社会禁忌,促进科学、文明进步和提高人口素质。

(3)通过接受死亡教育,使老年人和临终患者意识到时间的宝贵,并做好死亡前的准备,让生命发挥应有的效率和价值。

(4)可以有效减少和预防自杀。

四、死亡教育的必要性

2020年新型冠状病毒感染暴发初期,由于人类对它认识不足,导致死亡接踵而来,面对突如其来的打击,人们变得焦躁、情绪一度失控,无法正确面对死亡,产生了许多心理和社会问题,这促使我们重新审视死亡教育。在疫情期间,医护人员感受到了死亡教育的不足。由于医护人员本身缺乏相关知识,不能及时有效地疏导患者及其家属,导致一些极端行为的出现。后期通过及时的心理和社会支持,大大消除了人们的负面情绪。由此让国人重新审视死亡教育,推进国内死亡教育,促使这门学科加入常规课程中,增加医护人员的相关专业知识,在临床上通过专业知识帮助人们正确面对生死,缓解个人心理及社会矛盾。

五、医护人员在死亡教育中的作用和职责

(一)医护人员在死亡教育中的作用

(1)为临终患者的家属提供临终及死亡的信息。

(2)帮助临终患者及家人认识影响终末期疾病的因素。

(3)帮助临终患者认识疾病的严重程度和预后。

(4)指导服务对象采纳临终关怀行为。

(5)开展临终医学和死亡学研究。

(二)医护人员在开展死亡教育中的职责

医护人员通过死亡教育帮助服务对象达到缓解身心的困扰和痛苦,并进行哀伤疏

导。医护人员的职责不仅是关注疾病的预防和治疗,还应关注患者的心理问题,把患者看作一个整体的人。就此而言,就算面对癌症晚期患者,医护人员并不是无所作为,而是仍然有大量的工作要做,很重要的一部分就是帮助患者和家属在死亡面前有良好的心理适应。医护职业是接受死亡的职业,医护人员是特殊的死亡教育者。要加强对患者及家属的死亡教育,首先要从加强对医护人员自身的死亡教育做起。因此,在死亡教育中,医护人员既是受教育者,也是教育者,同时还是指导者和工作者。

第四节　尸体料理中的伦理

尸体料理是护理人员在患者死亡后对死者尸体所进行的一项护理,尸体护理的目的是保持尸体清洁无味、无渗液、五官安详、肢体舒展、体表部位状态正常、易于鉴别等。护理人员应以唯物主义的死亡观和严肃认真的态度,尽心尽责地做好尸体料理工作。

一、尸体料理的伦理意义

对死者的尸体进行最后的护理是临终关怀的重要环节,护士以充满爱心的态度和细致的技术操作进行尸体护理,既是对死者的同情和尊重,也是对家属最大的心理安慰,体现了人道主义精神和崇高的职业道德。

尸体料理是一个人一生中接受的最后一项护理。人死后,其生物学特性已经消失,但其社会学特性犹在。一个曾经生存于社会的人,只要其致力于人类文明价值的创造,并在这种创造活动中最大限度地实现个体自我存在的内在价值,其一生便是积极、充实、不朽的。雁过留声,人过留名。人们总是企图在生命结束之后名垂千古,仍能借助于名望、形象继续存在于人们的记忆之中。正如孔子所说"君子疾没世而名不称焉"。故护理人员对死者进行良好的尸体料理,实际上体现着对死者人生的负责、同情和尊敬。

就死者与他人、社会的关系而言,死者已融入了复杂的社会关系之中,死者个体的有限价值已经注入人类整体的"永恒"之中。死者虽已失去了生命,但其存在仍然不朽。对其子女而言,死者依然是其可敬可亲的父母;对同事而言,死者的过去或许是他们学习的榜样。至于那些曾经为社会作过重大贡献的人,其历史贡献绝不会因其辞世而失去,其精神将永存。做好尸体料理是对亲属的极大安慰,也是对社会的尊重。

二、尸体料理的伦理规范

(一)尊重死者,严肃认真

护理人员应保持尊重死者的态度,按操作规程妥善料理尸体。不能随意摆弄及暴露尸体,更不能表现出麻木不仁、熟视无睹,甚至在尸体旁谈笑风生、嬉笑打闹。对死者的尊重还体现在对其宗教信仰和生前意愿的尊重,因此在尸体料理时要充分考虑。

（二）遗物遗嘱，妥善处理

护士应仔细清点死者的遗物，交给家属，如家属不在，应有两名护士清点记录，交有关人员代为保管并通知家属及时认领。遗嘱应交逝者家属或单位领导，不可对不相关人员泄露其中内容。如临终患者有遗嘱要交代而家属不在场时，应有两名以上见证人在场，共同聆听遗嘱内容，如实记录遗嘱内容和患者当时的精神状况等，并当场签名。

（三）尊重家属，真诚安抚

尸体护理时，往往是死者家属情绪最为激动的时刻，护理人员应以同情、理解的态度，尊重和满足家属的合理要求，通过认真细致的尸体料理以及真诚的劝解，使其精神得以慰藉。

（四）避免惊扰，适当遮挡

为避免惊扰邻近患者及家属，尽可能在临终前将患者移至抢救室或单间病室，以免对其他患者造成不良刺激。若条件不许可，在尸体护理过程中，护士注意用分隔帘、屏风等进行适当遮挡。

（五）消毒隔离，预防传染

死者的物品应彻底消毒。若有传染患者死亡，死者、病室及其所有物应严格按照消毒隔离的要求给予彻底的终末消毒，以防传染病扩散传播。

> 实践活动方案 13 - 1 "安乐死辩论会"

> PPT 课件 13

> 复习与思考 13

（周如女，吕颖，郭海燕）

第十四章 护理学科发展中的伦理修养

章前引言

　　随着医学的飞速发展,医学研究突破了一个个科学难题,创造了一个个医学奇迹,同时在生命科学中出现的许多新概念也正以空前的规模撞击着传统的伦理道德观念,使医学伦理学逐步引起大家的关注。安乐死、器官移植、人工辅助生殖技术、克隆人以及各种新药研发的临床试验,都涉及医学伦理学的范畴。护理作为医学的一个分支,学科的发展也同样离不开生物医学研究的伦理学原则。护理工作者在进行护理研究和从事器官移植、人工辅助生殖技术等特殊医疗活动时,需要遵循哪些伦理学原则? 应考虑哪些伦理问题?

· 学习目标 ·

　　(1)简述护理科研应遵循的伦理学原则和各阶段中应考虑的伦理问题,初步按伦理规范要求处理科研问题。

　　(2)简述器官移植引发的伦理问题和应遵守的伦理学原则,结合器官移植伦理学原则进行案例分析。

　　(3)解释人工辅助生殖技术的概念和应遵守的伦理学原则,结合人工辅助生殖技术伦理学原则进行案例分析。

　　(4)明确在护理研究、器官移植和人工辅助生殖中遵循伦理学原则的意义。

　　(5)树立正确的伦理道德观,明确自身角色责任,具有提高自身护理伦理修养的意愿。

思维导图

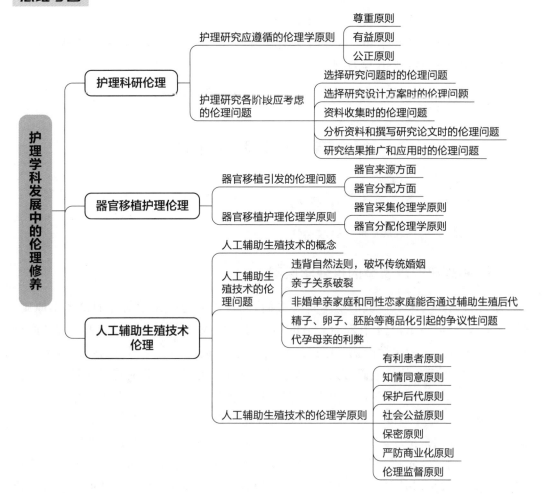

　　1986—1997年,某著名研究所开展了一项前瞻性研究以确定食管癌患者在手术后进行放疗的治疗价值。实验前考虑到我国患者对"实验"一词的反感,因此研究者没有告诉患者,这是一项实验研究,只是让患者选择手术后放疗与否。实验结果表明,继续放疗的效果明显好。

　　该成果论文《食管癌手术后放疗的价值:495病例报告》发表于国外某胸外科杂志。但该杂志在发表的文章前面发表了一篇题为"不合伦理的研究:知情同意的重要"的长篇评论。杂志编者称基于该研究的成果对于医学的发展具有重要的意义,因此杂志决定发表这篇文章,但同时必须发表评论,指出论文不符合伦理。

> **问题：**
> （1）科学研究应遵循哪些伦理要求呢？
> （2）随着医疗技术和护理学科的发展，护士在工作中还可能会遇到哪些伦理问题？要遵守哪些伦理学原则呢？

第一节　护理科研伦理

▶ 在线课程 14-1　护理科研伦理

📖 拓展阅读 14-1　护理科研特点

一、护理研究应遵循的伦理学原则

护理科研作为医学科研的一个重要方面，同样需要遵循医学研究的伦理学原则。《赫尔辛基宣言》指出，只有在符合患者的利益时，医生才可提供可能对患者生理及心理状态产生不利影响的医学措施。这提醒我们，在医学研究中参与研究的受试者不仅仅是研究对象，更重要的是他们首先是人，所以必须在研究过程中得到尊重并且利益得到充分保护。2014年中华医学会全国护理伦理学专业委员会和中国生命关怀协会发布了首份中国《护士伦理准则》，对于中国护理事业具有里程碑式的意义。尊重、仁爱、不伤害和公正这四个伦理学原则作为《护士伦理准则》的理论支柱，对护士的临床实践和伦理决策起到了导向和指南作用。目前，越来越多的护理学术期刊要求作者提供伦理审查证明，要求护理研究者有伦理意识和伦理敏感性，避免违反国际公认的三项基本伦理学原则，即尊重人（respect for persons）、有益（beneficence）和公正（justice）。

（一）尊重原则

尊重原则是最基本的伦理学原则，主要体现在尊重患者的隐私权、知情同意权和自主权等方面。

1. 隐私权

患者的隐私权是指患者享有保护其自身的隐私部位、病史、身体缺陷、特殊经历、遭遇等隐私，不受任何形式外来侵犯的权利。在护理研究时，经常需要收集受试者的基本信息，在获取资料后，不能随意在公共场所讨论该对象的病情、隐私及其他的信息，也不能随意让他人摄影、拍照、复制受试者的信息。因此，采用问卷调查方法收集资料时，多采用只有编号没有姓名的匿名方法，以保护其隐私权。

2. 知情同意权

患者的知情同意权包含了两层含义，即知情权和同意权，是指在诊疗活动中具有独立判断能力的患者,在非强制状态下充分接受和理解各种与其所患疾病相关的诊疗信息,对医务人员制订的诊疗计划自愿做出选择的权利。在研究中,研究者应该根据受试者的文化背景和研究内容进行详细说明,语言应该通俗易懂、避免使用专业术语,并且给受试者充分的时间考虑。知情同意原则要求研究者在选择受试者时提供以下主要信息:①研究项目的名称和研究目的;②研究的主要方法、步骤,受试者的具体参与情形,研究过程需要花费的时间;③参与该研究将得到的益处;④研究对其正常生活和工作带来的影响;⑤了解当出现不良反应时,实验或研究主持者将如何处理;⑥保密性,即向受试者说明所有与个人隐私相关的资料将得到很好的保密及保密方法;⑦自由选择,即研究者应向受试者做充分的解释,提供足够的信息供其权衡利弊,自主决定是否接受人体实验,个人可以拒绝参加,参加后也可随时退出,并保证不向受试者施加任何形式的强迫利诱和不正当的影响,不会因此而受到不良待遇。原则上要取得受试者的书面同意方可开展研究。在进行护理研究时,研究者需谨记四个要素:必要信息、充分理解、完全自愿、书面签署。

3. 自主权

患者的自主权也称患者的自我决定权,是指处于医疗关系中的患者在医疗过程中,经过自主思考,就关于自己的疾病和健康问题做出合乎理性和价值观的决定,并根据该决定采取负责的行动的权利。在护理研究中,研究者应充分告知研究的所有事宜,受试者有权决定是否参与研究,也有权利在任何时候选择终止及退出;研究人员不得采取强制、隐瞒、欺骗等手段强迫受试者继续参与。

（二）有益原则

医学研究是探索未知的过程,可能的风险与期望的获益同时存在。在临床研究中,研究者应对研究的获益与风险进行充分的评估,不能进行已知对受试者有害的研究,也不能把不成熟的护理干预措施应用到人体上。比如,研究者为探讨某种干预措施的有效性而增加检查项目,让受试者承担有关费用等做法;或者是为了证明某种敷料或者药物对伤口的有效性,在知道可能有害的情况下直接用于人体,这些都是违反伦理学原则的。还有些研究者,为了证明某些干预措施有效,故意不给对照组提供一些干预措施,人为地给对照组增加出现并发症或者其他潜在的风险或伤害,人为剥夺患者本该享有的治疗措施也违反了伦理学原则。

（三）公正原则

每一位患者具有同等的权利决定同意或拒绝参与研究,而不是受到其他因素的干扰而被迫做出决定。在开展护理科研时应注意受试者的入选和排除标准是否合适、公平。对于研究方案中的试验组和对照组最好能做到随机分组,使每位患者承受危害和享受利益的机会均等,对不需要设置空白对照组的研究绝对不允许设置空白对照组,否则是对空白对照组受试者的不公平和伤害。特别注意不要使研究的危害过分集中在某些患者身上。在进行某些改进护理措施的有效性研究时,不能为了得到阳性结果而对试验组患者关怀备至,而对对照组患者不理不睬,从而人为造成实验误差。

二、护理研究各阶段应考虑的伦理问题

(一) 选择研究问题时的伦理问题

选择研究问题是整个研究的开始,也是研究的关键。一个研究问题是否可行的影响因素之一就是是否有违伦理道德,例如克隆人、人类基因敲除,这些都是在选择研究可行性时就应该考虑的问题。此外,为了课题立项成功而杜撰、夸大前期研究成果,隐匿或者忽视科研项目实施可能存在的负面影响或者可能的伤害,都应该在选择研究问题时规避。正确的科研选题和立项只有具有充分的科学性、社会性、新颖性、伦理性,才能使护理科研顺利地开展。

(二) 选择研究设计方案时的伦理问题

科研设计时应充分考虑研究的益处与风险,进行充分的评估,不能将已知对受试者有害的研究应用于人体,也不能把不成熟的护理干预措施运用到人体上,应该尽最大可能将风险降低到最低水平。在进行分组时,最好能做到随机分组,使每位受试者承受危害和享受利益的机会均等,特别注意不要使研究的危害过分集中在某些受试者身上。在进行护理干预时,不能为得到阳性结果而对试验组的受试者集中关注、备加呵护,而对对照组的受试者不理不睬,甚至连常规的护理也不实施。例如在验证某种健康教育有效性的研究中,对试验组给予多形式健康教育方式,而对照组不给予任何形式的健康教育或者只给予最简单的健康教育,这样的研究设计既没有考虑研究方案的合理性,也忽略了研究的伦理问题。

(三) 资料收集时的伦理问题

在收集患者资料或者信息时,应该注意态度、语气、方法、形式,以取得受试者的信任。研究者首先必须向受试者充分说明该研究的目的,资料的用途、重要性及保密性,帮助受试者消除思想顾虑,尤其在牵涉到隐私问题时。不能通过逼迫、要挟的手段获取信息,对与研究无关的问题不主动询问。例如:研究者所收集的资料是未经受试者同意而获取的,就有可能侵犯到当事者的个人隐私;采用访谈等方式收集资料时,研究者也应向受试者充分说明研究目的和意义,保证所获取的资料只能被用在特定的研究范围,并保证为其保守秘密,在使用个人信息时用字母、数字代替,不公布患者的信息。在收集资料的结果与科研设计的假设不一致时,不能人为地增加数据或者删除数据,这样的结果除了影响科研的科学性和产生学术不端之外,还有可能因为成果推广应用而严重损害人类健康甚至危及生命,产生严重的不良后果。

(四) 分析资料和撰写研究论文时的伦理问题

分析整理资料时应注意完全、诚实、坦白,不可弄虚作假,不得编造、篡改或拼凑数据,不得夸大或捏造实验观测结果。撰写论文时,删除能直接表明受试者身份的内容,未经受试者同意不可随意公开其自然身份特征的资料,以免对受试者造成一定的精神

负担。

（五）研究结果推广和应用时的伦理问题

从事生物医学研究的科研人员在公开发布其科研内容和成果时，相关内容和成果应经过伦理审查和科学共同体认可。应妥善保管各类涉及受试者的信息，保护隐私，尊重其权益。推广科研成果时应本着实事求是的原则和严谨负责的态度，客观准确地进行科学传播，杜绝夸张、造假、剽窃、伪造、篡改等科研不端行为。

📖 拓展阅读 14-2　"伦理审查委员会"由来和组成

第二节　器官移植护理伦理

▶ 在线课程 14-2　器官移植护理伦理

人体器官移植（human organ transplantation），是指通过手术等方法替换人体内已不可逆损伤或衰竭的器官以挽救其生命的医疗措施。1954年，美国波士顿的医生进行了同卵双胞胎的肾移植手术，开启了世界器官移植的进程。器官移植技术拯救了无数即将结束的生命和破损的家庭，但也带来了无数的伦理、技术、法律、文化、经济方面的争议。

📖 拓展阅读 14-3　人体器官移植分类

一、器官移植引发的伦理问题

（一）器官来源

器官移植来源的伦理问题主要是供体器官不足，具体表现大致是移植手术成功率低，移植器官需求远大于供应。

1. 活体器官捐献

活体器官捐献是指活的供体将身体某一成双器官中的一个（如肾、睾丸）或某一器官的一部分（如肝脏）捐献出来供器官移植。除血液和骨髓移植供体可通过机体的代偿得到补充恢复外，供体器官被摘除后是不能再生的，捐献者自身健康将在一定程度上受到损伤。活体器官捐献主要牵涉的伦理问题包括：医生在选择活体供体时，要如何维护供体的利益？采用何种方式进行器官采集？哪种收集方式更符合伦理要求？自愿捐献还是推定同意？免费捐献还是商业化交易？"舍己救人"是否符合伦理规范？

2. 尸体器官捐献

尸体器官是指从死者遗体摘取的器官，是目前器官移植的主要供体，其伦理问题主要是传统伦理观念影响和死亡标准问题。首先，由于受封建传统观念影响，所谓"身体发肤，受之父母，不敢毁伤，孝之始也"。其次，脑死亡标准的判定问题。如果大脑死亡，但仍有心跳呼吸，此时摘取器官可能会遭到家属反对；如果心跳呼吸停止，大脑尚没有死亡，医生为摘取新鲜器官而忽视对患者的生命抢救，这与医学伦理是不相容的；如果患者确已死亡却认为还活着，迟迟不做死亡诊断，那么最后摘取的器官又很难移植成功。这些都是非常难以取舍的问题。第三，死囚器官的伦理问题。如果死刑犯自愿捐献器官，那是可以得到伦理学辩护的；但是死刑犯处于弱势地位，很难确定他是否愿意死后捐献器官，还可能造成"道德滑坡"。此外，受体的担忧。受体担心接受了死刑犯的器官，会不会变得像犯人那样易冲动和易犯罪，会不会受到社会歧视和排斥。

3. 胎儿供体

胎儿供体是指利用不能存活或者淘汰的活胎或者死胎作为尸体的供体，也可为细胞移植提供胚胎组织。人类胚胎是否作为器官移植供体的伦理争议主要源于两方面，一是由于胚胎具有发育为人的潜能；二是研究过程中胚胎会被毁灭或破坏。此外，淘汰性胎儿或者死胎的器官素质值得商榷，将这种器官作为移植供体是否会影响受体的生命质量，这也是违反伦理道德的。

4. 异种器官

异种器官是指将器官、组织或细胞从一个物种的机体内取出，植入另一种机体内的技术。1905年，法国进行了世界首例异种器官移植手术。而后医学界不断推进异种移植的试验研究，先后将猩猩、猴子等灵长类动物的器官移植到人体内，但多因排异反应和跨物种感染等原因宣告失败。近年来，世界各国在同种器官移植严重短缺的情况下，重新激发了对异种器官移植的热情。异种器官移植除了移植安全性的问题外，其伦理问题主要是受体的生活习性和性格特征可能发生改变。临床实践研究证明，异种移植打破了原有生命的相对完整性，移植后受体的生活习性和性格特征会出现一定的改变。其次，移植的危险、术后不良反应等医疗机构及其医务人员术前须尽到说明、告知的义务，向患者及其家属提供一切与手术相关的信息，如手术失败率、潜在风险等，否则会造成对患者知情同意权和自主选择权的侵犯；术中须尽到诊疗义务，坚持生命至上原则，确保手术成功率，避免侵害患者生命健康权；术后加强对患者隐私权和人格尊严权的保护，减少给受体带来的二次伤害。再次，动物权利保护问题。动物应该享有被给予道德关怀的权利。异种器官的摘取必然会造成对动物生理、心理甚至生命健康的危害。主张保护动物的学者认为"动物和人同属于生物链共同体，共同体成员之间相互依存，人们为了人类自身的利益摘取动物的器官是在侵犯动物的生存权"。

5. 人工器官

人工器官又称人造器官，是采用高分子材料制成仿人体器官功能的替代物，用以置换已丧失功能的人体脏器的机械组织，例如人工心脏瓣膜、人工耳蜗、3D打印技术在临床的应用等。人工器官主要的伦理问题是安全、知情同意、隐私和社会公正。

（二）器官分配

器官资源是一种稀有的卫生资源，是不可能按需分配的。这就使医生在进行器官分配时面临伦理难题，即可供移植的器官和技术总是有限的，那么谁应先接受移植手术？在决定哪个患者有机会接受器官移植术时，医务人员必须做到公开、公平、公正，必须有严格的受体选择标准。

二、器官移植护理伦理学原则

器官移植手术从器官采集至器官移植，全程都需医护配合完成。护理人员应积极遵守器官移植的伦理学原则，坚守职责，审慎对待，维护好器官受体和器官供体的利益，提高自己对伦理问题的敏感性，以保证器官移植技术真正地造福于人类。

（一）器官采集伦理学原则

1. 无害原则

任何医学技术的发展都是为了实现维护人的生命和尊严的目的。医生需要仔细地考虑供体和受体的利益，尽最大的努力将损失降低到最小，将风险降低到最低。因此，必须加强对医务人员个人品行和职业道德的培养，特别是在面对有难度和挑战性的器官移植手术，更应有认真负责、小心谨慎的态度抉择和行动。护理人员在配合器官采集过程中要坚守无害原则，谨慎对待器官移植手术的每一个环节。

2. 自主原则和知情同意原则

知情同意是指强调捐献者自愿捐赠，这是器官移植供体的最主要来源，也是器官移植首要的原则。尊重患者的自主原则几乎成了生命医学伦理学的第一原则。要维护人的尊严，就必须保证人的自主性和知情权。因此，在器官采集前，护理人员要协助医生解释说明，确保其充分了解所要移植器官相关的信息，使之在充分了解器官移植的利益与风险的基础上，完全自愿自主地做出是否移植的决定。

3. 无偿原则

我国《人体器官移植条例》第七条规定："人体器官捐献应当遵循自愿、无偿的原则。在进行器官移植时，应兼顾器官移植供受体双方的利益，不允许为了救活一个患者而牺牲一个健康人，更应尽可能避免两败俱伤的情况出现。"大多数国家对于器官捐献均不实行补偿制，"因为金钱泛滥只会导致更为恶劣的器官捐献和器官移植环境"。在我国《人体器官移植条例》第三条中明确规定："任何组织或者个人不得以任何形式买卖人体器官，不得从事与买卖人体器官有关的活动。"护理人员在医疗工作中，必须规范行为，不得参与金钱交易。

4. 平等原则

负责器官移植的医务人员、器官移植供受体双方或其亲属在人格上是平等的，把他们置于与自己平等的位置上讨论和告知与器官移植相关的问题，而不能够居高临下地对他们提问或者告知。

5. 公正原则

由于等待器官移植的患者人数远多于可供利用的器官数量，因此，在器官的分配上应坚持公正的原则。此外，对于自愿捐献器官的捐献人，要对他们勇于捐献器官的行为予以积极的肯定和大力的表扬，肯定他们对于社会所发挥的榜样作用。

（二）器官分配伦理学原则

人体器官资源稀缺，所以在器官分配方面，医务人员要做到公平公正，按照相关标准对患者进行器官移植。

1. 审慎对待人体活体器官移植的原则

活体器官移植的益处被医学界广泛承认。但是，活体移植还是有违无损害的医学伦理学原则，所以要审慎对待。我国《人体器官移植条例》第十条规定："活体器官的接收人限于活体器官捐献人的配偶、直系血亲或者三代以内旁系血亲，或者有证据证明与活体器官捐献人存在因帮扶等形成亲情关系的人员。"

2. 坚持公平、公正、公开原则

目前器官移植依据以下三个标准判定：一是临床医学标准。即医生在做器官移植手术之前，应用自己的专业知识分析移植的禁忌证、适应证和组织的相容性等，对受体进行全面的评估，并做出是否适合器官移植的判断。二是医学观标准。其中包含两个原则，即年轻受体优先原则、移植术后预期生活质量高者优先原则。三是非医学因素的社会标准。即根据受体所带来的社会价值和应付能力等社会方面的因素制订标准。美国某些医院的伦理委员会制订了一套公平合理配置医疗卫生资源的准则，该准则的主要内容有：①社会价值，既要考察患者过去所做的社会贡献，也要考虑患者未来将对社会的作用；②重视患者在家庭中的角色和地位；③有科研价值的患者优先于一般患者；④考虑患者的寿命，分析其生命再生期的长短和生活质量。除此之外，还有广泛应用的中性原则，又叫做排队原则。这些原则都体现出一定的公平性，可以为探讨器官移植的公平、公正带来启迪和借鉴。

　拓展阅读 14-4　器官移植发展历史

第三节　人工辅助生殖技术伦理

　在线课程 14-3　人工辅助生殖技术伦理

一、人工辅助生殖技术的概念

人工辅助生殖技术（assisted reproductive technology，ART）是指运用医学的技术和方法对精子或卵子、受精卵、胚胎进行人工操作，以达到受孕目的的技术。它包括体外受精-胚胎移植（in vitro fertilization and embryo transfer，IVF-ET）及其衍生技术和人工授精（artificial insemination，AI）两大类。人工辅助生殖技术的应用不仅从技术上成功地解决了不孕不育等长期困扰医学界的难题，为无数家庭带来了欢乐，而且还极大地促进了医学基础研究和临床应用研究的发展。但是，作为一项发展迅速并与新生命诞生密切相关的新技术，人工辅助生殖技术所带来的有关伦理方面的问题也引起社会各

界的高度关注。

拓展阅读14-5 人工辅助生殖技术的发展历史及现状

二、人工辅助生殖技术的伦理问题

(一)违背自然法则,破坏传统婚姻

1. 破坏了生物界优胜劣汰的自然法则

从人类进化的角度看,人类群体内存在部分不能生育的个体是其生育能力受自然选择的必然结果。既然如此,用人工技术手段使其生育后代是否与自然法则相悖呢?

2. 破坏了传统的婚姻生育观

自古以来,生儿育女是婚姻与爱情结合的永恒体现。然而,人工辅助生殖技术改变了生育途径,切断了婚姻与生育的联系。许多人因此担心,性和生育相分割,人类的婚姻生活将失去意义,将会破坏婚姻的统一性。

(二)亲子关系破裂

异源人工授精婴儿可以有两个父亲:一个是供精者,即生物学意义上的父亲;一个是养育父亲,即社会学意义上的父亲。谁是婴儿法律上的父亲?许多国家的法律倾向于否认供精者父亲的权利,认为养育父亲与婴儿虽然无生物学上的血缘关系,但夫妻合意进行人工授精的行为已经表达了愿将婴儿作为双方共同子女的意见,所以应视为亲生父亲,前提是丈夫必须书面承诺并经夫妻双方签字同意。但是,假如社会学父母与孩子之间没有任何生物学上的联系,传统的基于血缘关系的亲子关系就会被深深地动摇,也会对传统法律意义上的家庭模式产生巨大的冲击。

(三)非婚单亲家庭和同性恋家庭能否通过辅助生殖后代

对此,社会上也存在两种不同的态度:支持者认为一辈子不愿结婚者和同性恋者都有选择独身、放弃婚姻的权利,也有要求生育的权利;反对者则从正常的家庭结构和孩子成长的环境角度来考虑,认为没有父亲或母亲的家庭是残缺的家庭,不利于孩子的身心健康和成长。如果这种家庭大量地出现,将会影响正常家庭的稳定,导致社会正常家庭的解体,不利于整个社会的稳定和发展。因此,一般来说,未婚者或同性恋者使用供精人工授精(artificial insemination by doner,AID)获得子女应当要进行严格的限制。

(四)精子、卵子、胚胎等商品化引起的争议性问题

世界上许多国家已经相继建立了人类的精子库、卵子库及胚胎库。但是,随着精子库、卵子库及胚胎库的发展和普及,也带来了一些伦理性争议。

1. 提供精子、卵子或胚胎者是否应获得相应的报酬

赞成者认为,生殖细胞和血液一样可以再生,适量地收集一些,对供体并无损害。既然血液可以商品化,为什么人体生殖细胞就不能商品化?然而大多数人持反对意见,如果精子、卵子或胚胎可以成为商品,那么人体的心、肺、肾等器官是否也可以成为商品

呢？这些生殖细胞的价格又该如何来确定？是根据供体的健康状况、智力高低、外貌、社会成就来定价，还是根据其产生的子女情况来定价？

2. 谁来保证所供生殖细胞的质量

生殖细胞的商品化可能会使精子库、卵子库或胚胎库由于竞争和追求赢利而忽视其质量，甚至导致供体由于利益的驱动而隐瞒自己的某些遗传缺陷或传染性疾病，从而影响后代的身体素质。也可能为了追求生殖细胞的高质量而只提供被认为是"最佳基因"的生殖细胞，结果可能使人类基因变得单调而缺乏多样性，人类自然优生被破坏。

3. 是否会有血亲通婚的危险

精子库、卵子库建立后，可能使供体多次提供精子、卵子等。以精子为例：使用同一供精者的精子所产生的后代，从生物遗传学角度来看，他们都是同父异母的兄弟姐妹；这些孩子长大成人后有可能血亲通婚，而血亲通婚违背了伦理学和优生学规律。

（五）代孕母亲的利弊

代孕母亲主要帮助解决因妇女子宫不能怀孕而引起的不育问题，俗称"借腹生子"。代孕母亲出现于 20 世纪 70 年代末，一些国家为此还建立了"代孕母亲组织"，以保护其权利和社会地位。但我国禁止医务人员实施任何形式的代孕技术。社会对代孕问题也有着截然相反的评价。

1. 赞同者观点

（1）代孕母亲可以满足特定夫妇养育一个健康孩子的愿望，并促进家庭和睦与幸福。

（2）代孕是一种自我牺牲、乐于助人的行为，属于道德行为。

2. 反对者观点

（1）代孕母亲的出现使家庭关系更加复杂化。因为"十月怀胎"期间产生的母子感情要比仅仅捐赠生殖细胞者深厚得多。有些代孕母亲对所怀孩子产生了感情，宁可赔偿经济损失，也拒绝放弃孩子，从而引起社会纠纷。

（2）代孕母亲容易导致变相地出卖婴儿。代孕者出租子宫，将分娩的婴儿转让给一对可能与婴儿毫无血缘关系的夫妇而获得一定的报酬，实质上是把自己的子宫变成制造婴儿、赚钱的机器，属于不道德行为。当然，在妻子不能怀孕而必须通过代孕的情况下，代孕母亲又出于非获利的动机，在伦理学上则是允许的。

（3）假如代孕的婴儿出生后被发现有严重疾病，责任在谁？该由谁来负责？该由谁来抚养？

> 拓展阅读 14-6　人文授精的分类

三、人工辅助生殖技术的伦理学原则

人工辅助生殖技术是治疗不孕不育症的一种医疗手段。为安全、有效、合理地实施人工辅助生殖技术，保障个人、家庭以及后代的健康和利益，维护社会公益，应遵循以下

伦理学原则。

（一）有利患者原则

（1）综合考虑患者的病理、生理、心理及社会因素，医务人员有义务告知患者目前可供选择的治疗手段、利弊及其所承担的风险，在患者充分知晓的情况下，提出有医学指征的选择和最有利于患者的治疗方案。

（2）禁止以多胎和商业化供卵为目的的促排卵。

（3）不育夫妇对实施人工辅助生殖技术过程中获得的配子、胚胎拥有选择处理方式的权利，技术服务机构必须对此有详细的记录，并获得夫妇双方的书面知情同意。

（4）患者的配子和胚胎在未征得其知情同意的情况下，不得进行任何处理、更不得进行买卖。

（二）知情同意原则

（1）人工辅助生殖技术必须在夫妇双方自愿同意并签署书面同意书后方可实施。

（2）医务人员对人工辅助生殖技术适应证的夫妇，须使其了解实施该技术的必要性、实施程序、可能承受的风险以及为降低这些风险所采取的措施、该机构的成功率、大致的总费用以及进口、国产药物选择等与患者选择相关的实质性信息。

（3）接受人工辅助生殖技术的夫妇在任何时候都有权提出中止该技术的实施，并且不会影响对其今后的治疗。

（4）医务人员必须告知接受人工辅助生殖技术的夫妇及其已出生的孩子随访的必要性。

（5）医务人员有义务告知捐赠者对其进行健康检查的必要性，并获取书面知情同意书。

（三）保护后代原则

（1）医务人员有义务告知患者，通过人工辅助生殖技术出生的后代与自然受孕分娩的后代享有同样的法律权利和义务，包括后代的继承权、受教育权、赡养父母的义务、父母离异时对孩子监护权的裁定等。

（2）医务人员有义务告知接受人工辅助生殖技术治疗的夫妇，他们对通过该技术出生的孩子（包括有出生缺陷的孩子）负有伦理、道德和法律的权利和义务。

（3）如果有证据表明实施人工辅助生殖技术将会对后代产生严重的生理、心理和社会损害，医务人员有义务停止该技术的实施。

（4）医务人员不得对近亲间及任何不符合伦理、道德原则的精子和卵子实施人工辅助生殖技术。

（5）医务人员不得实施代孕技术。

（6）医务人员不得实施胚胎赠送助孕技术。

（7）在尚未解决人卵胞浆移植和人卵核移植技术安全性问题之前，医务人员不得实施以治疗不育为目的的人卵胞浆移植和人卵核移植技术。

（8）同一供者的精子或卵子最多只能使 5 名妇女受孕。

（9）医务人员不得实施以生育为目的的嵌合体胚胎技术。

（四）社会公益原则

（1）医务人员必须严格贯彻国家人口和计划生育法律法规，不得对不符合国家人口和计划生育法规和条例规定的夫妇和单身妇女实施人工辅助生殖技术。

（2）根据《母婴保健法》，医务人员不得实施非医学需要的性别选择。

（3）医务人员不得实施生殖性克隆技术。

（4）医务人员不得将异种配子和胚胎用于人工辅助生殖技术。

（5）医务人员不得进行各种违反伦理、道德原则的配子和胚胎实验研究及临床工作。

（五）保密原则

（1）互盲原则：凡使用供精实施的人工辅助生殖技术，供方与受方夫妇应保持互盲，供方与实施人工辅助生殖技术的医务人员应保持互盲，供方与后代应保持互盲。

（2）机构和医务人员对使用人工辅助生殖技术的所有参与者有实行匿名和保密的义务。

（3）医务人员有义务告知捐赠者不可查询受者及其后代的一切信息，并签署书面告知同意书。

（六）严防商业化原则

机构和医务人员对要求实施人工辅助生殖技术的夫妇，要严格掌握适应证，不能受经济利益驱动而滥用该技术。供精、供卵只能是以捐赠助人为目的，禁止买卖，但是可以给予捐赠者必要的误工、交通和医疗补偿。

（七）伦理监督原则

实施人工辅助生殖技术的机构应建立生殖医学伦理委员会，并接受其指导和监督。生殖医学伦理委员会应由医学伦理学、心理学、社会学、法学、生殖医学、护理学专家和群众代表组成，并且对人工辅助生殖技术的全过程和有关研究进行监督，开展生殖医学伦理宣传教育，并对实施过程中遇到的伦理问题进行审查、咨询、论证和建议。

人工辅助生殖技术在某些方面已经为人类展开了美好的前景，引起了人类的高度重视，巨大的发展潜力也意味着巨大的责任，人类对人工辅助生殖技术的强烈关注绝不只是"杞人忧天"，它的确也是一种对人类具有潜在危险性的技术。因此，对其进行必要的伦理制约，慎重地选择使用，使其朝着有利于人类的方向发展是非常有必要的。

📖 拓展阅读 14-7　人文授精的伦理价值

💿 PPT 课件 14

💿 复习与思考 14

（马丽莉，季永华）

主要参考文献

[1] 国家卫生健康委员会.关于进一步加强患者安全管理工作的通知(国卫办医发〔2018〕5号)[EB/OL].[2020-08-01].http://www.nhc.gov.cn/yzygj/s7658/201804/00a8be2958e144e5a1439faf995ba982.shtml.

[2] 吴伟俊.人力资本异质性理论与人才"金字塔"体系构建[J].学习与实践,2019,(1):51-56.

[3] 史瑞芬,史宝欣.护士人文修养[M].北京:人民卫生出版社,2012.

[4] Yu H P, Zhang W Y, Peng Y Q, et al. Emergency medical staff's perceptions on cultural value difference-based teamwork issues: a phenomenological study in China [J]. J Nurs Manag, 2020,28(1):24-34.

[5] Yu H P, Peng Y Q, Hung Y Y, et al. Immigrant nurses' perceptions on cultural differences-based job concerns: a phenomenological study in Shanghai China [J]. J Clin Nurs, 2018,27(17-18):3418-3425.

[6] 贾夏,贾启艾.南丁格尔与钱襄的护理人文思想观照[J].护理研究,2019,3(20):3572-3576.

[7] 李若冰.文化积淀与历史进程—西方文化、东方文化、印度文化、伊斯兰文化分析[D].黑龙江:黑龙江大学,2009.

[8] 彭幼清,俞海萍.跨文化护理临床案例集[M].上海:同济大学出版社,2018.

[9] 史宝欣.多元文化与护理[M].北京:高等教育出版社,2010.

[10] 唐庆蓉,彭幼清.护士人文素养[M].北京:科学出版社,2017.

[11] 张昕烨,孟晴,杨雪,等.多元文化下应用型护理人才的培养现状分析[J].中华护理教育,2018,15(7):550-552.

[12] 俞海萍,彭幼清,徐文妹,等.多元文化护理问题管理模式的构建研究[J].护理研究,2015,29(1):41-44.

[13] 彭幼清.基于多元文化护理理论的临床个案管理实践[J].中国护理管理,2018,18(S1):9-12.

[14] 高亚勤.住院患者文化休克研究现状[J].医药前沿,2017,7(1):6-8.

[15] 中华医学会医学伦理学分会全国护理伦理学专业委员会,护士伦理准则[C].中国生命关怀协会临终关怀研究与实践论文集,北京:中国生命关怀协会,2015.

［16］潘绍山,张金钟,张新庆,等.《护士伦理准则》内容解读［J］.中国医学伦理学,2014,27(04)：468－470.

［17］尹梅.护理伦理学［M］.3版.北京：人民卫生出版社,2019.

［18］Benner P E, Tanner C A, Chesla C A. Expertise in nursing practice：caring, clinical judgment and ethics［M］. New York：Springer, 1996.

［19］邱仁宗,卓小勤,冯建妹.患者的权利［M］.北京：北京医科大学、中国协和医科大学联合出版社,1996.

［20］商丽.护理侵权案例分析与对策研究［D］.杭州：杭州师范大学,2013.

［21］田少雷,邵庆祥.药物临床试验与实用指南［M］.2版.北京：北京大学医学出版社,2012.

［22］胡雁.护理研究［M］.5版.北京：人民卫生出版社,2017.

［23］何悦,刘云龙,陈琳.人体器官移植法律问题研究［M］.北京：法律出版社,2016.

［24］雷瑞鹏.异种移植：哲学反思与伦理问题［M］.北京：人民出版社,2015.

［25］方毅,任守双,尹梅.异种器官移植及其伦理问题［J］.医学与哲学(人文社会医学版),2011,32(5)：18－20.

［26］王琼.异种移植的伦理法律问题探析［J］.医学与哲学(A),2017,38(12)：62－65.

［27］庞琳.人工胚胎的法律地位再思考［J］.医学与哲学(A),2016,37(11)：68－72.

［28］连月月,黄娅琴.胚胎法律属性的界定［J］.法制与经济,2016,(01)：114－116.

［29］高桂云,郭琪.医学伦理学概述［M］.北京：中国社会科学出版社,2009.

［30］施卫星,柯雪琴.生物医学伦理学［M］.杭州：浙江教育出版社,2006.

［31］邱仁宗.生命伦理学［M］.北京：中国人民大学出版社,2010.

［32］刘玥.器官移植伦理问题研究进展［J］.东南国防医药,2016,18(2)：219－221.

［33］马先松.《中华医学百科全书·医学伦理学卷》条目选载(二)［J］.医学与哲学,2018,39(19)：45－52.

中英文名词对照索引